全国中等卫生职业教育护理专业"双证书"人才培养"十三五"规划教材

供护理、助产等专业使用

丛书顾问　文历阳　沈彬

中医护理

主　编　杨永庆　邓　岩　马　芳
副主编　黄　萍　蔡　勇　连轩琪
编　者　（以姓氏笔画为序）
马　芳　（临夏州卫生学校）
邓　岩　（甘肃省医药学校）
刘向京　（天水市卫生学校）
杨　赟　（江西医学高等专科学校）
杨文思　（天水市卫生学校）
杨永庆　（天水市卫生学校）
连轩琪　（贵州省人民医院护士学校）
汪　芹　（天水市卫生学校）
徐文海　（酒泉市卫生学校）
黄　萍　（四川护理职业学院）
蔡　勇　（天水市中医医院）

华中科技大学出版社
http://www.hustp.com
中国·武汉

内 容 简 介

本教材是全国中等卫生职业教育护理专业"双证书"人才培养"十三五"规划教材。

本教材共分九章,内容包括绪论、中医护理的哲学基础、中医护理基础理论、中医护理诊断程序、中医护理原则、中药与方剂、针灸与推拿疗法、常见病证护理、实训指导等。本教材编写体例有较大突破,简明扼要,重点明确,便于学生理解和掌握。

本教材适合于护理、助产等专业学生使用。

图书在版编目(CIP)数据

中医护理/杨永庆,邓岩,马芳主编. —武汉:华中科技大学出版社,2018.1(2021.1重印)
全国中等卫生职业教育护理专业"双证书"人才培养"十三五"规划教材
ISBN 978-7-5680-3490-6

Ⅰ.①中…　Ⅱ.①杨…　②邓…　③马…　Ⅲ.①中医学-护理学-中等专业学校-教材　Ⅳ.①R248

中国版本图书馆 CIP 数据核字(2018)第 014246 号

中医护理　　　　　　　　　　　　　　　　　　　杨永庆　邓　岩　马　芳　主编
Zhongyi Huli

策划编辑:荣　静
责任编辑:汪飒婷
封面设计:原色设计
责任校对:张会军
责任监印:周治超
出版发行:华中科技大学出版社(中国·武汉)　　　电话:(027)81321913
　　　　　武汉市东湖新技术开发区华工科技园　　　邮编:430223
录　　排:华中科技大学惠友文印中心
印　　刷:武汉市籍缘印刷厂
开　　本:787mm×1092mm　1/16
印　　张:13
字　　数:338千字
版　　次:2021 年 1 月第 1 版第 4 次印刷
定　　价:38.00 元

本书若有印装质量问题,请向出版社营销中心调换
全国免费服务热线:400-6679-118　竭诚为您服务
版权所有　侵权必究

前 言
QIANYAN

根据《国家中长期教育改革和发展规划纲要(2010—2020年)》中所强调的"积极推进学历证书和职业资格证书'双证书'制度",为了适应卫生事业发展改革和对卫生职业人才的需求,按照全国卫生职业教育教学指导委员会制订的护理专业教学标准,在华中科技大学出版社的组织和领导下,认真、广泛调研,对第一版《中医护理》教材进行了修订,旨在更新教学内容,提高教材质量。

本教材的编写结合中等职业教育特点,体现以学生为主体,实用、适用原则;以贴近学生、贴近社会、贴近岗位为切入点,把握基本理论和基本知识尺度,强调基本技能的培养,用"知识链接"等形式对课程内容进行必要的补充和扩展,培养学生中医护理的基础知识和实践能力。

教材内容的更新是课程建设的重要组成部分。为了适应新时期护理专业人才培养的要求,在继承了上版教材体系和优点的基础上,注入了新的教材编写理念,更改了编写结构,更新了陈旧的教材内容。

中医护理是中等卫生职业教育护理、助产等专业的一门重要的专业课程。本教材共分九章,内容包括绪论、中医护理的哲学基础、中医护理基础理论、中医护理诊断程序、中医护理原则、中药与方剂、针灸与推拿疗法、常见病证护理、实训指导等。本教材编写体例有较大突破,简明扼要,重点明确,便于学生理解和掌握,能使学生树立现代中医护理理念,掌握中医护理的特点和原则,掌握临床常用中医护理操作技能。

本教材编写过程中,参考了部分大中专教材,诸位编者亦殚精竭虑,力求完美,在此向他们表示感谢。书中如有不足之处,敬请各位专家、学者批评指正,以期今后及时修正、提高。

主 编

目 录

MULU

第一章 绪论 / 1
 第一节 中医护理发展简史 / 1
 第二节 中医护理的基本特点 / 4
 第三节 中医护理的地位和作用 / 6

第二章 中医护理的哲学基础 / 8
 第一节 阴阳学说 / 8
 第二节 五行学说 / 15

第三章 中医护理基础理论 / 22
 第一节 藏象学说 / 22
 第二节 精、气、血、津液 / 31
 第三节 经络学说 / 38
 第四节 病因病机 / 44
 第五节 中医养生与防治原则 / 52

第四章 中医护理诊断程序 / 62
 第一节 望诊 / 62
 第二节 闻诊 / 77
 第三节 问诊 / 81
 第四节 切诊 / 92
 第五节 八纲 / 103
 第六节 辨证 / 113

第五章 中医护理原则 / 117
 第一节 预防为主 / 117
 第二节 护病求本 / 118
 第三节 扶正祛邪 / 120
 第四节 同病异护、异病同护 / 120
 第五节 三因施护 / 121

第六章 中药与方剂 / 123
 第一节 中药 / 123
 第二节 方剂 / 136

第七章 针灸与推拿疗法 / 143
 第一节 针灸与护理 / 143
 第二节 推拿与护理 / 168

第八章　常见病证护理　　　　　　　　　　　　　/ 177

第九章　实训指导　　　　　　　　　　　　　　/ 192

　　实训项目 1　中医诊断程序　　　　　　　　　/ 192

　　实训项目 2　中药汤剂煎煮法　　　　　　　　/ 192

　　实训项目 3　艾灸技术　　　　　　　　　　　/ 193

　　实训项目 4　拔火罐技术　　　　　　　　　　/ 194

　　实训项目 5　穴位推拿技术　　　　　　　　　/ 195

　　实训项目 6　常见病证评估　　　　　　　　　/ 195

附录　　　　　　　　　　　　　　　　　　　/ 197

参考文献　　　　　　　　　　　　　　　　　/ 200

第一章 绪 论

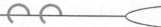

学 习 目 标

掌握：中医护理的概念和中医护理的基本特点。
熟悉：中医护理的历史源流及各发展阶段的特点和成就。
了解：中医护理的思维特点以及在中医学中地位和作用。

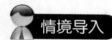

情境导入

《淮南子·修务训》记载：神农……尝百草之滋味，水泉之甘苦，令民所知避就……一日而遇七十毒。

中医学是祖国的传统医学，有着数千年的悠久历史。中医护理是中医学的重要组成部分，是以中医理论为指导，以独特的中医护理技术，结合预防、养生、保健、康复等医疗活动，对患者进行生理-心理-社会的、全面的、多元化的护理，以保障人民健康的一门应用学科。

第一节 中医护理发展简史

中医护理的发展有着悠久的历史，它的形成、发展始终与中医学的发展密切相关。数千年来，在历代医家的共同努力下，中医护理的内容不断完善，逐渐发展成为一门独立的学科。

一、中医护理的起源

中医学有着数千年的历史和灿烂辉煌的学术成就，至公元前16世纪，一直居于世界医学的先进行列。在远古时代，我们的祖先为了生存，在同大自然做斗争的过程中，逐步积累了原始的医药卫生知识。人们用兽皮、树叶御寒；炎热的夏季居住在洞穴以避酷热；用火"炮生为熟"，加工食物，减少胃肠道疾病的发生；在与疾病做斗争的过程中，发现石尖刺激身体某一部位可以止痛，在砭石的基础上，逐渐发展了骨针、竹针等；对跌打损伤的部位进行抚摸揉按，可起到消肿散瘀、止痛的作用，这是最早的按摩术。由此，远古人类对医疗、药物的认识逐渐积累起来。当人们在生活实践中有目的地实施这些方法治疗疾病、护理患者时，中医护理的萌芽阶段便开始了。

二、中医护理的形成与发展

1. 夏商至春秋战国时期 随着社会的进步,人们预防疾病、保持健康的水平有了较大提高,商代已经开始使用金属的刀、针以及酒剂治疗疾病,甲骨文中已有疾、医、龋、浴等医用文字记载;至周代,宫廷医学已出现了"食医""疾医""疡医""兽医"等医学分科,在卫生保健方面,《周礼》有"头有疮则沐,身有疡则浴"的规定,《诗经》有"洒扫庭内"的记载,均已达到现代护理学水平。

春秋战国时期,是中医学理论体系形成的奠基时期,也是中医护理的初步形成阶段。中医学典籍《黄帝内经》是我国现存最早的一部医学经典著作,它系统地阐述了人体的结构,生理,病理,疾病的诊断、治疗与预防,养生等问题,奠定了中医护理的理论基础。在生活起居护理方面,《素问·脏气法时论》强调患者要寒温适宜,不要过热、过冷。在饮食护理方面,《灵枢·五味》指出:肝病禁辛,心病禁咸,脾病禁酸,肾病禁甘,肺病禁苦。又如《素问·腹中论》在论述消渴的同时,指出消渴的饮食与用药禁忌等,对饮食护理有了较为详细的论述。在情志护理方面,《黄帝内经》提出了以情制情的护理方法,即"悲胜怒""恐胜喜""怒胜思""喜胜悲""思胜恐"等。此外,如针灸、导引、热熨等操作技术在《黄帝内经》中有较详细的论述。扁鹊在救治虢国太子尸厥病时,采用了针刺、热敷等中医治疗护理技术。

2. 汉晋至隋唐时期 东汉末年,张仲景的《伤寒杂病论》奠定了中医辨证论治的理论体系,开创了临床辨证施护的先河。该书对煎药方法、服药的注意事项以及观察服药后的反应、处理方法、饮食禁忌等都有具体的论述。如服桂枝汤后,注明要啜热稀粥一升余,以助药力,温覆令一时许,遍身漐漐微似有汗者益佳,不可令如水流漓,禁生冷、黏滑、肉面、五辛、酒酪、臭恶等物。在急救护理方面,书中记载了人工呼吸、胸外心脏按压、救猝死、救自缢死、救溺死等急救护理的具体措施。此外,张仲景首创药物灌肠法,如蜜煎导方及猪胆汁灌肠法、熏洗法、含咽法、烟熏法、点烙法、坐浴法等。在饮食护理方面,提出四时食忌、五脏病食忌、妊娠食忌等。

后汉杰出医学家华佗首创麻沸散,施行剖腹、正骨等外科手术;并在古代气功导引的基础上,模仿虎、鹿、猿、熊、鸟等五种动物的活动姿态,创立了五禽戏,使人体头、身、腰、四肢都得到活动,将体育与医疗护理结合起来,开创了我国体育保健的先河。

晋代葛洪《肘后备急方》,首创了口对口吹气法抢救猝死患者的复苏术。书中提出了水肿患者的饮食调护方法:勿食盐,当食小豆饭,饮小豆汁,鲤鱼佳也。书中还记载了烧灼止血法、针刺、艾灸及热熨法等护理操作方法,尤其是葛洪倡导的间接灸法,促进了后世灸法技术的发展。王叔和编纂的《脉经》是我国第一部脉学专著,书中把脉象归纳为 24 种,改进了"寸口"诊脉法,为中医护理观察病情提供了可靠依据。

隋代巢元方《诸病源候论》在外科肠吻合术后的饮食护理与术后护理中指出:当作研米粥饮之,二十余日,稍作强糜食之,百日后,乃可进饭耳。饱食者,令人肠痛决漏。其重视妇女妊娠期间的饮食起居护理与精神调护,提出了"饮食精熟,无食腥辛,和心静息,无使气极"等。

唐代孙思邈《备急千金要方》详细论述了中医护理原则以及各科疾病的护理内容。在"论大医习业"与"论大医精诚"篇中对医护人员的职业道德提出了严格的要求。《备急千金要方》中创立了许多护理保健的方法,如漱津、琢齿、摩眼、挽发、放腰及食后以手摩腹等。孙思邈重视妇产科疾病的护理,在妇女妊娠养胎,孕妇心理、分娩及产后的护理、用药护理等方面都提出了具体要求及详细的论述。此外,孙思邈首创葱管导尿术,并对热熨、疮疡切口换药、引流等进行了论述。

3. 宋金元时期 在宋代，由于活版印刷术的出现，大批医学书籍得以刊印和流传，为医学普及、流派兴起创造了条件。宋金元时期的学术争鸣，促进了医学的发展，丰富了中医护理的内容。宋代外科专著《卫济宝书》中提出对所制作的刀、钩等外科手术器械要用"桑白皮、紫藤香煮一周时，以紫藤香末藏之"。王惟一的《铜人腧穴针灸图经》以及其铸造的两具针灸铜人，开创了经穴模型直观教学之先河。金元时期，以李东垣为代表的"补土派"重视对脾胃的调养和护理；以朱丹溪为代表的"滋阴派"重视老年人的保健护理及疾病的饮食调护；以张从正为代表的"攻下派"重视情志护理，采用"以形逗乐解妇愁"，并在《儒门事亲》中记载了使用坐浴疗法治疗脱肛的护理操作方法。

陈自明的《妇人大全良方》，列有胎杀避忌产前将护法、妊娠随月数服药及将息法、产后将护法、产后调理法等专篇，极大地丰富了中医妇产科护理的内容。

4. 明清时期 中医护理的理论与实践更加充实，逐渐向独立完整的体系发展。著名医家王肯堂编纂的《证治准绳》介绍了创伤缝合术后的护理方法；李时珍的《本草纲目》是对16世纪以前中医药学的系统总结，全书载有药物1892种，搜集医方11096个，精美插图1160幅，分为16部60类。后来被译为日、英、法、德、俄语等多种语言文字传到世界各地，对我国和世界医药学及动植物学做出了杰出贡献。张景岳《景岳全书·妇人规》中，从产妇的起居、衣着、居住环境室温、饮食以及环境等方面提出了护理方法。明代医家吴有性《温疫论》的"戾气说"，是对当时防治急性热病经验的系统总结。在护理方面从"论食""论饮""调理法"三篇专论中，详细论述了瘟疫病的护理措施。陈实功的《外科正宗·痈疽》，在"调理须知""杂忌须知"专篇中，详细介绍了疮疡的护理原则与方法。清代亟斋居士的《达生编》详细介绍了产前、临产与产后的护理方法。他认为，注意了产前、临产时的操作护理与饮食护理以及产后的调护，是可以不用服药治疗的。钱襄的《侍疾要语》介绍了生活起居护理、饮食护理以及老年患者护理方法。叶天士的《温热论》系统阐述了温病发生、发展的规律，指出了温病卫、气、营、血四个阶段辨证论治和施护的纲领，归纳了温病察舌、验齿、辨斑疹等病情观察的方法，并提出了用井水、雪水、冷水等擦浴之法，促进了热病降温措施的发展。在《临证指南医案》中对老年病的护理做了具体论述。

5. 近代及现代 鸦片战争以后，中国逐步沦为半殖民地半封建社会。这一时期，由于西方科技和文化的传入，中西文化发生了大碰撞，中医及中医护理的发展一度处于停滞不前阶段；中西医两种体系在长期争论过程中，逐渐有了学术上的沟通。以唐荣川、朱沛文、恽铁樵、张锡纯等为代表的中西医汇通派，率先提出中西医汇通，创造性地并用中西药物，对后人多有启示。

新中国成立以后，党和政府十分重视中医工作，大力扶持和发展中医事业。1955年，中医研究院（现更名为中国中医科学院）成立后，全国各省相继成立了中医院校与中医医院，并在综合性医院开设中医病房。从此，中医护理工作开始受到重视，中医护理教育事业发展迅速，中医护理队伍日益壮大，涌现出一大批具有献身精神的中、高级中医护理专业人才。1958年，江苏省中医院创办了中医护士学校；1958年，在南京出版了中医护理专著《中医护理学》。至此，中医护理的各类教材和各种专著相继出版，如《中医基础护理》《中医心理护理学》《中医内科护理学》等。1984年，在南京召开了中医护理学会中医、中西医结合护理学术会议，会上成立了中华护理学会中医、中西医结合护理学术委员会，标志着中医护理理论的研究与临床护理实践的总结已进入了一个崭新的阶段。

第二节　中医护理的基本特点

中医护理的独特理论体系有两个基本特点,即整体观念和辨证施护。

一、整体观念

整体是指联系性、统一性和完整性。整体观念认为事物是一个整体,事物内部的各个部分是互相联系、不可分割的,事物与事物之间也有着密切的联系。同时,又十分重视人与自然环境、社会环境的统一性,认为人与自然界息息相关,人与社会关系密切。这种机体自身的整体性与内外环境的统一性的思想,称为整体观念。

(一)人体是一个有机的整体

中医学认为人体是以心为主宰、五脏为中心的有机整体。其结构上不可分割,生理上相互联系,病理上相互影响。人体由五脏、六腑、形体、官窍,“脏、腑、体、窍”构成五大功能系统。如肺、大肠、皮、毛构成“肺系统”,脾、胃、肉、唇构成“脾系统”等。每个系统都以五脏为主,故以五脏为中心,将人体构成一个有机的整体。

(1)生理上的整体性:主要体现在五脏一体观和形神一体观两个方面。

五脏一体观:构成人体的五脏、六腑、五官、五体、九窍等有着各自不同的生理功能,但必须以五脏为中心,配以六腑,通过经络系统“内属于脏腑,外络于肢节”的作用,把人体的五官、五体、九窍、四肢百骸等所有的组织器官网络成一个有机整体,构成以心、肝、脾、肺、肾为中心的五大功能系统,五大功能系统又在心的主宰下,密切联系、协调共济、上下沟通,并且通过精、气、血、津液等的作用来完成机体统一的机能活动。脏腑之间,既有相辅相成的协同作用,又有相反相成的制约作用,从而维持五大功能系统之间的动态平衡。

形神一体观:形,即形体,是构成人体的脏腑,经络,组织及气、血、津液等生命物质;神,是指人的精神、思维、意识活动。形神一体观认为,形与神俱,不可分离。形是神的藏舍之处,神是形的生命体现,神不能离开形体而单独存在,有神才有生命,才能产生精神活动,而神一旦产生,就对形体起到主宰作用。形神一体是生命的保证。

(2)病理上的整体性:在藏象学说中我们可以得知,脏腑之间,精、气、血、津液之间,在生理上是相互依存、协调统一的,在病理上也必然会相互影响。因此,脏腑发生病变,可以通过经络反映于体表、组织或官窍,体表、组织、官窍有病,也可以通过经络影响脏腑;脏腑之间亦可以相互影响。在中医临床护理中,除护理局部病变外,还要兼顾护理相关联的脏腑、经络、官窍。如口舌糜烂的患者,除要进行口腔护理外,还要采用清心泻火的药物治疗心火亢盛所致的心烦、失眠及心火移热于小肠所致的尿赤、尿痛等症状。

(二)人与外界环境的统一性

外界环境包括自然环境和社会环境。两者都是人类赖以生存的必要条件,环境的变化影响着人体的机能活动。

(1)人与自然界的统一性:人类生活在自然界,自然界的变化直接或间接地影响着人体,而人体则相应地产生反应。属于生理范围的,即是生理上的适应性;超越了这个范围,即是病理上的反应。故《灵枢·邪客》曰:人与天地相应也。

首先,季节对人体的影响非常明显。在一年四季中,有春温、夏热、秋凉、冬寒的气候变化,自然界的生物就会发生春生、夏长、秋收、冬藏等适应性变化,人体也必须与之相适应。如:春夏腠理疏开,表现为脉浮、汗多、少尿;秋冬腠理致密,表现为脉沉、汗少、多尿。

其次,昼夜晨昏对人体也有一定影响。《灵枢》曰:夫百病者,多以旦慧昼安,夕加夜甚。这是因为早晨、中午、黄昏、夜半,人体阳气存在着生、长、出、入的规律,从而影响到邪正斗争,病情也呈现出慧、安、加、甚的起伏变化,所以,临床观察和治疗、护理疾病时,必须注意昼夜变化的规律。

▌知识链接▐

《黄帝内经》记载:春三月,此谓发陈,天地俱生,万物以荣,夜卧早起,广步于庭,披发缓行,以使志生;夏三月,夜卧早起,无厌于日;秋三月,早卧早起,与鸡俱兴;冬三月,早卧晚起,必待日光,去寒就温。这是说我们只有遵循自然界的变化规律,做好生活起居护理,才能防止六淫之邪的侵袭,防止疾病的发生。

最后,地域环境对人体也会产生影响。不同的地理环境和生活习惯对人体有明显的影响,如:江南多湿热,人体腠理多疏松,易病湿热;西北多燥寒,人体腠理多致密,易病燥寒等。

(2)人与社会的和谐性:社会环境包括社会的政治、经济、文化等特征,人们的年龄、性别、风俗习惯、婚姻状况等人群特征,以及生活方式、生活习惯和爱好等。人适应社会的能力是不同的,当社会环境因素变化过于强烈或自身的调节与适应能力减弱时,就会造成心理和精神压力,处理不当就会导致疾病的发生。人生活在社会之中,人能影响社会,社会环境的变动对人也会产生影响。如社会的安定与动乱、社会经济与文化的发展,以及社会地位变动都可以引起人体身心机能的变化。

二、辨证施护

证,即证候,是指疾病发生发展过程中某一阶段的病理概况。它包括了疾病发生的原因、性质、部位和邪正关系等,因此,它比症状更全面、更准确地揭示了疾病的本质。辨证是将望、闻、问、切四诊所收集的有关病史、症状和体征等资料,加以分析、综合,辨别疾病的证型,从而进行护理的过程。辨证是决定护理方法的前提和依据;施护是解决护理问题的手段和方法,是辨证的最终目的。

在临床应用中,辨证施护要充分应用中医学同病异护、异病同护等原则。所谓同病异护,是指对同一疾病,由于发病的时间、地域不同或患者体质差异,或疾病处于不同的发展阶段所表现出的不同的证候,应采用不同的护理原则、护理措施与护理方法。如感冒有风寒感冒与风热感冒的不同:若见恶寒发热无汗,头身痛,痰稀色白,当辨为风寒感冒,宜选用辛温解表的护理原则与方法;若见发热,微恶风寒,汗出,咽喉肿痛,痰稀色黄,当辨为风热感冒,宜选用辛凉解表的护理原则与方法。所谓异病同护,是指不同的疾病,只要出现了相同的证候,就可采用相同的护理原则、护理措施与护理方法。如胃下垂、子宫下垂、脱肛是不同的疾病,若均表现为中气下陷的证候,都可采用补中升提的护理原则与方法。

病案导入

　　张某，男，22 岁。头痛发热一天，遂到医院就诊。症见：发热较重，微恶风寒，头痛，鼻流浊涕，口渴微咳，咽喉肿痛，舌苔薄白，脉浮数。诊断为风热感冒，治以辛凉解表，用银翘散加减，两剂而愈。

第三节　中医护理的地位和作用

　　中医护理通过历代医家的临床实践和经验的积累，在中医学中占有十分重要的地位，辨证施护贯穿于疾病治疗和护理的全过程。所谓"三分药，七分养"，这"七分养"就是对护理工作重要性的高度概括。医生在把脉诊病的同时，往往还要进行针灸、配药煎药及观察护理等工作，尤其对用药的护理及病情观察，常常需要取得患者及患者家属的配合，才能促使疾病的早日康复。

　　中医护理是中医学的重要组成部分，中医护理的基本理论与技术操作的结合，使得中医护理理论体系更加完善。中医护理在治疗过程中占有举足轻重的地位，治疗虽然可使病情得到治愈、缓解和控制，但疗效的维持必须以护理工作为依托，适当的护理有助于患者的康复，反之则会延缓治愈或加重病情。

　　对于护理人员来说，为患者创造良好的医疗环境，对患者生理和生活上加以照顾和护理，调节患者心情，帮助患者减轻生理和心理痛苦是他们的基本职责。衡量护理道德水平的重要尺度是护理的质量和医疗效果，它也是护理道德在医疗实践中的具体体现。

本章小结

　　中医学是祖国的传统医学，具有独特的理论体系，是我国劳动人民长期同疾病做斗争的智慧结晶。中医护理是祖国医学的重要组成部分，它以中医理论为指导，突出中医整体观念和辨证施护的特色，包括从疾病治疗到一般生活饮食、起居、情感、病情观察及病证后期调护为主要内容的一般护理，使得护理内容更加全面、系统。衡量护理道德水平的重要尺度是护理的质量和医疗效果，它也是护理道德在医疗实践中的具体体现。

课后练习题

一、选择题

【A1/A2 型题】

1. 中医学认为人是一个有机整体，其中心是（　　）。

　A. 五脏　　　　B. 心神　　　　C. 脏腑　　　　D. 气血　　　　E. 经络

2. 辨证过程中的首要环节是( )。

A. 辨病位　　　B. 辨病因　　　C. 辨病势　　　D. 辨病性　　　E. 辨病机

3. 中医学的"形神一体观"是指( )。

A. 形体与精的统一结合　　　　　　　　B. 形体与气的统一结合

C. 形体与脏腑的统一结合　　　　　　　D. 形体与精神的统一结合

E. 形体与官窍的统一结合

4. 我国现存医学文献中最早的一部典籍是( )。

A.《伤寒杂病论》　　　　　B.《难经》　　　　　　　　　C.《黄帝内经》

D.《神农本草经》　　　　　E.《瘟疫论》

5. 对同一疾病,由于发病的时间、地域不同或患者体质差异,或疾病处于不同的发展阶段所表现出的不同的证候,应采用不同的护理原则、护理措施与护理方法,此法称为( )。

A. 辨证施护　　B. 同病异护　　C. 异病同护　　D. 标本兼治　　E. 三因制宜

【A3 型题】

(6～7 题共用题干)

中医护理的基本特点包括整体观念和辨证施护。

6. 中医整体护理不包括( )。

A. 生活起居护理　　　　　　B. 情志护理　　　　　　　　C. 饮食护理

D. 用药护理　　　　　　　　E. 因人护理

7. 辨证施护不包括( )。

A. 正护法　　　B. 同病异护　　C. 异病同护　　D. 标本兼治　　E. 反护法

【B 型题】

(8～12 题共用备选答案)

A. 塞因塞用　　B. 同病异护　　C. 异病同护　　D. 通因通用　　E. 因人制宜

8. 用通利的药物、通利的护法,治护通泄症状的方法。但其本质是实证,如因积滞伤食所致腹泻,因瘀血内滞所致崩漏,取攻下治护法,是( )。

9. 根据患者的不同年龄、性别、生活习性、体质强弱、文化修养以及精神状态的特点,进行辨证施护,是( )。

10. 同一种病,由于发病的时间、地区以及患者机体的反应不同,或处在不同的发展阶段,所表现的证候不同,施护的方法亦各异,是( )。

11. 用补塞药、补塞护法,治护闭塞不通的症状的方法,是( )。

12. 不同的疾病,在其发展过程中,由于出现了相同的病机,因而采用同一方法治护的法则,是( )。

二、简答题

1. 中医护理的基本特点是什么?

2. 如何理解中医学的整体观念?

(杨永庆　蔡　勇)

第二章　中医护理的哲学基础

学习目标

掌握：阴阳学说、五行学说的基本内容。
熟悉：阴阳、五行的基本概念。
了解：阴阳学说、五行学说在中医护理中的应用。

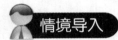 **情境导入**

《素问·至真要大论》曰：阴阳者，万物之能始也。《素问·宝命全形论》曰：人生有形，不离阴阳。《素问·六微旨大论》曰：亢则害，承乃制，制则生化。

第一节　阴阳学说

阴阳学说是研究阴阳的内涵及其运动变化规律，并用以解释宇宙万物万象的发生、发展、变化的一种古代哲学理论，是建立在古代唯物论基础上的朴素的辩证法思想。阴阳学说，源于古人在生产、生活实践中对自然界万物万象的观察、分析、抽象和纯化，从最朴素的经验发展而来。

中医学的阴阳学说，作为一种方法论，被广泛地应用于医学领域，它是将阴阳的基本概念和运动变化规律作为一种独特的思维方法，来阐释人体的组织结构、生理功能及病理变化，并指导疾病的诊治，指导养生和康复等医事活动。

一、阴阳的基本概念

阴阳的概念起源很早，可追溯到殷商时期或者更早。在战国时期以前，阴阳理论就已经形成。阴阳的最初含义指的是日光的向背：向太阳者为阳，背太阳者为阴。即太阳照到的地方为阳，照不到的地方为阴。这一朴素的认识无疑来源于古人在生产和生活实践中对自然现象的观察。以后随着古人观察面的拓宽，观察深度的增加，阴阳的原始而朴素的概念逐渐得到引申。如向日光处温暖、明亮；背日光处寒冷、晦暗。于是古人就以光明、黑暗、温暖、寒冷分阴阳。如此不断引申的结果，就几乎把自然界所有的事物和现象都划分为阴与阳两个方面。这时的阴阳已经不再特指日光的向背，而转变为一个概括宇宙中一切具有对立统一属性的事物或现象双方的抽象概念,是宇宙中万物发展变化的最基本规律。这标志着阴阳作为一个哲学意义的概念已经形成。

阴阳,是对自然界相互关联的事物或现象对立双方的属性的概括。阴和阳,既可以标示自然界相互关联而又相互对立的事物或现象的属性,也可标示同一事物内部相互对立的两个方面,即所谓"阴阳者,一分为二也"(《类经·阴阳类》)。

二、阴阳的特性

中医学理论中的阴阳具有普遍性、相对性,以及属性的规定性。

1. 阴阳的普遍性 事物的阴阳属性划分方法虽有局限性,但人们仍试图广泛地用以认识宇宙万物的发展和联系,《素问·阴阳应象大论》曰:阴阳者,天地之道也,万物之纲纪,变化之父母,生杀之本始。不论是空间还是时间,从宇宙间天地的回旋到万物的产生和消失,都是阴阳作用的结果。凡相互关联的事物或现象,或同一事物的内部,都可以用阴阳来概括,分析其各自的属性,如天与地、气与血、水与火、上与下、寒与热等。

2. 阴阳的相对性 阴阳的相对性是指各种事物或现象及事物内部对立双方的阴阳属性不是绝对的,而是相对的。也就是说,随着时间的推移或所运用范围的不同,事物的性质或对立面改变了,则其阴阳属性也就要随之而改变。所以如《局方发挥》所说:阴阳二字,固以对待而言,所指无定在。阴阳的相对性又表现在阴阳的相互转化性、无限可分性。

(1)相互转化性:在一定条件下,阴和阳之间可以发生相互转化,阴可以转化为阳,阳也可以转化为阴。如寒证和热证的转化,病变的寒热性质变了,其阴阳属性也随之改变。在人体气化运动过程中,生命物质和生理功能之间,物质属阴,功能属阳。二者在生理条件下,是可以互相转化的,物质可以转化为功能,功能也可以转化为物质。如果没有这种物质和功能之间的相互转化,生命活动就不能正常进行。

(2)无限可分性:阴阳的无限可分性即阴中有阳,阳中有阴,阴阳之中复有阴阳,不断地一分为二,以至无穷。如昼为阳,夜为阴。而上午为阳中之阳,下午则为阳中之阴;前半夜为阴中之阴,后半夜则为阴中之阳。随着对立面的改变,阴阳之中又可以再分阴阳。自然界任何相互关联的事物都可以概括为阴和阳两类,任何一种事物内部又可分为阴和阳两个方面,而每一事物中的阴或阳的任何一方,还可以再分阴阳。事物这种相互对立又相互联系的现象,在自然界中是无穷无尽的。所以《素问·阴阳离合论》说:阴阳者,数之可十,推之可百,数之可千,推之可万,万之大不可胜数,然其要一也。这种阴阳属性的相对性,不但说明了事物或现象阴阳属性的规律性、复杂性,而且也说明了阴阳概括事物或现象的广泛性,即每一事物或现象都包含着阴阳,都是一分为二的。

3. 事物或现象阴阳属性的规定性 自然界和人体内的有形实体之间阴阳属性的区分,无形之气之间阴阳属性的区分,以及某一事物或现象内部两个方面的阴阳属性的区分,是有一定规律可循的。其中哪方属阳,哪方属阴,是根据两方的性质、动态、位置、发展趋势等不同因素来确定的。一般来说,凡是运动的、外向的、上升的、温热的、明亮的、刚强的、弥散的、兴奋的、亢进的一方都属于阳,而静止的、内守的、下降的、寒凉的、晦暗的、柔和的、凝聚的、抑制的、衰退的一方都属于阴。如以天地和水火而言,则天为阳,地为阴;水为阴,火为阳。以事物或现象的属性如动静而言,则动为阳,静为阴。就自然界与人体的气而言,具有温煦、兴奋等作用的气,属于阳,而具有寒凉、抑制等作用的气,属于阴。

三、阴阳学说的基本内容

（一）阴阳的对立制约

阴阳的对立制约，是指相互关联的阴阳双方，彼此间存在着相互抑制、排斥、约束的关系。对立是统一的前提，统一是对立的结果。没有阴阳的对立，就没有事物和现象的形成。

阴阳的对立制约是宇宙间普遍存在的规律，阴与阳代表了属性相反的一对事物或现象，或某事物或现象内部一对相反的属性。阴阳双方始终处于差异、对抗、制约、排斥的矛盾运动之中，因而它们并非互不相干地共处于一个统一体中，而是相互斗争、相互作用的。正是由于阴阳的相互制约，才使事物或现象的阴阳双方之间取得了统一，取得了相对的协调平衡，即所谓"阴平阳秘"。阴阳双方的有序的运动变化，有利于事物之间的协调发展，在自然界则表现为气候的正常发展变化，在人体则表现为生命活动的正常进行。

四时气候温热寒凉的更替，是自然界阴阳二气相互制约而取得相对协调平衡的结果。如：上半年从冬至春及夏，气候由寒转温变热，这是自然界属阳的温热之气制约了属阴的寒凉之气的结果；下半年从夏至秋及冬，气候从热转凉变寒，这是属阴的寒凉之气制约了属阳的温热之气的结果。人体也是如此，人体之所以能进行正常的生命活动，是阴阳双方相互制约取得统一的结果。清晨人从睡眠中清醒，是阳制约了阴；夜晚人从清醒转入睡眠，是阴制约了阳，因为阳主兴奋，阴主抑制。

阴阳双方的对立制约是有一定限度的，如果一方对另一方的制约太过或者不及，都属异常，在人体则会发生疾病。例如，《素问·阴阳应象大论》所说的"阳胜则阴病，阴胜则阳病"，即为一方对另一方的制约太过而生病。阳不胜其阴，阴不胜其阳，则为一方对另一方的制约不足。中医学将阴阳对立制约的规律广泛地用于指导疾病的治疗，如"寒者热之""热者寒之""高者抑之""下者举之"，即是在这一规律指导下确定的治疗方法。

▌知识链接▐

阴阳的对立排斥在中医学中一般用于解释"阴阳格拒"的病理变化。人体内的阳气亢盛至极，可将阴气排斥于外；阴气偏盛至极，可将阳气格拒于外，从而形成真热假寒或真寒假热的病证。阴阳二气明显地相互格拒，相互排斥，标示人体内的阴阳二气不能相互维系，统一体即将崩溃瓦解。若不及时调整，终至"阴阳离决，精气乃绝"（《素问·生气通天论》）。

（二）阴阳的互根互用

阴阳的互根互用是指相互对立的阴阳双方又相互依存、相互蕴藏、相互资生，而互为根本的关系，主要体现在阴阳互藏、阴阳互根和阴阳互用三个方面。

1. 阴阳互藏 阴阳互藏是指阴阳双方中的任何一方都含有另一方，即阴中藏阳，阳中寓阴。阴阳的互藏互寓，是宇宙万物普遍存在的基本规律。宇宙中任何事物都蕴涵有阴和阳两种属性不同的成分或势力。事物和现象的阴阳属性是根据其所蕴涵属阴或属阳成分的比例大小而定。如果事物属阳的成分大并呈显像状态，而属阴的成分小并呈隐匿状态，就可将该事物划分为属阳。反之将其属性判定为阴。阴阳互藏是阴阳双方相互依存、相互为用的基础，如果阴阳双方失去了互藏的条件，则阴便成为"孤阴"，阳便成为"独阳"，阴阳之间互相为用的关系也会随之破坏。

2. 阴阳互根 阴阳互根是指阴和阳互为根据、互为前提的关系,任何一方都不能脱离另一方而单独存在,任何一方都以对方的存在为己方存在的前提和条件。如上与下、升与降等,都是相互依存的阴阳双方:没有上就无所谓下,没有下就无所谓上;没有升就无所谓降,没有降就无所谓升。

3. 阴阳互用 阴阳互用是指在阴阳相互依存的基础上,阴阳双方会出现相互促进、相互资生的关系。阴阳的互用关系在自然界和人体内十分普遍。在自然界中,四时寒暑的更替和气候的相应变化,是阴阳二气运动变化的结果。阴阳二气虽然是对立制约的,但又是相互资生和促进的。如:夏天虽热,但阴从阳生,雨水增多;冬日虽寒,但阳从阴化,干燥少雨,如此则维持一年四季气候的相对稳定。又如构成人体和维持人体的基本物质气与血,气为阳,血为阴。气为血之帅,能够生血、行血和统血,故气的运行正常有序,有助于血的生成和运行;血为气之母,能够载气、化气,血的充沛可使气充分发挥其功能。气与血之间存在着阴阳的相互资生和相互促进关系。

若阴阳的互用关系遭到破坏,阴阳双方中的一方虚弱,不能资助另一方,久之必然导致另一方亦不足,从而出现阴阳互损的病理变化。如王冰说:阳气根于阴,阴气根于阳。无阴则阳无以生,无阳则阴无以化。

（三）阴阳的消长平衡

阴阳的消长平衡是指对立互根的阴阳双方处于不断增长和消减的运动变化之中,并在彼此消长的运动过程中保持着动态平衡。这一过程包括了阴阳的相互消长和阴阳的协调平衡两个方面。

阴阳的相互消长是指对立互根的阴阳双方的量和比例不是一成不变的,而是处于不断增长或消减的运动变化之中。在正常情况下,阴阳双方应是长而不偏盛,消而不偏衰。若超过了这一限度,出现了阴阳的偏盛或偏衰,则为异常的消长变化。

一般说来,阴阳的消长是指阴阳双方在数量上的减少或增多,故可视为事物变化的量变过程。

1. 此长彼消 如四时寒暑的正常更替,其机制就在于由于阴阳双方的对立制约所产生的消长变化,从冬至经春至夏,阳生而旺,阳制约阴而见阳长阴消;从夏至经秋至冬,阴生而盛,阴制约阳而见阴长阳消。

2. 此消彼长 在人体的新陈代谢过程中,亦存在着阴阳消长的变化。如人饱食之后,由于消化饮食物需要消耗大量的能量,即化生"精"必须以耗损一定量的"气"为代价,故为阳消阴长的过程。此时不宜做剧烈活动,以免加重能量的消耗。而在工作劳动时,营养物质转化为能量,即"精"化为"气",以支撑生理需求,此为阴消阳长的过程。

3. 此消彼消 如以气血为例,气为阳,血为阴。气能生血,若气虚日久,不得恢复,则化血功能衰退,可在原气虚的基础上发展为气血两虚;或血虚日久,致气的生化无源,也可在血虚的基础上出现气血两虚。前者属于阳损及阴,阴随阳消;后者属于阴损及阳,阳随阴消。

4. 此长彼长 如:在治疗阴阳两虚证时,常常补阳也可能使阴得到恢复,此为阳长阴亦长;同样,通过养阴使阴气充足,阳气也会随之而旺盛,此即阴长阳亦长。临床医学常用的补气生血法、补血养气法、阳中求阴法、阴中求阳法等,都是以这一理论为根据确立的治疗方法。

如果阴阳的消长变化在一定范围、一定限度、一定时间内进行,那么这种变化的结果就会使事物在总体上呈现出相对稳定的状态,即所谓阴阳的协调平衡。

（四）阴阳的相互转化

阴阳的相互转化是指对立的阴阳双方,在一定条件下,可以各自向其相反的方向转化,即阴转化为阳,阳转化为阴。如果说阴阳消长是一个量变过程的话,阴阳转化则是在量变基础上的一个质变过程。

古人通过对自然界和人体内的各种事物和现象的观察和体验,已认识到事物或现象的阴阳属性的改变一般出现在其发展变化的极期,即所谓"物极必反"。事物或现象的运动变化发展到了极点,即阴阳双方的消长变化发展到一定程度,其阴阳属性就会发生转化,如《素问·阴阳应象大论》说:"重阴必阳,重阳必阴。"但必须指出的是,阴阳的相互转化是有条件的,不具备一定的条件,二者就不能各自向相反的方向转化。阴阳的消长（量变）和转化（质变）是事物发展变化全过程中密不可分的两个阶段,阴阳消长是阴阳转化的前提,而阴阳转化则是阴阳消长的必然结果。

在人体生命活动过程中,在生理上,物质与功能之间的新陈代谢过程中,如营养物质（阴）不断地转化为功能活动（阳）,功能活动（阳）又不断地转化为营养物质（阴）,就是阴阳转化的表现。

四、阴阳学说在中医护理中的应用

阴阳学说贯穿于中医学理论体系的各个方面,指导着历代医家的医学思维形成和临床实践。作为中医学特有的思维方法,阴阳学说是历代医家认识疾病的发生发展规律、人体的生命活动规律、药物的药理作用及其规律,从而建立相应理论体系的基础。

（一）说明人体的组织结构

人体是一个有机的整体,它的组织结构既是有机联系的,又可以划分为相互对立的阴阳两个部分。人体脏腑组织结构的阴阳属性,就部位而言:躯壳为阳,内脏为阴;上部为阳,下部为阴;体表为阳,体内为阴。就腹背而言,背部为阳,胸腹部为阴。就肢体的内、外侧而言,四肢外侧为阳,四肢内侧为阴。就筋骨与皮肤而言,筋骨在深层为阴,皮肤在表面为阳。以脏腑来说,六腑属阳,五脏属阴。五脏之中,心、肺位于身体的上部胸腔之中,故为阳;肝、脾、肾位于身体的膈下腹腔,故为阴。具体到每一脏腑,则又有阴阳之分,如心有心阴、心阳,肝有肝阴、肝阳,胃有胃阴、胃阳,肾有肾阴、肾阳等。所以《素问·宝命全形论》说:人生有形,不离阴阳。

（二）说明人体的生理功能

阴阳学说可用来阐释人体的生理功能。人体在生理状态下,阴阳双方是协调平衡的。人体内的精与气,它们之间的互根互用,维持着人体阴阳在精气层面的相对协调平衡,从而推动和调控着机体生命活动有序、稳定地进行。由于人体的生命活动是恒动的,因而阴阳的协调平衡也是呈动态变化的。精化为气,是阴消阳长、阴转化为阳的过程;气的运动促进精的化生,则是阳消阴长、阳转化为阴的过程。因此,人体内阴阳的对立制约、互根互用以及在此基础上的一定限度内的消长和转化,共同维系着阴阳的平衡和协调,维系着生命活动的有序和稳定。如果阴阳不能相互为用而分离,则人的生命活动也就终止了。正如《素问·生气通天论》所说:阴平阳秘,精神乃治;阴阳离决,精气乃绝。

人体脏腑的生理功能,不是就其解剖形态而言的,而是以脏腑的"精气阴阳"理论来阐释的。一身之精藏于脏腑则为脏腑之精,脏腑之精所化之气则为脏腑之气,脏腑之气中具有宁静、抑制、沉降等作用和运动趋向的部分是脏腑之阴气,具有温煦、推动、兴奋等作用和运动趋向的部分是脏腑之阳气。同一脏腑的阴气与阳气既对立制约又互根互用，两者协调统一，推动和调控该脏腑的各种功能。

（三）说明人体的病理变化

疾病，是由病邪作用于人体引起邪正斗争，导致阴阳平衡失调、脏腑组织损伤、生理功能失常或心理活动障碍的病理过程。由于人体与外界环境的统一和机体内在环境的协调平衡是人体赖以生存的基础，因此机体阴阳平衡是健康的标志，平衡的破坏意味着产生疾病。病邪，又称邪气，凡一切能够引起疾病发生的因素和条件，都可称为病邪或邪气。邪气可分为阴邪、阳邪两大类。就六淫邪气而言，风邪、暑邪、热邪为阳邪，寒邪与湿邪为阴邪。人体的正气也可分为阴精与阳气两个部分。正气，是一身之气与邪气相对时的称谓，是机体内活力很强、运行不息且无形可见的极细微物质。疾病的发生发展过程就是邪正斗争的过程。邪正斗争导致阴阳失调，从而出现阴阳偏盛、阴阳偏衰、阴阳互损、阴阳转化、阴阳格拒、阴阳亡失等各种病理变化。

1. 阴阳偏盛 阴阳偏盛是指阴或阳的一方偏亢过盛，对另一方制约太过所导致的病理变化。《素问·阴阳应象大论》概括为阴胜则阳病，阳胜则阴病，阳胜则热，阴胜则寒。

阳偏盛，是指机体在疾病过程中所出现的一种阳气偏盛、功能亢奋、机体反应性增强、热量过剩的病理状态。临床上表现为亢奋有余的实热性病证，出现壮热、烦渴、面红、尿黄、便干、苔黄、脉数等症状，即"阳胜则热"。由于阳气与阴气之间存在着对立制约关系，阳气亢盛必然损伤阴气和津液，故说"阳胜则阴病"，临床上可出现实热兼阴亏的病证。

阴偏盛，是指机体在疾病过程中所出现的一种阴气偏盛、功能抑制、热量耗伤过多的病理状态，临床上表现为有余的实寒性病证，出现肢冷、畏寒、舌淡而润、脉迟等症状，即"阴胜则寒"。由于阴气与阳气之间存在着对立制约关系，阴气亢盛必然损伤阳气，故说"阴胜则阳病"，临床上表现为实寒兼阳虚的病证。

2. 阴阳偏衰 阴阳偏衰是指阴阳双方中的某一方低于正常水平而另一方相对亢盛的病理状态，属于"精气夺则虚"的虚性病机。阴阳双方中的一方不足，不能有效地制约另一方，必然导致另一方的相对亢盛。这就是通常所说的阳虚则阴盛、阴虚则阳亢。

阳偏衰，是指机体阳气虚损，温煦、推动、兴奋等作用减退，出现功能减退或衰弱，代谢减缓，产热不足的病理状态。阳气虚则制约阴气的能力衰退，不能有效地温化阴气，则导致阴气相对偏盛而出现寒象，即所谓"阳虚则寒"，临床上表现为热量不足、代谢迟缓的虚寒性病证。

阴偏衰，是指机体阴气不足，凉润、宁静、抑制等功能减退，出现代谢相对增快，功能虚性亢奋，产热相对增多的病理状态。阴气亏虚则制约阳气的能力减弱，不能有效地抑制阳气，则导致阳气相对偏亢而出现热象，即所谓"阴虚则热"，临床上表现为热量相对增多、功能虚性亢奋的虚热性病证。

3. 阴阳互损 阴阳互损是指阴或阳任何一方虚损到一定程度而引起另一方逐渐不足的病理变化。阴阳双方本来存在着相互依存、相互资生、互为化源和相互为用的关系，阴阳双方中的某一方虚损不足或功能减退，因不能资助另一方或促进另一方的化生，必然导致另一方的化生无源或动力无源，引起量的不足或功能的减退。

阳损及阴，是指阳虚到一定程度时，无力促进阴的化生，使阴亦随之不足的病理过程。即所谓"无阳则阴无以化"。临床上表现为阳虚为主的阴阳两虚证。例如阳虚水泛一证，其病机主要为阳气不足，温煦、推动功能减退，水液停聚，溢于肌肤所致。但其病变发展，则又可因阳气不足而导致阴气化生无源而亏虚，出现日益消瘦、烦躁等肾阴亏虚之征象，转化为阳损及阴的阴阳两虚证。

阴损及阳，是指阴虚到一定程度时，不能滋养阳，使阳亦随之化生不足的病理过程。即所谓"无阴则阳无以生"。临床上表现为以阴虚为主的阴阳两虚证。例如肾阴不足，影响肾阳化生，继而出现畏寒、肢冷、脉沉细等肾阳虚衰症状，转化为阴损及阳的阴阳两虚证。

4. 阴阳转化　阴阳转化是指相互对立的阴阳双方，在一定条件下可以向各自相反的方向转化，即阳证可以转化为阴证，阴证可以转化为阳证。

在病理状态下，对立的邪正双方同处于疾病的统一体中并进行剧烈的斗争，它们的力量对比是不断运动变化着的。邪正斗争，是疾病自我运动转化的内在原因，医疗和护理是促使阴阳转化的外部条件，外因通过内因而起作用。由于阴中有阳，阳中有阴，所以阴证和阳证虽然是对立的，有显著差别的，但这种对立又互相渗透，阳证之中还存在着阴证的因素，阴证之中也存在着阳证的因素，所以阳证和阴证之间可以互相转化。

（四）指导疾病诊断

由于疾病发生、发展的根本原因是阴阳失调，所以尽管疾病的临床表现错综复杂，但都可以用阴证或阳证加以概括。正确的诊断首先要分清阴阳，才能执简驭繁，抓住本质。

辨别色泽的阴阳：色泽鲜明者属阳，色泽晦暗者属阴。如：黄疸色泽鲜明者，可能提示为急性肝胆疾病，病情较轻；黄疸色泽晦暗，黄中隐隐显露灰黑色者，一般提示为慢性肝胆疾病或恶性肿瘤，病情较重。

辨别声息的阴阳：声音高亢洪亮，多言而躁动者，多属于实证、热证、阳证；声音低弱无力、少言而沉静者，多属于虚证、寒证、阴证。呼吸微弱者属阴，呼吸有力，声高气粗者属阳。凡属阳者，病情一般较轻浅，急性病证多见；凡属阴者，病情一般较深重，慢性病证多见。

辨别脉象的阴阳：以脉位辨阴阳，寸脉为阳，尺脉为阴；据脉率辨阴阳，数者为阳，迟者为阴；据脉力辨阴阳，实脉为阳，虚脉为阴；以脉形辨阴阳，浮、大、洪、滑属阳，沉、小、细、涩为阴。

（五）确立疾病的治疗和护理原则

由于阴阳的偏盛、偏衰是疾病发生、发展的根本原因。因此，调整阴阳，补其不足，泻其有余，恢复阴阳的相对平衡就是治疗和护理的基本原则。

1. 阴阳偏盛的治疗原则　阴阳偏盛，即阴气或阳气的亢盛有余，故采用损其有余（实则泻之）的原则进行治疗。阳偏盛所致的实热证，宜用寒凉的药物，此即"热者寒之"的方法；阴偏盛所致的实寒证，可用温热的药物，此即"寒者热之"的方法。

2. 阴阳偏衰的治疗原则　阴阳偏衰，即阴气或阳气的虚损不足，故运用补其不足（虚则补之）的原则进行治疗。阳虚不能制约阴而致的虚寒证，不能用辛温散寒的药物，应当用补阳的药物，扶助不足之阳而达到制约相对偏盛之阴的目的。此即"阴病治阳""益火之源，以消阴翳"。阴虚不能制约阳而致的虚热证，一般不用苦寒清热的药物，应当用滋阴之品，资助不足之阴，以达到抑制相对偏盛之阳的目的。此即"阳病治阴""壮水之主，以制阳光"。

（六）指导养生防病

人生活在自然界，与自然环境息息相关，外界环境中的阴阳消长势必影响人体内阴阳的变化。要保持人体健康无病，必须"法于阴阳"，遵循自然界阴阳之气变化的规律，与自然界的阴阳变化协调统一，使精神内守，形体强壮。如春夏季节要保养阳气，秋冬季节需固护阴精，并采取相应的护理措施，维持体内外环境的统一，达到养生、防病、健身的目的。

第二节 五 行 学 说

五行学说,是研究木、火、土、金、水五种基本物质的运动变化规律,并用以阐释宇宙万物的运动变化及其相互关系的一种古代哲学思想。中医学的五行学说,是以五行的生克乘侮规律来阐释人体的生理、病理及其与外在环境的相互联系,指导疾病的诊断与防治的一种中医学独特的理论和方法。

一、五行学说的基本概念

(一)五行的概念

五行,是对木、火、土、金、水五类事物属性的概括。

▍知识链接 ▍

五行起源于古代的"五方"观念。古人在长期的生产和生活过程中,对生活、生产资料经过长期认真的观察,认识到木、火、土、金、水是日常生活中不可缺少的最基本物质。在《尚书大传·周传》中提到:水火者,百姓之所饮食也;金木者,百姓之所兴作也;土者,万物之所资生也,是为人用。并在此基础上提出了"五材"概念,后来古代哲学家进一步引申运用,认为世界一切事物都是由这五种基本事物的运动变化而生成的。前人将五种事物之间的制约关系总后结认为:木得金而伐,火得水而灭,土得木而达,金得火而缺,水得土而绝,万物尽然,不可胜竭。这是前人在生产、生活过程中,对五种物质之间资助、制约关系认识的实录。

五行学说一方面认为世界万物是由这五种最基本的物质构成的,是对世界的物质性所做出的正确认识;另一方面认为任何事物之间都不是孤立的、静止的,而是在不断资生、制约的运动变化之中,维持着协调平衡的状态。

(二)五行的特性

古人在长期的生产和社会实践中,从对木、火、土、金、水五类物质的朴素认识,逐步引申形成了五行特性的基本概念。《尚书·洪范》将五行的特性概括为"水曰润下,火曰炎上,木曰曲直,金曰从革,土爱稼穑"。

1."木曰曲直" 曲,屈也;直,伸也。即指树木具有能曲能直的生长特性,进而引申为凡具有升发、生长、条达、舒畅等作用或性质的事物和现象,均归属于木。

2."火曰炎上" 炎,热也;上,向上。即指火具有温热、上升、光明的特性,进而引申为凡具有温热、升腾、光明等作用或性质的事物和现象,均归属于火。

3."土爱稼穑" 稼穑是指庄稼的播种与收获,所谓"春种曰稼,秋收曰穑"。即指土具有播种和收获庄稼、生长万物的作用,进而引申为凡具有受纳、承载、生化等作用或性质的事物和现象,均归属于土。

4."金曰从革" 从革是指顺从、变革的意思。即指金具有肃杀、收敛、潜降、清洁的特性,进而引申为凡具有肃杀、沉降、收敛、清洁等作用或性质的事物和现象,均归属于金。

5. "水曰润下" 润,湿润;下,向下。即指水具有滋润、寒凉、向下的特性,进而引申为凡具有寒凉、滋润、向下、闭藏等作用或性质的事物和现象,均归属于水。

(三)事物五行属性的归类

古代思想家以五行特性为依据,将自然界中的各种事物和现象的某种性质和作用特点,与五行特性相类比,把类同于某一特性的事物和现象归纳于某一行中。如此将自然界的各种事物和现象,分归于五行之中,构建了五行系统(表2-1)。事物的五行归类,主要有取象比类法与推演络绎法两种基本方法。

表 2-1　五行系统

自　然　界							五行	人　体						
五音	五味	五色	五化	五气	五方	五季		五脏	五腑	五官	五体	五志	五液	五脉	五华
角	酸	青	生	风	东	春	木	肝	胆	目	筋	怒	泪	弦	爪
徵	苦	赤	长	暑	南	夏	火	心	小肠	舌	脉	喜	汗	洪	面
宫	甘	黄	化	湿	中	长夏	土	脾	胃	口	肉	思	涎	缓	唇
商	辛	白	收	燥	西	秋	金	肺	大肠	鼻	皮	悲(忧)	涕	浮	毛
羽	咸	黑	藏	寒	北	冬	水	肾	膀胱	耳	骨	恐	唾	沉	发

1. 取象比类法 取象比类法是从事物的形象中找出能反映其本质的特征,直接与五行各自的特性相比较,以确定其五行属性的方法。方位、时序及五脏的五行属性即是用此种方法确定的。以五方的五行属性归类为例:旭日东升,与木之升发特性相类,故东方归属于木;南方炎热,与火之炎上特性相类,故南方归属于火。又如五脏配五行,脾主运化而类同于土之化物,故脾归属于土,肺主肃降而类同于金之肃杀,故肺归属于金。显然这种取象比类法属于求同方法。

2. 推演络绎法 推演络绎法是根据已知事物的五行属性,推演至其他相关的事物,以知其五行属性的思维方法。以自然界的五气配五行为例:长夏属土,湿为长夏主气,故湿也属土;秋季属金,燥为秋季主气,故燥也属金。再以人体的五腑、五体、五官、五志、五液为例:肝属木,肝与胆相表里,主筋,在窍为目,在志为怒,在液为泪,故胆、筋、目、怒、泪也归属于木;心属火,心与小肠相表里,主脉,开窍于舌,在志为喜,在液为汗,故小肠、脉、舌、喜、汗也归属于火。显然这是通过间接推理所得的结果。

二、五行的生克关系

五行学说主要是以五行的相生相克来说明事物之间的相互资生和相互制约的关系,以五行的相乘相侮来探索事物间协调平衡被破坏后的相互影响。

(一)一般状态的调节平衡

1. 五行相生 五行相生是指木、火、土、金、水之间存在着有序的相互资生、助长和促进的关系。五行相生的次序:木生火,火生土,土生金,金生水,水生木。在相生关系中,任何一行都有"生我""我生"两个方面的关系,《难经》把它比喻为母与子的关系。"生我"者为母,"我生"者为子。所以五行相生关系又称为"母子关系"。以火为例:"生我"者木,木能生火,则木为火之母;"我生"者土,火能生土,则土为火之子。余可类推。

2. 五行相克 五行相克是指木、火、土、金、水之间存在着有序的相互克制、制约的关系。五行相克的次序：木克土，土克水，水克火，火克金，金克木。在五行相克关系中，任何一行都有"克我""我克"两个方面的关系。《黄帝内经》称之为"所胜"与"所不胜"的关系。"克我"者为"所不胜"，"我克"者为"所胜"。以土为例："克我"者木，则木为土之"所不胜"；"我克"者水，则水为土之"所胜"。余可类推。

3. 五行制化 五行制化是指五行之间既相互资生，又相互制约，生中有克，克中有生，以维持事物间协调平衡的正常状态。制，是指五行的生与克之间的制约关系。化，即生化，指事物的正常状态。五行制化关系是指五行的相生和相克两种关系协调并存的状态，是维持五行之间动态平衡不可缺少的两种方式。没有相生，就没有事物的发生和成长；没有相克，事物就会产生过度的亢奋而失去协调。

五行相生的关系和相克的关系之间是不均衡的，有时是以相生为主，相克为次，此即"生中有克"；有时是以相克为主，相生为次，此即"克中有生"。只有这种生与克相反相成的矛盾运动，才能维持事物的平衡状态，也才可能促进事物的发展变化。

（二）特殊状态的相互影响

五行的特殊状态，是指五行的生克关系因某种因素的干扰而发生的失调状态。五行结构系统在异常情况下的自动调节机制为母子相犯和相乘、相侮。

1. 母子相犯 也称为母子相及，是五行之间正常的相生关系遭到破坏后所产生的异常变化，包括母及于子和子及于母两个方面。母及于子与相生次序一致，子及于母则与相生的次序相反。如：木影响到火，叫作母及于子；木影响到水，则叫作子及于母。

2. 相乘 乘，即乘虚侵袭的意思。相乘是指五行中某一行对其所胜一行的过度制约或克制。五行之间相乘的顺序与相克的顺序是一致的，只是相克是正常现象，相乘为异常现象。五行相乘的规律与次序：木乘土，土乘水，水乘火，火乘金，金乘木。相乘现象可分为如下两个方面。其一，五行中任何一行本身不足（衰弱），使原来克它的一行乘虚侵袭（乘），而使它更加不足，即乘其虚而袭之。如以木克土为例：正常情况下，木克土，木为克者，土为被克者，由于它们之间相互制约而维持着相对平衡的状态；异常情况下，木仍然处于正常水平，但土本身不足（衰弱），因此，两者之间失去了原来的平衡状态，则木乘土之虚而克它。这样的相克，超过了正常的制约关系，使土更虚。其二，五行中任何一行本身过度亢盛，而原来受它克制的那一行仍处于正常水平，在这种情况下，虽然被克一方正常，但由于克的一方超过了正常水平，所以也同样会打破两者之间的正常制约关系，出现过度相克的现象。如仍以木克土为例：正常情况下，木能制约土，维持正常的相对平衡；若土本身处于正常水平，但由于木过度亢进，从而使两者之间失去了原来的平衡状态，出现了木亢乘土的现象。

3. 相侮 侮，即欺侮，有恃强凌弱之意。相侮是指五行中某一行对其"所不胜"一行的反向制约或克制。五行中相侮的顺序和方向与相克相反，即木侮金，金侮火，火侮水，水侮土，土侮木。相侮现象也表现为两个方面，如以木为例：其一，当木过度亢盛时，金原本是克木的，但由于木过度亢盛，则金不仅不能克木，反而被木所克制，使金受损，这叫木侮金；其二，当木过度衰弱时，金原本克木，木又克土，但由于木过度衰弱，则不仅金乘木，而且土亦乘木之衰而反侮之。习惯上把土侮木称之为"土壅木郁"。

五行乘侮是五行间的反常相克现象。相乘和相侮均因五行中的任何一行的太过或不及所引起，两者可同时发生。如：木过强时，既可以乘土，又可以侮金；木不足时，既可以受到金乘，又可以受到土的反侮。

三、五行学说在中医护理中的应用

五行学说在中医护理理论体系构建过程中,不仅用于理论阐释,而且用于临床实践活动。

（一）说明五脏的生理功能

按五行学说的分类方法,将人体的五脏归属于五行,并以五行抽象的特点来说明五脏的生理功能。木有升发条达的特性,肝喜条达恶抑郁,具有疏泄的功能,故以肝属木;火性温热上炎,心阳温煦,故以心属火;土性敦厚,生化万物,脾为气血生化之源,故以脾属土;金性清肃、收敛,肺气肃降,故以肺属金;水性滋润下行,肾藏精主水,故以肾属水。

（二）说明五脏间的相互关系

五行学说对五脏五行的分属,不仅阐明了五脏的功能和特性,而且还运用五行生克制化的理论来说明脏腑生理功能的内在联系。五脏之间既有相互资生的关系,又有相互制约的关系。

用五行相生说明脏腑之间的联系,如:木生火,即肝木济心火,肝藏血,心主血脉,肝藏血功能正常有助于心主血脉功能的正常发挥;火生土,即心火温脾土,心主血脉、主神志,脾主运化、主生血统血,心主血脉功能正常,血能营脾,脾才能发挥主运化、主生血统血的功能;土生金,即脾土助肺金,脾能益气,化生气血,转输精微以充肺,促进肺主气的功能,使之宣发和肃降功能正常;金生水,即肺金养肾水,肺主清肃,肾主藏精,肺气肃降有助于肾藏精、纳气、主水之功;水生木,即肾水滋肝木,肾藏精,肝藏血,肾精可化生肝血,以助肝藏血功能的正常发挥。这种五脏相互资生的关系,就是用五行相生理论来阐明的。

用五行相克说明五脏间的相互制约关系,如:心属火,肾属水,水克火,即肾水能制约心火,如肾水上济于心,可以防止心火之亢烈;肺属金,心属火,火克金,即心火能制约肺金,心火之阳热,可抑制肺气清肃之太过;肝属木,肺属金,金克木,即肺金能制约肝木,如肺气清肃太过,可抑制肝阳的上亢;脾属土,肝属木,木克土,即肝木能制约脾土,肝气条达,可疏泄脾气之壅滞;肾属水,脾属土,土克水,即脾土能制约肾水,脾土的运化,能防止肾水的泛滥。这种五脏之间的相互制约关系,就是用五行相克理论来说明的。

五脏中每一脏都具有"生我""我生""克我""我克"的关系。五脏之间的生克制化,说明每一脏在功能上有他脏的资助而不至于虚损,又能克制他脏而使其不致过亢。本脏之气太盛,则有他脏之气制约;本脏之气虚损,则又可由他脏之气补之。如脾(土)之气,其虚,则有心(火)生之,其亢,则有肝(木)克之;肺(金)气不足,土可生之;肾(水)气过亢,土可克之。这种生克关系把五脏紧紧联系成一个整体,从而保证了人体内环境的对立统一。

（三）说明五脏病变的相互影响

由于人体是一个有机整体,任何一脏功能的正常发挥,必然受到其他四脏的资助或制约,因而在病理上必然相互影响。本脏之病可以传至他脏,他脏之病也可以传至本脏,这种病理上的相互影响称之为传变。从五行学说来说明五脏病变的传变,可以分为相生关系传变和相克关系传变。以肝为例:肝病影响到心,为母病及子;影响到肾,为子病及母;影响到脾,为乘;影响到肺,为侮。其余四脏以此类推。

1. 相生关系传变 相生关系传变包括母病及子和子病及母两个方面。

（1）母病及子:疾病从母脏波及子脏的传变。如脾气运化失职,痰饮水湿内生,痰饮蓄积于肺,影响肺气的宣发与肃降,导致呼吸不利、喘咳并作等肺病,即属于母(脾土)病及子(肺金)的病理传变过程。

（2）子病及母：又称"子盗母气"。子病及母是指疾病从子脏波及母脏的传变。如肺病喘咳，久则伤气，肺气虚衰，可致脾气不足等脾虚之证，这一病理传变过程即属于子（肺金）病及母（脾土）的病理传变过程。

2. 相克关系传变 相克关系传变包括相乘和相侮两个方面。

（1）相乘：疾病从"所不胜"之脏波及"所胜"之脏的传变。例如肝病患者，在有胁肋疼痛、口苦、黄疸等症状的基础上，又出现了脘腹胀闷不适或疼痛、恶心呕吐、食欲减退的脾胃失健的症状，此即为肝木乘脾土的相乘病理传变过程。

（2）相侮：又称"反侮"。相侮是指疾病从"所胜"之脏波及"所不胜"之脏的传变。例如咳嗽、气喘、咳痰的肺病患者，日久常伴有心悸、怔忡、面舌色青紫之心病症状，此即为肺金反侮心火的病理传变过程。

五行学说认为，五脏之间的疾病是可以相互传变的。一脏有病可以通过不同的途径影响到其他四脏；任何一脏均可受到来自其他四脏的病理影响而发病。临床实践中应当从患者的实际情况出发，结合病证的具体特点和患者自身体质因素进行全面分析，把握不同疾病的具体传变规律，才能有效地治疗疾病。

（四）用于诊断、治疗与护理

1. 用于诊断 人体是一个有机的整体，当内脏有病时，可以反映到体表相应的组织器官，使之出现色泽、声音、形态等诸方面的异常变化，即所谓"有诸内者，必形诸外"。五行学说用于疾病的诊断，主要是以五行的相关理论分析四诊所收集的资料来推断病情和判断预后的。

由于五脏与五色、五音、五味、五志等都可归属于五行，而五行中的同一行的事物之间存在某些联系，因而运用五行学说可进行五脏定位诊断。如：面见青色、喜食酸味、脉见弦象，可诊断为肝病；若口苦、面见赤色、心烦、脉洪数，可诊断为心病。

由于五脏的病变是相互影响的，可根据五行生克乘侮理论来推断病情的变化。如：脾胃虚弱的患者，面当见黄色，若见青色，则为肝木乘脾土；心病患者，面当见赤色，若见面色偏黑，为水来乘火之兆。

五行学说用于推断病情，主要是从患者的病色、病脉之间的生克关系来推测病情的轻重，判断疾病的预后。需要指出的是，疾病表现千变万化，要做出正确的诊断，必须坚持"四诊合参"，以免影响正确的诊断和耽误有效的治疗。

2. 用于治疗与护理 运用五行生克乘侮关系可以推断和概括疾病的传变规律，并能确定预防性治疗原则和护理措施。

（1）根据相生规律确定的治疗原则和方法：根据五行相生规律，疾病的传变规律是母病及子和子病及母，因而其治疗原则是"虚则补其母，实则泻其子"。补母，用于治疗母子两脏的虚证。如肾阴不足，不能滋养肝木，而致肝阴不足者，其治疗时不直接治肝，而是补肾之虚。因为肾为肝母，肾水生肝木，所以补肾水以生肝木。又如肺气虚弱发展到一定程度，可影响脾之健运而导致脾虚。脾土为母，肺金为子，脾土生肺金，所以可用补脾气以益肺气的方法治疗。泻子，用于治疗子母两脏的实证。如肝火炽盛，出现肝实证时，肝木是母，心火是子，治疗肝之实火，可采用清心泻火法，泻心火有助于泻肝火。根据五行相生规律确定的具体的治疗方法有很多种，临床上常用的有滋水涵木法、培土生金法、金水相生法等。

（2）根据相克规律确定的治疗原则和方法：根据五行相克规律确立的治疗原则是抑强扶弱。无论是相克关系失常中的相乘还是相侮，都有一方太盛，或另一方太弱，因此，抑制太强的一方，扶助虚弱的一方，才能使其复归到正常的相克关系。如肝气横逆犯脾，出现肝脾不调之证,以疏肝、平肝为主;同时用健脾补脾之法,扶助脾土之弱,方可使肝脾复归到正常的相克关系。根据五行相克理论确定的具体的治疗方法有很多种,临床上常用的有抑木扶土法、佐金平木法、泻南补北法等。

本章小结

中医学发展数千年,其中阴阳学说和五行学说这两种哲学思想对中医学影响极大,几乎渗透到中医学的所有领域,是中医学重要的哲学思想。阴阳学说认为,世界上任何事物都可以分为阴和阳两个方面。阴和阳是相反的。但是阴阳双方中的任何一方,都不能离开对方而单独存在,所以又是互根的。阴阳双方在事物中所占的量和比例不是一成不变的,而是处于不断增长或消减的运动变化之中。然而,随着阴阳消长到了一定程度,阴阳是可以互相转化的。五行学说认为,世界是由木、火、土、金、水五大类事物组成的。木、火、土、金、水五大类事物之间存在着相生、相克两种关系,由于事物间的相生和相克,才维持着宇宙中万事万物间的动态平衡。阴阳学说和五行学说,是中国古代的哲学思想,是中国古代人们用以认识自然和解释自然的方法论,也是构筑中医理论体系的方法。中医学运用它来阐释人体的组织结构、生理、病理,并指导对疾病的诊断和治疗。

课后练习题

一、选择题

【A1/A2 型题】

1. 阴阳的最初含义是指(   )。

A. 日月　　　　B. 动静　　　　C. 天地　　　　D. 昼夜　　　　E. 寒热

2. "阴阳者,天地之道也,万物之纲纪"体现了阴阳的(   )。

A. 相关性　　　B. 普遍性　　　C. 可分性　　　D. 转化性　　　E. 规定性

3. 中医学五行学说的基本概念是指(   )。

A. 风、寒、暑、湿、燥　　　　　B. 脑、髓、骨、脉、胆　　　　　C. 金、木、水、火、土

D. 心、肝、脾、肺、肾　　　　　E. 阴、阳、精、气、血

4. 对于"土"的特性,正确的描述是(   )。

A. 炎上　　　　B. 从革　　　　C. 润下　　　　D. 曲直　　　　E. 稼穑

5. 能反映肃杀、收敛、沉降属性的事物是(   )。

A. 火　　　　　B. 土　　　　　C. 水　　　　　D. 木　　　　　E. 金

6. 下列属于母子关系的是(   )。

A. 木与土　　　B. 火与金　　　C. 水与土　　　D. 水与金　　　E. 火与水

【A3 型题】

(7~8 题共用题干)

情志护理的相制原则,是五行相克哲学思想的体现。

7. 根据情志护理的相制原则,喜则以(   )相制。

A. 悲　　　　　B. 思　　　　　C. 忧　　　　　D. 恐　　　　　E. 怒

8. 根据情志护理的相制原则,恐则以(   )相制。

A. 悲　　　　B. 喜　　　　C. 忧　　　　D. 思　　　　E. 惊

【B型题】

(9~11题共用备选答案)

A. 对立制约　　　　　B. 互根互用　　　　　C. 消长平衡

D. 相互转化　　　　　E. 阴阳离合

9. 劳动时,营养物质转化为能量,即精化为气,以支撑生理需求,此为(   )的过程。

10. "寒者热之""热者寒之",是在(   )指导下确定的治疗方法。

11. "重阴必阳,重阳必阴。"说明阴阳在一定条件下可以(   )。

(12~13题共用备选答案)

A. 阳中之阳　　　　　B. 阴中之阳　　　　　C. 阳中之阴

D. 阴中之阴　　　　　E. 阴中之至阴

12. 在不同时间段的阴阳属性划分中,前半夜属(   )。

13. 以脏腑部位来划分其阴阳属性,则肝是(   )。

二、简答题

1. 何谓阴阳? 阴阳学说的基本内容有哪些?

2. 如何用阴阳学说解释人体的生理功能和病理变化?

3. 何谓五行? 其各自的特性是什么?

(杨永庆　杨文思)

第三章　中医护理基础理论

第一节　藏象学说

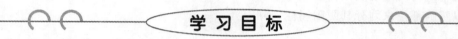

学习目标

掌握：五脏、六腑的主要生理功能。

熟悉：脏与腑的关系。

情境导入

《素问·灵兰秘典论》：心者，君主之官也，神明出焉。肺者，相傅之官，治节出焉。肝者，将军之官，谋虑出焉。胆者，中正之官，决断出焉。……脾胃者，仓廪之官，五味出焉。大肠者，传导之官，变化出焉。小肠者，受盛之官，化物出焉。肾者，作强之官，伎巧出焉。三焦者，决渎之官，水道出焉。膀胱者，州都之官，津液藏焉，气化则能出矣。

藏，是指藏于体内的脏腑组织；象，即征象、现象，是指脏腑生理活动和病理变化表现于外的征象。藏象学说主要研究脏腑的形态结构、生理功能、病理变化及其脏腑之间、脏腑与气血津液、脏腑与形体官窍、脏腑与自然社会环境等之间的关系的一门学说，它是中医学特有的关于人体生理病理的理论，也是中医学理论体系中极其重要的组成部分，对诊断和防治疾病具有重要的指导意义。

中医是以脏腑生理功能特点的不同作为区分脏与腑的主要依据，把脏腑组织分为五脏、六腑和奇恒之腑三类。五脏的生理功能的共同特点是化生和储藏精气，即满而不实；六腑的共同生理特点是受盛和传化水谷，即实而不满；奇恒之腑，其共同的生理功能特点是储藏精气，由于其形态似腑、功能似脏、似脏非脏、似腑非腑得名。五脏，即心、肝、脾、肺、肾；六腑，即胆、胃、小肠、大肠、膀胱、三焦；奇恒之腑，即脑、髓、骨、脉、胆、女子胞（子宫）。

以五脏为中心的整体观是藏象学说的主要特点。藏象学说认为人体是以心、肝、脾、肺、肾五脏为中心，与胆、胃、大肠、小肠、膀胱、三焦等六腑相配合，通过经络的沟通联络以及精、气、血、津液的灌注运行，把四肢百骸、官窍、筋肉皮脉骨连接成一个有机的整体，体现了以五脏为中心的整体观。

藏象学说的形成奠基于古人对解剖学的认识、长期生活的观察、反复的医疗实践以及古代哲学思想的渗透,是一种独特的生理学、病理学理论体系,其中的脏腑组织不是单纯的解剖学概念,更重要的是生理学、病理学综合的概念。各脏腑的名称大部分虽与现代人体解剖学的脏器名称相同,但在生理学、病理学上的含义却并不完全相同,并非单一的内脏实质。在学习过程中应当注意区别,不可混为一谈。

一、五脏

五脏包括心、肺、脾、肝、肾,具有化生和储藏精气的生理功能,五脏又各具生理特性。五脏的生理特性决定了五脏特有的生理功能,其职能各不相同,缺一不可。五脏之间的生理活动既相互依存又相互制约、相互协调,同时与自然环境的变化及精神因素密切相关,并与形体、官窍、情志、五液等有着特殊的联系。

(一)心

心位于胸中,为五脏六腑之大主。其主要生理功能是主血脉,主神志。心在窍为舌,在体合脉,其华在面,在志为喜,在液为汗,与小肠相表里。由于心有主血脉、主神志的功能,起着主宰整个人体生命活动的作用,故有心为“君主之官”“五脏六腑之大主”之说。心的主要生理功能包括如下几点。

1. 主血脉 主即主管、主持;血,即血液;脉,即脉管。心主血脉包括主血和主脉两个方面。心主血是指心气具有推动血液正常循环流动,以濡养全身五脏六腑、四肢百骸的功能;心主血的另一个内涵是心有生血的作用,即“化赤为血”。心脏对血液的推动作用主要依赖于心气的推动作用,心气充盈则推动有力,血液在全身脉管中正常循环流动、周流不息。心主脉是指心与脉直接相连,形成一个密闭的循环系统,心脏有规律地搏动,通过经脉把血液输送到各脏腑组织器官,起到营养组织器官的作用,以维持全身的正常生命活动。如果心主血脉功能正常、心气充足,可见脉象和缓有力,节律均匀,血液才能发挥滋润和濡养作用。若心气不足则心推动无力,血液运行迟缓,供血不足则见心悸,面色淡白、无华,脉弱无力等;血液运行迟缓,心血瘀阻则出现心前区刺痛,面色青紫,脉涩等。血液在脉管中能正常运行,必须以心气充沛、血液充盈、脉管通利为基本条件。

2. 主神志 又称为“心藏神”“心主神志”。神,有广义和狭义之分,广义的神是指整个生命活动的外在表现,即是通常所说的“神气”。狭义的神是指心所主之神,即人的精神、意识、思维活动。心主神志是指心具有主宰人的精神、意识和思维活动的功能。心主神志功能正常则精神振奋、意识清楚、思维敏捷等,异常可见失眠、多梦、健忘、精神萎靡、昏迷等。心主神志功能正常依赖于心主血脉的功能正常,心主血脉功能正常才能正常濡养脏腑组织,脏腑组织器官才能发挥正常的生理作用,心主血脉功能正常是心主神志功能正常的物质基础。

3. 在窍为舌 心在窍为舌,是指心通过经络与舌相联系,故心之功能正常则舌体柔软灵活,味觉灵敏,语言流利。如:心之阳气不足则见舌淡白胖嫩;心的阴血不足可见舌红绛瘦小;心火上炎可见舌红生疮;心血瘀阻则见舌紫暗或有瘀点等。

4. 在体合脉,其华在面 脉,即血脉。心在体合脉是指全身血脉都归属于心。华,即光彩。其华在面是指心的光彩表现在面部,这是因为面部的血脉极为丰富,心气充沛则脉象和缓有力,节律均匀,面部红润有光泽等。若心气不足则见脉象软弱无力,面色无华;心脉瘀阻可见脉涩,面色青紫等。

5. 在志为喜 志,即情志。心在志为喜,是指心和情志活动的喜密切相关。故心的功能正常则气和志达,心情愉悦,而喜极过度则易伤心,使心神涣散等。

6. 在液为汗 汗液为津液所化生,血液与津液同出一源,血液又为心所主,故有"汗为心之液"之说。故汗出过多常损伤心,可见心悸、神疲等。

〔附〕 **心 包**

心包是心表面的包膜,为心的外围组织,其上附有脉络,称心包络。心包有保护心脏,代心受邪的作用。藏象学说认为心为君主之官,外邪侵袭心时,首先侵犯心包络。《灵枢》说:诸邪之在于心者,皆在于心之包络。

(二)肺

肺位于胸腔,位置最高,其性娇嫩,不耐寒、热、燥等,其华在毛,与自然界息息相通,易受外邪侵袭,故有"娇脏"之称。主要生理功能是主气、司呼吸,主宣发、肃降,通调水道,朝百脉、主治节。肺在窍为鼻,在体合皮,在志为悲(忧),在液为涕,与大肠相表里。肺的主要生理功能包括如下几点。

1. 主气、司呼吸 肺的主气功能包括主呼吸之气和主一身之气。

主呼吸之气:肺具有吸入自然界的清气,呼出体内浊气的功能,是体内、外气体交换的场所。通过肺的呼吸,不断吸进外界清气,排除体内浊气,吐故纳新,实现机体与外界环境之间的气体交换,以维持人体的生命活动。肺主呼吸的功能,实际上是肺气的宣发和肃降作用在气体交换过程中的具体体现。呼吸正常则气道通畅,呼吸异常则见胸闷、咳嗽、呼吸不利等。

主一身之气:是指肺具有主司一身之气的生成和运行的作用。主一身之气的功能,体现于以下两个方面。一是参与宗气的生成。宗气是由肺吸入的清气与由脾胃运化的水谷精气在胸中结合而成的。宗气在胸中生成,积聚于胸中,通过呼吸道以促进肺的呼吸功能,并灌注心脉以助心推动血液运行。二是调节全身气机。肺有节律的呼吸运动,带动着全身之气的升降出入运动,从而对全身气机起着调节作用。肺主一身之气正常,则各脏腑之气旺盛;肺主一身之气异常,则影响宗气的生成和全身之气的升降出入运动,症见少气不足以息、声低气怯、肢倦乏力等。

2. 主宣发、肃降 宣发,是指肺气向上向外的宣散功能。肃降,即清肃、下降,是指肺气向下向内的清肃、下降功能。肺主宣发是指肺气具有向上升宣和向外发散的运动特性;肺主肃降是指肺气具有向下清肃通降的作用。肺的宣发和肃降作用,是由肺的呼吸功能和肺气的升降作用完成的。

主宣发主要体现在三个方面:一是呼出浊气,通过肺的向上向外功能排出体内的浊气;二是布散水谷精微与津液,即通过肺气的向上向外活动将脾转输于肺的水谷精微和津液布散至全身,并将代谢产物化为汗液排出体外;三是宣发卫气,通过肺的宣发功能将卫气宣散到全身,发挥其护卫肌表、温养脏腑、调节腠理开合的作用。

主肃降主要体现在三个方面:一是吸入清气,通过肺气的向下向内功能吸入自然界的清气;二是输布水谷精微与津液,即通过肺气的向下向内功能将脾转输于肺的水谷精微和津液布散,并将代谢产物和多余水液下输于肾和膀胱化为尿液排出;三是肃清呼吸道异物,保持呼吸道的洁净。

3. 通调水道 通是疏通的意思;调是指调节;水道是指水液运行的道路。通调水道是指肺的宣发和肃降对体内水液的输布、运行和排泄具有疏通、调节的功能。肺气的宣发可使水液向上向外输布,布散于全身,并调节腠理的开合,将津液的代谢产物化为汗液排出。肺气的肃降使水液向下输布,并使代谢后的水液不断地下行于肾,经肾、膀胱的气化作用生成尿液而排出。如肺失通调则水液输布、排泄障碍,而生痰成饮或形成水肿等。

4. 朝百脉、主治节 朝,即汇聚;百脉,泛指全身的血脉。全身流动的血液都通过血脉汇聚于肺,通过肺的呼吸进行清气、浊气交换,然后经过肺的宣发和肃降作用,将富有清气的血液通过百脉输送到全身的功能,称之为朝百脉。治节,即治理、调节,肺主治节主要体现在以下几个方面:一是调节呼吸运动;二是调节气的升降出入运动;三是调节津液的输布、运行和排泄;四是调节血液的运行。故肺主治节实际上是对肺的主要生理功能的高度概括。

5. 在窍为鼻 鼻是气体出入的通道,与肺相通,故称鼻为肺窍。鼻的通气和嗅觉功能必须依赖肺气的作用,肺气和则呼吸通畅,嗅觉灵敏。如肺气不利则见鼻塞、流涕、打喷嚏等。

6. 在体合皮,其华在毛 皮毛,即皮肤、汗腺、毫毛等,为一身之表,有抵御外邪的作用,由卫气、水谷精微和津液温养、濡润而发挥其生理功能。故肺之宣发正常则皮肤固密,毫毛润泽,抵御外邪的能力强。肺气虚则皮肤的防御功能减退,易患感冒,易出现皮毛枯槁等。

7. 在志为悲(忧) 在志为悲(忧)是指肺的功能和情志活动的忧愁、悲伤相关。故肺气不足时则易产生悲伤、忧愁等情绪变化,悲(忧)过度则易耗伤肺气,致肺气不足等。

8. 在液为涕 涕液是肺宣发的津液经鼻腔而成,有润泽鼻窍之功。故肺的功能正常则涕液能润泽鼻窍,肺寒则鼻流清涕,肺热则涕液黄稠,肺燥则鼻干等。

(三)脾

脾位于中焦,膈下,胃的左边。主要生理功能是主运化和主统血。人体脏腑、四肢、百骸等皆赖脾运化的营养物质以濡养,故有"后天之本""气血生化之源"之说。脾在窍为口,其华在唇,在体合肌肉、主四肢,在志为思,在液为涎,与胃相表里。

1. 主运化 化是指消化、变化,即将饮食物分解变化为能吸收的精微物质;运是指转运和布散,即将水谷精微和津液吸收并转输到全身和脏腑组织。脾主运化是指脾具有把饮食物经过消化转变为水谷精微和津液,并把水谷精微和津液吸收、运输到全身的生理功能。其包括运化水谷和运化水液两方面。

运化水谷:是指脾对水谷(饮食物)具有消化、吸收并输布其精微的功能。水谷入胃,经胃的受纳腐熟、小肠的消化和吸收、脾的运化,将水谷化为水谷精微,并将水谷精微输送至全身,营养全身脏腑组织。水谷精微是气血生成之源,脾气健运则化生的气血充盈,脏腑经络、四肢百骸等全身组织得到充分营养,脾失健运则见食欲不振、腹胀、便溏、消瘦、倦怠乏力、消瘦等消化异常和气血生成不足的表现。

运化水液:是指脾对水液具有吸收、转输和布散从而调节水液代谢的功能。水液入胃,经脾之运化、转输,通过肺的宣发和肃降、肾的升腾气化而达周身,多余的水液经肺和肾、膀胱排出体外。脾气健运则水液吸收、输布正常。脾失健运则水液停聚而生湿、痰、饮等病理产物,甚至导致脘腹胀满、水肿等。

2. 主升清 清是指水谷精微等营养物质。脾主升清,是指脾具有将水谷精微等营养物质上输于肺,通过心、肺的作用化生气血以营养全身的功能。脾的升清作用,还表现在维持内脏位置的相对固定而防止其下垂的作用。脾之升清正常则各脏腑组织才能得到水谷精微等营养物质、脏器才能维持在相对固定的位置。脾气不升则见头晕、腹胀、腹泻、内脏下垂等。

3. 主统血 统是指统摄、控制的意思。脾主统血是指脾具有统摄血液,使之正常地循行于脉内,而不溢于脉外的功能。脾之统血实际上是脾气的固摄作用,脾之统血功能正常,血液则能循脉而行,不会溢出脉外。脾不统血,血液运行将失其常道而溢于脉外,可见各种出血等。

4. 在窍为口,其华在唇 在窍为口是指口味、食欲等与脾之功能密切相关。脾气健运则口味正常,脾失健运则口淡无味,食欲不振。脾之功能又可从口唇上反映出来,脾气健运,气血生化充足，口唇色泽红润；脾失健运，气血不足，可见口唇淡白无华。

5. 在体合肌肉、主四肢　肌肉、四肢均需脾胃所化生的水谷精微的营养。故脾气健运，营养充足，则肌肉丰满、健壮，四肢有力；脾失健运，营养不足，则见肌肉消瘦、四肢无力等。

6. 在志为思　在志为思是指脾的功能与情志活动的思密切相关，思虑过度则易伤脾，使脾气郁结，运化失常，可见不思饮食、脘腹胀满等。

7. 在液为涎　涎液为口津，由脾气化生，脾旺则涎液化生适量，且不外溢，脾虚可见口涎自出等。

（四）肝

肝位于腹腔，横膈之下，右胁之内。肝的主要生理功能是主疏泄，主藏血。肝的生理特性是主升发，喜条达恶抑郁。肝在窍为目，在体合筋，其华在爪，在志为怒，在液为泪，与胆相表里。

1. 主疏泄　疏，即疏通；泄是宣泄和畅达的意思。肝主疏泄是指肝对于全身的气机、血液和津液等方面具有疏通、畅达的功能。肝主疏泄的功能实际上反映了肝主升主动的生理特点。肝主疏泄主要体现在以下几个方面。

调畅气机：是指肝的疏泄作用能使人体全身气机保持通畅的功能。肝的疏泄功能正常则气机调畅、气血和调、经络通利，脏腑组织的生理活动也就正常协调。若肝主疏泄功能不及，气机阻滞，可见胸胁、乳房、少腹胀痛等肝气郁结的表现；若肝主疏泄功能太过，可见头目胀痛、面红目赤、吐血、昏厥等肝气上逆的表现。

调畅情志：情志活动是指人的感情、情绪的变化，是精神活动的一部分。正常的情绪活动是以气血和调为基本条件的，所以心因主血脉而主神志，但是血液的正常运行离不开肝的疏泄功能。肝的疏泄功能正常则精神愉快、心情舒畅。如肝疏泄功能不及可见精神抑郁、嗳气太息、胸胁胀闷等，肝疏泄功能太过可见烦躁易怒、失眠多梦等。

促进消化：肝的疏泄功能有助于脾胃的升降和胆汁的分泌、排泄，从而保持正常的消化、吸收功能。肝的疏泄功能正常则脾胃的消化、吸收功能较强，食欲旺盛。若肝失疏泄则影响脾胃的升降，使消化功能异常，可见食欲不振、腹胀、腹泻等；肝失疏泄可影响到胆的分泌、排泄，可见胁肋胀痛、口苦纳呆、厌食油腻、黄疸等。

疏泄男子的排精和女子月经：男子的排精、女子的排卵与月经来潮等生理现象虽与肾的藏精功能紧密联系，但也离不开肝的疏泄功能。肝的疏泄功能正常，则排精、排卵、月经等功能就会正常；如果肝的疏泄功能失常则会出现月经不调，出现痛经等，甚至影响正常排卵、排精。

2. 主藏血　肝主藏血是指肝具有储藏血液、调节血量和防止出血的功能。在人体休息时，机体所需的血量减少，多余的血液储藏于肝中；当人体活动时，机体所需的血量增加，肝排出其所储藏的血液，以供应机体的需要。如肝藏血功能异常可出现两个方面的变化：一是肝藏血不足，目失所养，筋失滋润，可见两目干涩、昏花、筋脉拘急、肢体麻木、屈伸不利等；二是肝不藏血，可见出血，如吐血、衄血等。女子可见月经异常等证候，如肝血不足可见月经量少、闭经，肝不藏血可见月经过多、崩漏等。

肝的疏泄与藏血功能之间有着密切的关系，在生理上肝的疏泄功能正常，气机调畅，则血能正常地归藏于肝，肝的藏血功能正常，血能养肝，则肝阳不亢，疏泄正常。

3. 在窍为目　目主要依赖于肝之阴血的濡养，肝的经脉上连目系，故肝的功能常在目上反映出来。肝的功能正常则视物清晰，肝血不足可见两目干涩、视物不清，肝火上炎可见目赤肿痛等。

4. 在体合筋,其华在爪 筋是连接关节、肌肉的组织,包括肌腱和韧带。筋必须依赖于肝血的滋养,故肝血充足则关节屈伸有力而灵活,如肝血不足,筋失濡养,可见筋脉拘急、关节屈伸不利等。爪包括指甲和趾甲,"爪为筋之余",故肝的精血可表现在爪甲上。肝血充足则爪甲红润,肝血不足可见爪甲枯槁、变形等。

5. 在志为怒 在志为怒是指肝的功能和情志活动的怒密切相关。故大怒则伤肝,使肝气上逆,气血上攻,见头胀头痛、面红目赤、晕厥等。

6. 在液为泪 肝在窍为目,泪为肝之液,如肝血不足可见两目干涩,肝经风热可见迎风流泪等。

(五) 肾

肾位于腰部,左右各一,主要生理功能是藏精,主生长、发育、生殖,主水,主纳气。由于肾藏有先天之精,主生殖,为人体生命之源,故有肾为"先天之本"之说。肾中精气化生的肾阴肾阳又可推动、协调、促进全身脏腑阴阳,故又有肾为"五脏阴阳之本"之说。因其主藏精,主蛰,又称为"封藏之本"。肾在窍为耳及二阴,在体合骨、主骨生髓,其华在发,在志为恐,在液为唾,与膀胱相表里。

1. 主藏精,主生长、发育和生殖 肾主藏精是指肾具有储存和封藏人体精气的功能。藏,是闭藏之义。肾主闭藏的主要生理作用是将精气藏于肾,并促使其不断充盈,防止精气从体内无故流失,为精气在体内充分发挥其生理效应创造必要的条件。精是构成人体和维持人体生命活动的基本物质,是生命之源,是脏腑组织器官功能活动的物质基础。肾主藏精的主要生理作用是将精气藏于肾,并促使其不断充盈,防止精气从体内无故流失,为精气在体内发挥其生理效应创造有利条件。

精是构成和维持人体生命活动的基本物质,是生命之源。肾脏所藏之精包括先天之精和后天之精。先天之精源于父母,与生俱来,是人类生育繁殖的原始物质;后天之精源于饮食物,来源于脾胃化生的水谷精微,后天之精是维持人体生命活动的基本物质。先天之精必须依赖后天之精的不断充养才能发挥其生理效应;后天之精的化生,又依赖于先天之精的滋养,二者相辅相成而藏于肾中。

肾精是机体生长、发育、生殖的重要物质,肾精的盛衰与机体的生、长、壮、老密切相关。如:人在七八岁时,肾中精气逐渐充盛,身体不断生长、发育,有了"齿更发长"的变化;到了青春期,由于肾气不断充盛,产生了一种促进性腺发育的物质,叫作天癸,男子开始排精,女子月经来潮,按期排卵,具备了生殖能力;从中年进入老年,肾气渐衰,生殖能力逐渐减退,身体逐渐衰老。《素问》中说:女子七岁,肾气盛,齿更发长;二七而天癸至,任脉通,太冲脉盛,月事以时下,故有子;三七,肾气平均,故真牙生而长极;四七,筋骨坚,发长极,身体盛壮;五七,阳明脉衰,面始焦,发始堕;六七,三阳脉衰于上,面皆焦,发始白;七七,任脉虚,太冲脉衰少,天癸竭,地道不通,故形坏而无子也。丈夫八岁,肾气实,发长齿更;二八,肾气盛,天癸至,精气溢泻,阴阳和,故能有子;三八,肾气平均,筋骨劲强,故真牙生而长极;四八,筋骨隆盛,肌肉满壮;五八,肾气衰,发堕齿槁;六八,阳气衰竭于上,面焦,发鬓颁白;七八,肝气衰,筋不能动,天癸竭,精少,肾藏衰,形体皆极;八八,则齿发去。由此可见,肾之藏精功能,对于人类生长发育、生殖机能、衰老等都具有重要的意义。

肾中精气是产生肾阴、肾阳的物质基础。肾阴又称元阴、真阴,是人体阴液的根本,对各脏腑组织起着濡润、滋养作用;肾阳又称元阳、真阳,为人体阳气的根本,对各脏腑组织起着温煦、生化的作用。肾阴与肾阳相互制约、相互依存,维系着阴阳之间的动态平衡,当这种平衡遭到破坏时,就会形成阴阳失衡的病变。肾阴虚可见耳鸣耳聋、腰膝酸软、五心烦热等,肾阳虚可见腰膝冷痛、畏寒肢冷、小便不利、宫寒不孕等。肾阴与肾阳在病变中常互相影响,阴损及阳,阳损及阴,最终形成肾阴阳两虚的病证。

2. 主水 主水是指肾具有主持、调节人体水液代谢的功能。水液入胃,经脾的转输、肺的宣降、三焦的通调、膀胱的开合等,清者行于脏腑,浊者化为汗液、尿液排出,这个过程均有赖于肾阳的气化和温煦功能,故肾主宰着津液代谢的全过程,尤其是尿液的生成和排泄。肾主水功能失常可见尿少、水肿、小便清长、尿频等。

3. 主纳气 肾主纳气是指肾具有摄纳吸入之气,助肺呼吸的功能。人体的呼吸虽为肺所主,但吸入之气必须下及于肾,肾气摄纳,呼吸调匀,气体交换方能正常。如肾不纳气则见呼吸浅表、呼多吸少等。

4. 在窍为耳及二阴 耳必须依赖肾精的充养,肾精充盈则听觉灵敏,如肾精不足则见耳鸣耳聋、听力减退。二阴指前阴(尿道和外生殖器)、后阴(肛门),其与肾的气化功能有关,肾气不固则见遗精、尿频、遗尿、泄泻等。

5. 在体为骨、主骨生髓,其华在发 肾主藏精,精能生髓,髓聚于骨,故骨骼与肾之藏精密切相关。肾精充足则骨髓化生有源,骨骼得到骨髓的滋养才能强劲坚固;脑为髓海,肾精充足则髓海得以充养,则思维敏捷。肾精不足,骨髓空虚,小儿可见囟门迟闭、骨骼软弱无力、发育不良,老年人则易于骨折等;髓海空虚,脑窍失养,则精神萎靡、记忆力减退等。

"齿为骨之余",牙齿和骨骼一样,也赖肾精之濡养,肾精不足可见小儿牙齿生长缓慢、成人牙齿早脱等。

发之营养源于血,故称"发为血之余",但其根在肾,肾主藏精,精能化血,肾精充盈则头发润泽。由于发为肾之外候,故发与肾精的关系极为密切。故肾精不足可见头发稀少、早脱早白等。

6. 在志为恐 在志为恐是指肾和情志活动的恐密切相关。恐惧过度则易伤肾气,使肾气不固,出现二便失禁、滑精等。

7. 在液为唾 唾为津液中较稠厚的部分,为肾精所化生。

二、六腑

六腑,为胆、胃、小肠、大肠、三焦、膀胱的总称,其主要生理功能是受盛、传化水谷,具有通降的特性。

(一)胆

胆与肝相连,依附于肝,内藏胆汁。胆的主要生理功能是储藏、排泄胆汁。

胆汁由肝分泌,入胆中储藏,通过胆道排泄于小肠。储藏于胆中的胆汁,依赖于肝的疏泄功能,排泄于小肠之中,参与饮食物的消化。肝胆功能正常,则胆汁排泄通畅。若肝胆功能失常,胆汁的排泄受阻,则会影响饮食物的消化,出现厌食、腹胀、腹泻等;胆汁外溢肌肤,可见黄疸;胆汁上泛,可见口苦、呕吐苦水等。

(二)胃

胃,又称胃脘,分为上、中、下三部:上部称为上脘,包括贲门;下部称为下脘,包括幽门;上下脘之间称为中脘。胃的主要生理功能是受纳、腐熟水谷,主通降。

1. 受纳、腐熟水谷 胃接受饮食物并将饮食物初步消化,形成食糜,故称之为"太仓"。人体气血的化生都源于胃所受纳的水谷,故又称之为"气血之海"。若胃腑有病,受纳异常,可见纳呆、厌食、多食易饥等;腐熟异常,可见胃脘疼痛、嗳腐泛酸等。饮食物经过胃的受纳、腐熟,其精微物质经脾之运化而营养周身,脾胃的这种功能活动概括为胃气。胃气的盛衰关系着人体的生命活动和人的生死,故有"有胃气则生,无胃气则死"的说法。

2. 主通降　胃主通降,是指胃的气机具有通畅、下降的特性。饮食物入胃,经胃腐熟后,下行于小肠,经小肠泌别清浊,其浊者下移大肠,保证了胃肠虚实更替。若胃失通降,胃气上逆,可见恶心、呕吐、嗳气等。

(三) 小肠

小肠上接幽门,与胃相通,下连大肠。小肠的主要生理功能是受盛化物,泌别清浊。

1. 受盛化物　小肠的受盛化物功能主要表现在两个方面:一是小肠接受了由胃下移的食糜;二是经胃初步消化的食糜,在小肠内停留一定的时间,由小肠对其进一步消化和吸收。

2. 泌别清浊　泌别清浊是指小肠接受了由胃下移的食糜,在进一步消化的同时,使之分别形成水谷精微和代谢产物两个部分,清者由脾转输至全身,浊者下降入于大肠。小肠在接收水谷精微的同时,也吸取大量的水液,故有"小肠主液"之说。小肠的泌别清浊与二便的生成有关,其功能正常,则水液和糟粕各行其道,二便如常;若其功能失常,清浊不分,则见水谷混杂、便溏、小便短少等。

(四) 大肠

大肠上接小肠,下接肛门,主要生理功能是传化糟粕。大肠接受了由小肠下移的饮食残渣,并吸收了其中的水分,使之形成粪便,经肛门排出,故称之为"传导之官"。大肠在传导由小肠下注的食物残渣时,将部分水液重吸收,使之变化成形。大肠传导失常,可见便秘、泄泻等。

(五) 膀胱

膀胱的主要生理功能为储尿、排尿。在津液代谢的过程中,水液通过肺、脾、肾等的作用,布散至全身,发挥濡润机体的作用。多余的水液下归于肾,经肾的气化作用,升清降浊,清者流回体内,浊者下输膀胱,变成尿液。尿液储存于膀胱中,通过肾的气化作用,使尿液及时地排出。如膀胱功能失常,可见尿少、尿闭、尿失禁等。

(六) 三焦

三焦是上焦、中焦、下焦的总称。对三焦形态的认识,至今尚无统一认识,但对三焦生理功能的认识,基本上是一致的,即三焦是元气和水液运行的通道。

横膈以上为上焦,包括心与肺,上焦接受来自中焦脾胃的精微物质,通过心肺宣散,布散于全身,发挥其营养滋润作用,《灵枢》曰"上焦如雾";横膈以下至脐为中焦,包括脾与胃,脾胃运化饮食物,《灵枢》曰"中焦如沤";脐以下为下焦,包括肝、肾、大肠、小肠、膀胱等,下焦主排泄废物,《灵枢》曰"下焦如渎"。三焦的主要生理功能如下。

1. 通行元气　元气通过三焦而布散至五脏六腑,以激发、推动各个脏腑的功能活动,三焦是元气运行的通道。

2. 运行水液　人体水液代谢虽由多个脏腑共同完成,但必须以三焦为通路,才能正常运行。

三、脏腑之间的关系

人体以五脏为中心,与六腑相合,通过经络使脏与脏、脏与腑、腑与腑之间密切联系,脏腑在生理上相互联系、相互为用,在病理上相互影响、相互传变。

(一)脏与脏之间的关系

1. 心与肺 心主血,肺主气,故心与肺的关系主要是气和血的关系。心主血脉,肺主气,两者相互配合,保证气血的正常运行。如:肺气虚会影响到心之行血,见胸闷、口唇青紫等;心气不足,血液运行不畅,也会影响肺的宣发和肃降(简称宣降)功能,见咳嗽、气喘等。

2. 心与脾 心主血脉,脾主统血,故心与脾的关系主要体现在血的生成和运行方面。脾气健运,生血充足,则心有所主;脾气旺盛,统摄有权,则血行有序。心血充足,脾得所养,则运化健旺。血液之运行,一要靠心气的推动,二要靠脾的统摄才不至于溢出脉外。如:心血不足,脾失所养,则致脾气虚;脾气虚,气血生化不足会致心血虚,心无所主,可见心悸、失眠、食少等心脾两虚证。

3. 心与肝 心与肝的关系主要表现在血液和神志两个方面。心主血脉,肝主藏血,共同维持血液的循行。心行血正常,则肝有所藏;肝的藏血充足,血脉充盈,则能助心行血。肝血不足致心血亏虚,心血不足亦可致肝血亏虚,终致心肝俱虚。

心主藏神,肝主疏泄,神虽由心主宰,但与肝的疏泄密切相关,两者协调,方能精神饱满,情志舒畅。

4. 心与肾 心位居于上,五行属火;肾位居于下,五行属水。生理情况下心火下降于肾,以温肾水,使肾水不寒;肾水上济于心,使心火不亢,心肾之间的这种关系,称为"心肾相交""水火相济"。在病理状态下心肾之间水火、阴阳动态平衡失调,称为"心肾不交"。如肾阴不足可致心阳过亢,见心烦、失眠、多梦、腰膝酸软、遗精等。

5. 肺与脾 肺与脾的关系主要表现在气的生成和津液的输布代谢两个方面。人体之气主要是由肺吸入的自然界清气和脾胃化生的水谷精气组成,故肺的呼吸功能和脾的生化功能是气旺的保证,如肺气不足则致脾气虚,见咳嗽、食少、懒言等脾肺气虚证。

津液的输布代谢主要是由肺的通调及脾的运化来完成。肺以脾所运化的水谷精微为基础,其功能得到保障;而脾运化水液,也需要肺的宣降、通调水道功能来辅助。如脾虚运化失调,水湿内停,生成痰饮,影响到肺的宣降,则见咳嗽、喘息、痰多等。

6. 肺与肝 肺与肝的关系主要表现在气机的升降方面。肺气肃降,肝主升发,升降相因,则气机调畅。如肝气郁结,气郁化火,灼肺伤津,气火上逆,可见胁痛、易怒、咳逆等肝火犯肺证。

7. 肺与肾 肺与肾的关系主要表现在津液代谢和呼吸运动两个方面。肾主水,肺主通调水道,水液经过肺的宣降,津液布散到全身,下归于肾的水液,经肾的气化,使清者升腾,浊者变成尿液、汗液排出。肺肾两脏密切配合,共同参与津液的代谢。如肺失宣降,肾气化失调,均可影响津液代谢等。

肺主呼吸,肾主纳气,呼吸虽由肺所主,但需肾的纳气作用。肾气充盛,吸入之气才能下及于肾,肺肾配合,共同完成呼吸运动,故有"肺为气之主,肾为气之根"之说。

8. 肝与脾 肝主疏泄,脾主运化,肝与脾的关系主要是疏泄与运化的关系。肝主疏泄,分泌胆汁,可助饮食物的消化,脾得肝之疏泄,则运化健旺。脾为气血生化之源,脾气健运,水谷精微才能不断地滋养肝。如肝失疏泄也会影响脾胃的功能,可见抑郁、胸闷、腹胀等肝脾不和证。

9. 肝与肾 肝与肾的关系主要是精和血的关系。肝主藏血,肾主藏精,肝血需要肾精的滋养,肾精又赖肝血的充养,肝血、肾精相互资生故称"精血同源""肝肾同源"。故肾精亏虚会致肝血不足,肝血不足也会致肾精亏虚,终致肝肾两虚。

10. 脾与肾 脾与肾的关系主要是先天、后天的关系。肾为先天之本,脾为后天之本,先天温养后天,后天滋养先天。如:肾阳虚不能温煦脾阳,则脾阳虚;脾阳久虚损及肾阳,可引起肾阳虚,可见腰膝及脘腹疼痛、久泻不止等脾肾阳虚证。

（二）腑与腑之间的关系

六腑的主要生理功能是受盛、传化水谷,故腑与腑之间的关系主要体现在对饮食物的消化、吸收和排泄过程中。

饮食物经胃的受纳、腐熟变成食糜,小肠接受食糜进一步消化,胆排泄胆汁入小肠以助消化,小肠泌别清浊,其清者通过脾的转输营养全身,浊者进入大肠,经大肠传化变为粪便排出。浊液渗入膀胱变为尿液排出,水液的运行、输布和排泄,又是以三焦为通道的。在病理上则相互影响,如:胃有实热伤及津液,致大肠传导不利,可见便秘;大肠燥热,便秘不通,会使胃失和降,胃气上逆,可见恶心、呕吐等。

（三）脏与腑之间的关系

脏为阴,腑为阳,脏腑之间通过经络的互相络属构成表里关系。

1. 心与小肠 心与小肠通过经络的互相络属构成表里关系。二者在生理上相互协调、病理上相互影响,如:心经火盛会移热于小肠,除了可见心烦、失眠、多梦以外,还可见尿少、尿赤、尿痛甚至尿血等小肠实热的表现;小肠热盛上炎于心,可见心烦、口舌生疮等心火亢盛证。

2. 肺与大肠 肺与大肠通过经络的互相络属构成表里关系。肺主清肃下降,有助大肠的传导粪便功能;大肠的传导正常又有助于肺气的肃降。如:肺失清肃下降,津液不行,致大肠传导不及,可见便秘;大肠传导不及,腑气不通,也会影响肺气的清肃下降,可导致咳嗽、气喘等症状。

3. 脾与胃 脾与胃通过经络的互相络属构成表里关系。脾主运化,胃主受纳;脾气主升,胃气主降;脾属阴土,喜燥恶湿;胃属阳土,喜润恶燥。脾与胃的关系主要表现为"升与降""燥与湿"的关系。脾与胃升降相因、燥湿相济共同完成对饮食物的消化吸收、水谷精微的转输。

4. 肝与胆 肝与胆通过经络的互相络属构成表里关系。胆汁的正常排泄依赖于肝的正常疏泄,肝之疏泄失常会影响胆汁的排泄,出现黄疸等,胆汁的排泄失常也会影响肝的疏泄,出现胁肋胀痛、情绪抑郁等。故肝病常影响到胆,胆病也常波及于肝,可见肝胆同病。

5. 肾与膀胱 肾与膀胱通过经络的互相络属构成表里关系。膀胱的储尿、排尿功能,有赖于肾的气化,肾气充足,固摄有权,则膀胱开合有度,膀胱的储存和排泄尿液的功能才会正常。

（马　芳）

第二节　精、气、血、津液

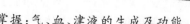
学 习 目 标

掌握:气、血、津液的生成及功能。

熟悉:气与血的关系。

精、气、血、津液都是构成人体的基本物质,也是维持人体生命活动的基本物质。气、血、津液是人体脏腑、经络等组织生理活动的产物,也是这些组织进行生理活动的物质基础。在人体的生命活动过程中,气、血、津液不断地被消耗,又不断地得到化生和补充。故气、血、津液与脏腑和经络等组织之间有着十分密切的关系。气、血、津液之间也存在着密切的联系。

一、精

精,是构成人体和维持人体生命活动的基本物质。精泛指构成人体和维持生命活动的基本物质。"夫精者,身之本也"(《素问·金匮真言论》)。精包括先天之精和后天之精。由饮食物化生的精气,泛指一切精微物质,包括气、血、津液和从饮食物摄取的营养物质等,统称为水谷精气,水谷之精输布到五脏六腑等组织器官,便称为五脏六腑之精,称为广义之精,都叫作后天之精。

精指生殖之精,即先天之精。系禀受于父母,与生俱来,为生育繁殖,构成人体的原始物质。"两神相搏,合而成形,常先身生,是谓精"(《灵枢·决气》)。这种禀受于父母,充实于水谷之精,而归藏于肾者,称之为先天之精。

二、气

(一)气的基本概念

在我国传统哲学思想中,气是指一种至精至微的物质,是构成世界万物的本原,将其应用到医学中来,渐渐形成了中医学气的概念。气是构成人体和维持人体生命活动的最基本物质。

1. 气是构成人体的最基本物质 《素问》中说:人以天地之气生,四时之法成……天地合气,命之曰人。《医门法律》又说:气聚则形成,气散则形亡。故气是构成人体的最基本物质。

2. 气是维持人体生命活动的最基本物质 《素问》中说:天食人以五气,地食人以五味。五气入鼻,藏于心肺,上使五色修明,音声能彰;五味入口,藏于肠胃,味有所藏,以养五气,气和而生,津液相成,神乃自生。说明人体需不断地从"天地之气"中摄取营养,以养五脏之气,维持人体的生命活动。故气是维持人体生命活动的最基本物质。

(二)气的生成

构成人体和维持人体生命活动的气,一是来源于父母生殖之精,即构成人体胚胎发育原始物质的先天之精;二是来源于从后天摄入的饮食中的营养物质和存于自然界的清气。

(三)气的功能

1. 推动作用 是指气具有激发和促进人体的生长发育、各脏腑组织的生理功能,推动血液、津液的生成、运行等功能。气是活力很强的精微物质,能激发和促进人体的生长发育、激发和促进各脏腑、经络等组织器官的生理功能,推动血液的生成、运行,以及津液的生成、输布和排泄等。如元气能够促进人体的生长、发育和生殖机能以及各脏腑组织的功能活动。血液的生成和运行,津液的生成、输布和排泄,是涉及多个脏腑的复杂生理过程。但从气对血和津液的作用而言,气能促进血和津液的生成,故有气能生血、气能生津之说;气具有推动血和津液运行于全身的作用,而有气能行血、气能行津之说。如推动作用减弱,可影响人体的生长发育,出现生长发育迟缓或早衰;可导致脏腑、经络等组织的生理功能减退,引起血液和津液的生成不足、运行迟缓,输布、排泄障碍等。

2. 温煦作用 主要是指阳气能产生热量、温煦人体的作用。具体指人的体温需要气的温煦作用维持；人体各脏腑经络的生理活动需要气的温煦作用来维持；血和津液都是液体，都需要气的温煦才能正常运行。

发挥温煦作用的气是人身之阳气，若阳气不足，产热过少，则可见虚寒性病变，表现为畏寒喜暖，四肢不温，体温低下，脏腑生理活动减弱，精血津液代谢减弱，运行迟缓等。阳气愈多，产热愈多，故有"气有余便是火，气不足便是寒"的说法。

3. 防御作用 气具有护卫肌表、抵御外邪入侵等作用，故临床有"邪之所凑，其气必虚"之说。人的防御作用是一个很复杂的过程，气在这里起着重要作用。中医学用气的观点解释人体疾病的发生，即"正气""邪气"。其具体表现：一是护卫肌表，抵御外邪；二是驱邪外出；三是自我修复，恢复健康。

4. 固摄作用 固摄作用是指气对血液、津液等液态物质的统摄，以防止其无故流失的作用。如固摄作用减退，可见出血、自汗、多尿、遗精等症状。

5. 气化作用 气化是指通过气的运动而产生的各种变化，如精、气、血、津液等不同物质的相互转化等。气化是生命活动的本质所在。如气化失常，则影响整个物质代谢过程，影响气、血、津液的生成、输布等。

（四）气的运动

气的运动称作气机。气的运动归纳为升、降、出、入四种基本运动形式，其运动的场所是人体脏腑、经络、形体、官窍等组织。所谓升，是指气自下而上地运行；降，是指气自上而下地运行；出，是指气由内向外地运行；入，是指气自外向内地运行。例如呼吸，呼气是气由内向外的运动，而吸气则是气从鼻、喉而入肺。气的升、降、出、入运动一旦停止，生命活动也就终止了。

一般来说，心、肺在上宜降，肝、肾在下宜升，脾位居于中，通连上下，为升降的枢纽。虽然各脏腑组织的运动形式各有侧重，但整体气的升、降、出、入始终处于平衡状态，是维持人体正常生理活动的保证，即气机调畅。气的升、降、出、入运动，是人体生命活动的具体体现，没有气的运动，就没有生命活动。如先天之精气、水谷精气和吸入的清气，都必须经过升、降、出、入才能布散全身，发挥其生理功能。而精、血、津液也必须通过气的运动才能在体内不断运行流动，以濡养全身。人体的脏腑、经络、形体、官窍的生理活动必须依靠气的运动才得以完成，脏腑、经络、形体、官窍之间的相互联系和协调也必须经气的运动才得以实现。也就是说，人体整个生命活动都离不开气的升、降、出、入运动。同时，人与自然之间的联系和适应，也离不开气的升、降、出、入运动。一旦升、降、出、入运行失去平衡，即为气机失调，如：气的运行阻滞不通，称作"气滞"或者叫"气机不畅"，如肝郁气滞、脾胃气滞等；气上升太过或下降不及，称作"气逆"，如肝气上逆、肺气上逆、胃气上逆；气上升不及或下降太过为"气陷"，如中气下陷；气的外出太过而不能内守时，称作"气脱"；气不能外达而结聚于内为"气闭"等。

（五）气的分类

历代医家推崇"气本一元"之说，即是人体的气从整体而言，是由生殖之精气、水谷精气和自然界的清气组成，但由于组成、分布部位和功能的不同，故又可以分为元气、宗气、营气和卫气四种。

1. 元气 元气是人体最原始的、源于先天而根于肾的气，是人体生命活动的原动力，故又名原气、真气。元气根于肾，由先天之精所化生，并依赖后天之精充养。以三焦元气为通路，循行全身,内至五脏六腑,外达肌肤腠理,无处不到,作用于机体的各部分,发挥其生理功能。

主要功能:一是构成和维持人体生命活动的原始物质,是人体生命活动的原动力,机体的生、长、壮、老、已的自然规律,与元气的盛衰密切相关。如果元气衰少,影响到人体的生长发育,小儿会出现生长发育障碍,如发育迟缓、筋骨痿软等;成年则出现未老先衰、齿摇发落等病理现象;二是有推动和调节人体的生长、发育、生殖以及推动和调节各脏腑、经络、形体、官窍生理活动的作用。元气是人体生命活动的原动力,分布全身,能激发、调节各脏腑、经络等组织器官的生理功能。如果元气充足,脏腑组织器官功能就强健,如果元气不足则脏腑组织器官功能低下等。

2. 宗气　宗气又名大气,是聚于胸中之气,由肺吸入的清气与脾胃运化的水谷精气结合而成。宗气在胸中集聚之处,称为"膻中"。

宗气由水谷精气和自然界清气结合而生成。因此脾胃的运化功能和肺的呼吸功能正常与否,直接影响着宗气的盛衰。

宗气的主要功能有以下两个方面:一是走息道以行呼吸。宗气上走息道,推动肺的呼吸,即"助肺呼吸"。凡言语、声音和呼吸的强弱均与宗气盛衰有关。临床上凡是语声低微、呼吸低微、脉软弱无力的症候,称为宗气不足。二是贯心脉以行气血。宗气贯注于心脉之中,助心推动血液循行,故气血的运行、心搏的力量及节律等皆与宗气盛衰有关。宗气充盛则脉搏徐缓,节律一至而有力。反之则脉来躁急,节律不规则,或微弱无力。

由于宗气对呼吸运动及血液循行都有推动作用,因而可以影响人体的多种生理活动。凡气血运行、肢体寒温和活动、视听等感觉、言语声音及脉搏强弱节律等,都与宗气盛衰有关。

3. 营气　营气是指行于血脉中的富有营养的气,称为营气。因其富有营养,故称为"营气""荣气"。由于营气行于脉中,与血液并行,是血液的重要组成部分,又能化生血液,故常营血并称。因行于脉中,与卫气相对而言,营在内属阴,故又称"营阴";卫行脉外,在外者属阳。

营气由脾胃运化的水谷精气中的精粹部分化生。营气行于脉中,与经脉并行,运行于全身各个部分,内而脏腑,外而皮肉筋脉,终而复始,营周不休,发挥滋润和营养全身的作用。

营气的主要功能:一是化生血液,营气和津液是形成血液的重要组成部分,注入脉中,成为血液的组成成分之一。二是营养全身,营气循脉运行于全身,五脏六腑、经络、四肢百骸等皆可得到营气的滋养。因此,若营气不足,则会引起血液亏虚以及全身脏腑组织因得不到足够的营养而造成生理功能衰退的病理变化。

4. 卫气　卫,有护卫、保卫之意。卫气是行于脉外的具有保卫作用的气。因行于脉外,属阳,故又称"卫阳"。

卫气由脾胃运化的水谷精气化生,是水谷精气中"慓疾滑利"的部分。因其"慓疾滑利",故不受脉管约束,行于脉外。因其性刚悍,不受脉道约束,行于脉外,外至皮肤肌肉腠理,内而胸腹脏腑,布散全身。

卫气的主要功能如下。一是防御作用:卫气具有护卫肌表,防御外邪入侵的作用。卫气经肺的宣发,布达于肌表,起着护卫肌表的作用,抵抗外来的邪气,使之不能入侵人体。因此,卫气充盛则护卫肌表,不易招致外邪侵袭;卫气弱则易于感受外邪而发病。二是温养作用:是指卫气具有温养全身的作用。内而脏腑,外至皮肤肌肉都需要得到卫气的温养,才能发挥正常的生理功能。故卫气充足,温养机体,则可维持人体体温的相对恒定。若卫气不足,肌表失于温养,易致风、寒、湿等阴邪侵袭,出现阴盛的寒性病变。若卫气在局部运动受阻,郁结不散则可出现阳盛的热性病变。三是调节作用:卫气能够调节腠理的开阖、汗液的排泄。通过汗液的排泄使机体维持相对恒定的体温,从而保证内外环境之间的协调平衡。因此,当卫气虚弱时,可以出现多汗或自汗等,当卫气被郁时,可以出现无汗症状。

人体之气,除了上述的元气、宗气、营气、卫气外,尚有"脏腑之气""经络之气"。所谓"脏腑之气""经络之气"是一身之气的一部分,一身之气分布在某一脏腑或某一条经络,即成为某一脏腑或某一经络之气。这些气是构成各脏腑、经络的基本物质,又是推动、维持各脏腑、经络进行生理活动的物质基础。

三、血

(一)血的基本概念

血,即血液,是循行于脉中,富有营养的红色液态物质,是构成人体和维持人体生命活动的基本物质之一。脉是血液运行的管道,起着约束血液运行的作用,故又称为"血府"。

(二)血的生成

1. 营气化血 血主要由营气和津液组成,营气和津液源于脾胃化生的水谷精微,故脾胃功能的强弱,直接影响着血液的化生,故称"脾胃为气血生化之源"。如果脾胃的运化功能正常,饮食营养充足,则津液和营气化生充足,血液化生有源。反之,若脾胃功能虚弱,或者营养长期摄入不良,均可导致血液化生乏源,从而导致血液不足的各种病理变化。

2. 精化为血 肾精是化生血液的基本物质,精和血之间可相互资生、相互转化,精可以生血,血可以生精。如果肾中精气充足,则血液化生有源;如肾中精气不足,则会导致血液生成亏少。

(三)血的循行

1. 脏腑与血液运行的关系 心主血脉,心气为血液循行的动力,脉是血液循行的道路,血在心气的推动下循行于脉管之中。肺主一身之气,调节全身气机,随着气的升降出入而推动血液运行至全身;朝百脉,主气司呼吸,推动和调节血液的运行;宗气贯心脉而行气血,能促进血液运行。脾主统血,使血液不致溢出脉外,脾气健旺,能控制血液在脉管中正常运行,脾气虚弱,则会引起各种出血。肝主疏泄,可调畅气机,气行则血行,气滞则血瘀;肝主藏血和调节血量的作用,可以根据人体各个部位的生理需要,及时调节循环血量,维持血液循环(即血流量)的平衡;肝的藏血功能也可以防止血液溢出脉外,避免出血的发生。

综上所述,血液循行是在心、肺、肝、脾等脏相互配合下进行的,其中任何一脏功能失调,都会引起血行失常。

2. 影响血液运行的因素 血液在脉管中正常运行,除了取决于脏腑功能的协调外,还受多种因素的影响。

气的推动作用:血液属阴而主静,血的运行需要气的推动作用。如气的推动作用减弱,则可见血液运行迟缓。

气的固摄作用:血液循行于脉道中不至于溢出脉管之外,要靠气的固摄作用。因此,若气虚失摄,则可导致各种出血。

但是,气的推动作用和气的固摄作用之间必须保持协调平衡,才能保证血液正常运行。

气的温煦作用:血液得温则行,得寒则凝。气的温煦作用对于血液的寒温适度和正常运行具有重要影响。若阳气不足,温煦失常,则血脉寒滞;气有余便是火,火热动血,则迫血妄行。

脉：血行脉管中，脉对血液有约束作用。因此，脉道完好无损与通常无阻是保证血液正常运行的重要因素。

血液的量：血液的清浊、黏稠状态等因素，都可以影响血液自身的运行。

（四）血的功能

血具有很强的营养和滋润作用。血液在脉中运行，内至脏腑，外达皮肉筋骨，对全身各脏腑组织器官起着营养和滋润作用，以维持其正常的生理功能。

如果血液的营养和滋润功能正常，则面色红润、肌肉丰满壮实、皮肤毛发润泽有华、感觉活动灵活自如等。如果血液生成不足或过度耗损导致血液的营养和滋润功能减弱时，就会出现面色苍白、唇色指甲淡白无华、头晕目眩、肢体麻木、筋脉拘挛、心悸怔忡、皮肤干燥、头发枯焦等一系列血虚失于濡养的症状。

另外，血液还是机体精神活动的物质基础。人的精神充沛，神志清晰，感觉灵敏，活动自如，均有赖于气血的充盛。所以，不论何种原因所造成的血虚，均可出现精神不振、健忘、失眠、多梦、烦躁，甚至精神恍惚、惊悸不安、谵狂等神志失常的病理表现。

四、津液

（一）津液的基本概念

津液，是机体内一切正常水液的总称，包括各脏腑组织器官的内在体液及其正常的分泌物，如胃液、肠液、涕、泪等，同样也是构成人体和维持人体生命活动的基本物质。

津液其实是津和液两个概念，虽同属水液，都来源于水谷精微物质，但根据其性状、功能、分布部位不同，会有一定的区别。一般，性质较清稀，流动性较大，分布于体表皮肤、肌肉和孔窍，并能渗注到血管中，起滋润作用的，称为津；性质较稠厚，流动性较小，灌注于骨关节、脏腑、脑、髓等组织，起濡养作用的，称为液；但因津和液是可相互转化的，故津和液常同时并称。

（二）津液的代谢

津液的代谢过程，包括津液的生成、输布和排泄，是一个非常复杂的过程，涉及多个脏腑的一系列功能，包括胃的摄入、脾的转输、肺的宣降、肾的主水和小肠的分清泌浊等。

1. 生成 津液来源于饮食物，通过脾胃、小肠、大肠等脏腑的生理功能而生成。

2. 输布、排泄 这一过程主要是通过脾的转输、肺的宣降和肾的蒸腾气化来完成。

通过脾的转输，一方面将津液输送到全身；另一方面，将津液往上输送到肺。

肺对津液的输送和排泄，主要是宣发和肃降发挥功能。通过肺的宣发作用，将津液向外向上布散到全身，并将多余的水液转化为汗液或通过呼吸排出。通过肺的肃降作用，向下输送到肾和膀胱，多余的水液形成尿液排出体外。

肾所藏的精气是机体生命活动的原动力，也是气化作用的原动力。通过肾脏精气的蒸腾气化作用，将有用的部分布散到全身，将代谢废物气化成尿液排出体外。

另外，肝的疏泄功能也有促进水液代谢的作用。

（三）津液的功能

1. 滋润濡养 津液是液态物质，具有较强的滋润和濡养功能。布散于体表的津液能滋润皮毛肌肉，深入体内的津液能濡养脏腑，输注于孔窍的津液能滋润鼻、目、耳等官窍，渗注骨、脊、脑的津液能充养骨髓、脊髓、脑髓，流入关节的津液能滋润骨节屈伸等。如津液不足，相应的组织器官的功能活动会受到影响,脏腑组织的生理结构也可能遭到破坏。

2. 化生血液 津液是血液的重要组成部分,与营气共同渗注于脉中,化生为血液,以循环全身发挥滋润和濡养作用。

五、气、血、津液的关系

气、血、津液等均是构成人体和维持人体生命活动的基本物质,故气、血、津液之间存在着极为密切的关系。

(一)气与血的关系

1. 气为血之帅

(1)气能生血:是指血液的生成离不开气和气的气化作用。血液的主要成分营气和津液,都来自脾胃所运化的水谷精微物质。由饮食物转化成水谷精微,再由水谷精微转化成营气和津液,再由营气和津液转化成血液,均离不开气的运动变化。气旺则化生血液的功能也强,气虚则化生血液的功能也会下降,气的运动也是血生成的动力,气旺则血充。故在治疗血虚病症时,应配伍补气药。

(2)气能行血:是指气对血的运行起着推动的作用。血属阴主静,气属阳主动,血液的运行有赖于气的推动。气行则血行,气滞不能行血,则致瘀血内阻;气虚推动无力,也可以导致血行不畅(瘀血),故治疗瘀血证时,常配行气药或者补气药。

(3)气能摄血:是指气具有固摄血液,使之循行于脉管之中而不溢于脉外的作用。如果气虚,导致气不固摄血液,易致血液溢出脉管之外,出现各种出血症。临床上治疗因气虚导致的出血病症,常配伍补气药。

2. 血为气之母

(1)血能养气:血不断地为气的生成和功能活动提供物质基础,故说血能养气,血虚可致气虚。

(2)血能载气:血是气的载体。气必须依附于血而布散全身,如血不载气,则气将飘散不定,无所归附。所以血虚可以导致气虚,血脱可以导致气脱,在治疗上多用益气固脱之法。

(二)气与津液的关系

1. 气能生津 气是津液生成的动力,气旺则津充,气弱则津亏。

2. 气能行津 气是津液输布、排泄的动力,气滞则致津停,可形成水湿、痰饮等。

3. 气能摄津 气对津液有固摄作用,如气不摄津可见多汗、多尿、遗尿等。

4. 津能载气 气以津液为载体,依附于津液而存在,津液的丢失可致气的耗损。

(三)血与津液的关系

血和津液,都是液态物质,都具滋润和濡养作用,都来源于水谷精微物质,故有"津血同源"之说。并且津液渗入血脉中,就成了血液的组成部分。

在病理上,如果失血过多,血管外的津液可渗入到血管中,补充血液容量;同时由于血管外的津液大量渗入血管内,则会导致津液不足,出现口渴、尿少、皮肤干燥等。反之,则可见血脉空虚、津枯血燥之象。所以对于失血患者,不能使用发汗、利尿等使津液耗损的方法;同样,对津液亏损患者不能使用破血的方药。

第三节　经络学说

学习目标

掌握：经络的概念。

熟悉：经络的命名、分布、组成、走向、交接规律。

了解：经络的临床应用。

一、经络的概念

经络是经脉和络脉的总称，是人体运行气血，联络脏腑肢节，沟通上下内外，感应传导，调节机能平衡的通道。

经，有路径的意思，经脉是分布于人体组织的深部，纵行的主干，并有一定的循行路线；络，有网络的意思，络脉循行部位较浅，网络全身，无处不至。经络相贯，遍布全身，形成一个纵横交错的联络网，通过有规律的循行和复杂的联络交会，组成了经络系统，把人体五脏六腑、肢体官窍及皮肉筋骨等组织紧密地联结成统一的有机整体，从而保证了人体生命活动的正常进行。所以说，经络是运行气血，联络脏腑肢节，沟通内外上下，调节人体功能的一种特殊的通路系统。

二、经络的组成

经络系统主要由经脉和络脉组成。经脉包括正经和奇经，络脉包括别络、浮络及孙络（图3-1）。

（一）经脉

经脉包括十二正经和奇经八脉。

正经有十二条，故又称"十二正经"，包括手三阴经、足三阴经、手三阳经、足三阳经。十二经脉对称分布于人体两侧，与脏腑有直接的络属关系，相互之间也有表里关系。

奇经有八条，即督脉、任脉、冲脉、带脉、阴跷脉、阳跷脉、阴维脉、阳维脉，合称为"奇经八脉"。奇经的分布不像十二正经规则，与脏腑没有直接的络属关系，相互之间也无表里关系。

（二）络脉

别络有十五条，是络脉中较大者，有本经别走邻经之意，加强十二经脉相为表里的两经之间在体表的联系。十二正经与任督二脉各有一支别络，加上脾之大络，合称"十五别络"。浮络是循行于人体浅表部位，且浮而易见的络脉。孙络是最细小的络脉。

另外，经络系统还包括十二经别、十二经筋、十二皮部等。

三、经络的生理功能

经络的生理功能主要有运行全身气血，联络脏腑肢节，沟通上下内外，感应传导，调节机能

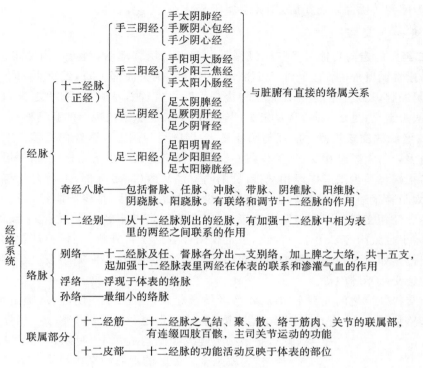

图 3-1 经络的组成

平衡等。

（一）沟通联系

人体的脏腑、形体、官窍等组织功能的协调统一，依赖于经络的沟通联系作用。经络在人体内所发挥的沟通联系作用主要表现为脏腑与体表、脏腑与官窍之间、脏腑之间的联系及经脉之间的联系等。

（二）运输渗灌

经络作为运行气血的主要通道具有运输气血的作用，可布散和渗灌气血到脏腑、形体、官窍，各脏腑、形体、官窍组织得到气血的充分濡养，则可发挥其各自的功能。

（三）感应传导

经络系统具有感应、传导针灸或其他刺激等信息的作用。如对经穴刺激引起的感应传导，局部产生酸、麻、胀的感觉及沿经脉走向传导，就是经络感应传导作用的体现。

（四）调节平衡

经络系统通过其沟通联系、渗灌气血、感应传导等作用，对各脏腑组织器官的功能活动进行调节，使人体组织复杂的生理功能相互协调，从而维持阴阳的动态平衡。

四、十二经脉

（一）命名

十二经脉对称地分布于人体的两侧，分别循行于上肢或下肢的内侧或外侧，每一条经脉分别隶属于一脏或一腑。凡循行于上肢的经脉称为手经，循行于下肢的经脉称为足经。内侧为阴经,外侧为阳经。阴经隶属于脏,阳经隶属于腑。

(二)走向和交接规律

1. 十二经脉的走向规律 手三阴经循行的起点是从胸部始,经上臂内侧走向手指端;手三阳经从手指端循臂外侧而上行于头面部;足三阳经,从头面部下行,经躯干和下肢而止于足趾间;足三阴经脉,从足趾间上行而止于胸腹部。"手之三阴,从胸走手;手之三阳,从手走头;足之三阳,从头走足;足之三阴,从足走腹。"这是对十二经脉走向规律的高度概括。

2. 十二经脉的交接规律 阴经与阳经交接:即阴经与阳经在四肢部衔接。如手太阴肺经在食指端与手阳明大肠经相交接;手少阴心经在小指与手太阳小肠经相交接;手厥阴心包经由掌中至无名指端与手少阳三焦经相交接;足阳明胃经从跗(即足背部)上至大趾与足太阴脾经相交接;足太阳膀胱经从足小趾斜走足心与足少阴肾经相交接;足少阳胆经从跗上分出,至大趾与足厥阴肝经相交接。阳经与阳经交接:即同名的手足三阳经在头面相交接。如手足阳明经都通于鼻,手足太阳经皆通于目内眦,手足少阳经皆通于目外眦。阴经与阴经交接:即阴经在胸腹相交接。如足太阴经与手少阴经交接于心中,足少阴经与手厥阴经交接于胸中,足厥阴经与手太阴经交接于肺中等。

走向与交接规律之间亦有密切联系,两者结合起来,则是:手三阴经,从胸走手,交手三阳经;手三阳经,从手走头,交足三阳经;足三阳经,从头走足,交足三阴经;足三阴经,从足走腹(胸),交手三阴经。如此构成一个"阴阳相贯,如环无端"的循行径路,这就是十二经脉的走向和交接规律。

总之,十二经的循行,凡属六脏(五脏加心包)的经脉称为"阴经",多循行于四肢内侧及胸腹。上肢内侧者为手三阴经,由胸走手;下肢内侧者为足三阴经,由足走腹(胸)。凡属六腑的经脉称为"阳经",多循行于四肢外侧及头面、躯干。上肢外侧者为手三阳经,由手走头;下肢外侧者为足三阳经,由头走足。阳经行于外侧,阴经行于内侧。

十二经脉中气血流行的起止点和方向各有规律,经脉走向和交接规律如图3-2。

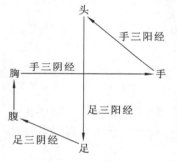

图 3-2 十二经脉走向和交接规律示意图

(三)分布规律

十二经脉在体表的分布是有一定规律的(表3-1)。

表 3-1 十二经脉的名称及分布特点

阴经名称	阳经名称	分布特点	备 注
手太阴肺经	手阳明大肠经	上肢前缘	1. 阴经行于肢体内侧,阳经行于肢体外侧; 2. 足三阴经在足内踝上8寸以下为厥阴在前、太阴在中、少阴在后
手厥阴心包经	手少阳三焦经	上肢中线	
手少阴心经	手太阳小肠经	上肢后缘	
足太阴脾经	足阳明胃经	下肢前缘	
足厥阴肝经	足少阳胆经	下肢中线	
足少阴肾经	足太阳膀胱经	下肢后缘	

头部:手足三阳经在头面交接,故称"头为诸阳之会"。阳明经行于额面部,少阳经行于头侧部,太阳经行于面颊、头顶及头枕部;足厥阴经循行至巅顶部。躯干部:手三阴经从腋下出于

体表,手三阳经行于肩胛部,阳明经行于前、太阳经行于后、少阳经行于侧面,足三阴经行于腹面。行于腹部的经脉,自内向外为足少阴肾经、足阳明胃经、足太阴脾经和足厥阴肝经。四肢部:阴经行于内侧,太阴在前、厥阴在中、少阴在后,足三阴经在足内踝上 8 寸以下为厥阴在前、太阴在中、少阴在后;阳经行于外侧,阳明在前、少阳在中、太阳在后。

（四）表里关系

手足三阴经与三阳经,通过各自的经络相互沟通,组成六对表里关系,即:足太阳与足少阴为表里,足少阳与足厥阴为表里,足阳明与足太阴为表里,是足之阴阳也。手太阳与手少阴为表里,手少阳与手厥阴为表里,手阳明与手太阴为表里,是手之阴阳也。相为表里的两经,分别循行于四肢内外侧的相对位置,并在四肢末端交接;又分别络属于互为表里的脏腑,从而构成了脏腑阴阳表里相合关系。十二经脉的表里关系,不仅由于相互表里的两经的衔接而加强了联系,而且由于相互络属于同一脏腑,因而使互为表里的一脏一腑在生理功能上互相配合,在病理上可相互影响。在治疗上,相互表里的两经的腧穴经常交叉。

（五）流注次序

十二经脉的流注次序见图 3-3。

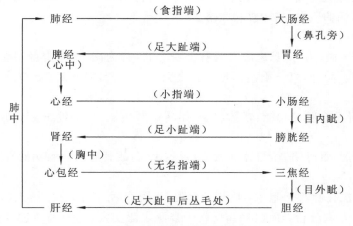

图 3-3　十二经脉的流注次序

五、奇经八脉

奇经八脉,是督脉、任脉、冲脉、带脉、阴跷脉、阳跷脉、阴维脉、阳维脉的总称。奇经是与正经相对而言的,其分布不如十二经脉那样有规律,与五脏六腑没有直接的络属关系,相互之间也没有表里关系,异于十二正经,故称之为"奇经八脉"。

（一）奇经八脉的主要功能

奇经八脉是经络系统中重要的经脉,在经络系统中发挥着联系、调节等作用,奇经八脉异于十二正经,故其功能也具有自己的特点。

1. 进一步加强十二经脉之间的联系　如督脉与手三阳经、足三阳经交会于大椎,能总督一身之阳经而成为"阳脉之海";任脉与手三阴经、足三阴经交会于中极与关元穴,联系总任一身之阴经,而成"阴脉之海";带脉约束纵行诸脉,沟通腰腹部的经脉;冲脉通行上下,渗灌三阴三阳,有"十二经脉之海"之称。二跷脉主宰一身左右的阴阳;二维脉维络一身表里的阴阳。奇经八脉进一步加强了机体各部分的联系。

2. 调节十二经脉的气血 十二经脉气有余时,则蓄藏于奇经八脉;十二经脉气血不足时,则由奇经"溢出",及时给予补充。

3. 与某些脏腑有密切关系 奇经八脉虽不似十二经脉那样与脏腑有直接的络属关系,但它们在循行分布过程中与肝、肾等脏及女子胞、脑、髓等奇恒之腑有十分密切的关系,相互之间在生理、病理上均有一定的联系。如督脉的"入颅络脑""行脊中"以及属肾;冲、任、督三脉,同起于胞中,相互交通。

(二)奇经八脉的循行部位和基本功能

1. 督脉

(1)循行部位:督脉起于小腹内,下出会阴,向后至尾骶部的长强穴,沿脊柱上行,经项部至风府穴,进入脑内,属脑,沿头部正中线,上至巅顶的百会穴,经前额下行鼻柱至鼻尖的素髎穴,过人中,至上齿正中的龈交穴。分支:第一支,与冲、任二脉同起于胞中,出于会阴部,在尾骨端与足少阴肾经、足太阳膀胱经的脉气会合,贯脊,属肾。第二支,从小腹直上贯脐,向上贯心,至咽喉与冲、任二脉相会合,到下颌部,环绕口唇,至两目下中央。第三支,与足太阳膀胱经同起于眼内角,上行至前额,于巅顶交会,入络于脑,再别出下项,沿肩胛骨内,脊柱两旁,到达腰中,进入脊柱两侧的肌肉,与肾脏相联络。

(2)生理功能:

① 调节阳经气血,为"阳脉之海":督脉循身之背,背为阳,说明督脉对全身阳经脉气具有统帅、督促的作用。另外,六条阳经都与督脉交会于大椎穴,督脉对阳经有调节作用,故有"总督一身阳经"之说。

② 反映脑、肾及脊髓的功能:督脉属脑,络肾。肾生髓,脑为髓海。督脉与脑、肾、脊髓的关系十分密切。

③ 主生殖功能:督脉络肾,与肾气相通,肾主生殖,故督脉与生殖功能有关。

2. 任脉

(1)循行部位:任脉起于胞中,下出于会阴,经阴阜,沿腹部正中线上行,经咽喉部(天突穴),到达下唇内,左右分行,环绕口唇,交会于督脉之龈交穴,再分别通过鼻翼两旁,上至眼眶下(承泣穴),交于足阳明经。分支:由胞中贯脊,向上循行于背部。

(2)生理功能:

① 调节阴经气血,为"阴脉之海":任脉循行于腹部正中,腹为阴,说明任脉对一身阴经脉气具有总揽、总任的作用。另外,足三阴经在小腹与任脉相交,手三阴经借足三阴经与任脉相通,因此任脉对阴经气血有调节作用,故有"总任诸阴"之说。

② 调节月经,妊养胎儿:任脉起于胞中,具有调节月经,促进女子生殖功能的作用,故有"任主胞胎"之说。

3. 冲脉

(1)循行部位:起于胞宫,下出于会阴,并在此分为两支。上行支:其前行者(冲脉循行的主干部分)沿腹前壁挟脐上行,与足少阴经相并,散布于胸中,再向上行,经咽喉,环绕口唇;其后行者沿腹腔后壁,上行于脊柱内。下行支:出会阴下行,沿股内侧下行到大趾间。

(2)生理功能:

① 调节十二经气血:冲脉上至于头,下至于足,贯串全身,为总领诸经气血的要冲。当经络脏腑气血有余时,冲脉能加以涵养和储存;经络脏腑气血不足时,冲脉能给予灌注和补充,以

维持人体各组织器官正常生理活动的需要。故有"十二经脉之海""五脏六腑之海"和"血海"之称。

②主生殖功能:冲脉起于胞宫,又称"血室""血海"。冲脉有调节月经的作用。冲脉与生殖功能关系密切,女性"太冲脉盛,月事以时下,故有子""太冲脉衰少,天癸竭,地道不通"。这里所说的"太冲脉",即指冲脉而言。另外,男子或先天冲脉未充,或后天冲脉受伤,均可导致生殖功能衰退。

③调节气机升降:冲脉在循行中并于足少阴,隶属于阳明,又通于厥阴,及于太阳。冲脉有调节某些脏腑(主要是肝、肾和胃)气机升降的功能。

4. 带脉

(1)循行部位:带脉起于季胁,斜向下行,交会于足少阳胆经的带脉穴,绕身一周,并于带脉穴处再向前下方沿髋骨上缘斜行到少腹。

(2)生理功能:约束纵行的各条经脉,主司妇女的带下。

5. 阴跷脉

(1)循行部位:阴跷脉起于足跟内侧足少阴经的照海穴,通过内踝上行,沿大腿的内侧进入前阴部,沿躯干腹面上行,至胸部入于缺盆,上行于喉结旁足阳明经的人迎穴之前,到达鼻旁,连属眼内角,与足太阳、阳跷脉会合而上行。

(2)生理功能:控制眼睛的开合和肌肉的运动。

6. 阳跷脉

(1)循行部位:阳跷脉起于足跟外侧足太阳经的申脉穴,沿外踝后上行,经下肢外侧后缘上行至腹部。沿胸部后外侧,经肩部、颈外侧,上挟口角,到达眼内角。与足太阳经和阴跷脉会合,再沿足太阳经上行与足少阳经会合于项后的风池穴。

(2)生理功能:控制眼睛的开合和肌肉运动。

7. 阴维脉

(1)循行部位:阴维脉起于足内踝上五寸足少阴经的筑宾穴,沿下肢内侧后缘上行,至腹部,与足太阴脾经同行到胁部,与足厥阴肝经相合,再上行交于任脉的天突穴,止于咽喉部的廉泉穴。

(2)生理功能:维脉的"维"字,有维系、维络的意思。阴维脉具有维系阴经的作用。

8. 阳维脉

(1)循行部位:阳维脉起于足太阳的金门穴,过外踝,向上与足少阳经并行,沿下肢外侧后缘上行,经躯干部后外侧,从腋后上肩,经颈部、耳后,前行到额部,分布于头侧及项后,与督脉会合。

(2)生理功能:维系阳经。起于季胁,绕身一周,环行于腰腹部。带脉能约束纵行诸经,主司妇女带下。

六、经络在中医学中的应用

经络学说不仅可以说明人体的生理功能,而且在解释病理变化,指导疾病的诊断与治疗方面,也具有非常重要的价值。

(一)阐释病理变化

经络在生理上能运行气血,濡养脏腑组织,在病理状态下,经络又是病邪传入的途径。经络内属于脏腑,外布于肌表,当肌表受到病邪侵袭时,通过经络向里传变而波及脏腑。如外邪侵袭见发热恶寒、头身疼痛等,久之内传于肺,出现咳嗽、胸闷、胸痛等。

内在脏腑与形体、官窍之间,通过经络相连,因而脏腑的病变可通过经络的传导反映于外。例如足阳明胃经入上齿中,手阳明大肠经入下齿中,故胃肠积热可见齿龈肿痛等。

脏腑之间病变的相互传变,也可用经络理论来解释。由于脏腑之间有经络相互联系,一脏的病变可以通过经络传到另一脏腑。如足少阴肾经"入肺""络心",当肾水泛滥时,可以"凌心""射肺"。

(二)指导疾病的诊断

由于经络有一定的循行部位和脏腑络属,可以反映所属脏腑的病证。因而在临床上,就可以根据疾病所出现的症状,结合经络循行的部位及所联系的脏腑,作为临床诊断的依据。如胁痛,多病在肝胆,胁部是肝经和胆经的循行之处。近年来,人们根据经络循行通路,或经气聚集的某些穴位上出现的疼痛、结节、条索状等反应物,以及皮肤的形态、温度、电阻改变等来诊断和治疗疾病,如肺脏有病,中府穴可有压痛;两胁疼痛,多为肝胆疾病。头痛时,痛在前额者,多与阳明经有关;痛在两侧者,多与少阳经有关;痛在头顶及项部,多为太阳经病变;痛在巅顶,与厥阴经有关。

(三)指导疾病的治疗

经络被广泛用于指导临床各科疾病的治疗,是针灸、推拿及药物治疗的理论基础。

针灸、推拿是以经络作为理论基础,用针灸、推拿等方式刺激腧穴,以达到调理气血及脏腑功能,扶正祛邪的目的。如针灸中的"循经取穴法",就是经络学说的具体应用。如胃病,常循经远取足三里穴;胁痛则取太冲等穴。中药治疗亦是通过经络这一渠道,使药达病所,以发挥其治疗作用。如麻黄入肺、膀胱经,故能发汗、平喘和利尿。金元四大家中的张洁古、李杲还根据经络学说,创立了"引经报使药"理论。如治头痛,属太阳经的用羌活;属少阳经的用柴胡。药物的选择性治疗作用,是以经络为通道,通过经络的传输,到达病所而发挥治疗作用,如白芷、柴胡、羌活都可治头痛,但阳明经头痛选白芷,少阳经头痛用柴胡,太阳经头痛选用羌活。

第四节 病因病机

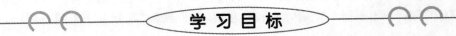

学习目标

掌握:六气、六淫的概念及区别;六淫的性质和致病特点;内伤七情的概念和致病特点;瘀血、痰饮的概念;正气、邪气、虚、实的概念;疾病发生的原因。

熟悉:疠气的概念及其致病特点;其他致病因素的致病特点;基本病机的内容。

病因,就是导致人体发生疾病的原因,包括六淫、疫疠、七情、饮食、劳逸、痰饮、瘀血等。病因学说是研究致病因素及其性质、致病特点和临床表现的系统理论。

一、病因

(一)六淫

六淫,即风、寒、暑、湿、燥、火六种外感病邪的统称。风、寒、暑、湿、燥、火在正常情况下是自然界六种不同的气候变化,称为"六气",是人类乃至万物生存的必要条件,所以正常的六气不会致病。若气候出现异常变化,或机体正气不足,抗病能力下降,不能适应气候的变化,六气就能成为致病因素,侵犯人体发生疾病。这种情况下的六气,便称为"六淫"。淫,有太过和浸淫之意。由于六淫是不正之气,所以又称为"六邪"。

六淫致病的共同特点:

(1)外感性:六淫致病多从人体的肌表或口鼻而入,或两者同时受邪,故又有"外感六淫"之称。其所致之病,统称为外感疾病。

(2)季节性:六淫致病多与季节气候有关,如春季多风病,夏季多暑病,长夏多湿病,秋季多燥病,冬季多寒病等。

(3)地域性:六淫致病与生活地域、居住环境有关,如西北高原地区多寒病、燥病;东南沿海地区多湿病、温病;久居潮湿环境多湿病;高温环境作业者又常因燥热或火邪而致热病等。

(4)相兼性:六淫邪气既可单独侵袭人体致病,又可两种以上邪气相兼侵犯人体而致病,如风寒感冒、暑湿泄泻、风寒湿痹等。

(5)转化性:六淫在发病过程中,不仅可以互相影响,而且在一定的条件下可以相互转化,如寒邪入里可以化热;热极可以生风;暑湿日久可以化燥伤阴等。

(二)六淫的性质和致病特点

1. 风 风是春天的主气,但四季皆有。因此风邪为病,春季多见,其他季节也可发生。风邪的性质和致病特点:

(1)风为阳邪,其性开泄,易袭阳位:风邪具有升发、向上、向外的特性,故属于阳邪。其性开泄,是指风邪犯人易使腠理疏泄而开张。因此风邪易犯人体的头面(上部)和肌表(外部)等属于阳的部位,出现头痛、鼻塞、流涕、汗出、恶风等症状。

(2)风性善行数变:善行是指风邪致病具有病位游移,行无定处的特性。如风邪偏盛的行痹,常见游走性的关节疼痛,痛无定处。数变是指风邪致病具有发病急、变化快的特性。如中风之突然昏仆、不省人事;风疹块的此起彼伏、时隐时现、皮肤瘙痒等。

(3)风性主动:指风邪致病者的临床表现具有动摇不定的特点,如眩晕、两目上视、口噤、项强、震颤、四肢抽搐等。

(4)风为百病之长:风为六淫之首,常为外邪致病的先导,寒、湿、燥、热诸邪多依附于风而侵犯人体,如风寒、风热、风湿等。

2. 寒 寒是冬季的主气,其他季节亦可有之。寒邪致病,根据其侵犯的部位而有伤寒、中寒之分。寒邪伤于肌表,阻遏卫阳,称为伤寒;寒邪直中于里,伤及脏腑阳气,称为中寒。

寒邪的性质和致病特点:

(1)寒为阴邪,易伤阳气:寒为阴气盛的表现,故其性属阴。寒邪最易损伤阳气,使阳气温煦气化作用减弱,全身或局部出现机能减退的寒象。如寒邪袭表,卫阳被遏,则见恶寒;寒邪直中脾胃,中阳受损,可见呕吐清水、脘腹冷痛等症。

(2)寒性凝滞,主痛:凝滞,即凝结阻滞。寒邪侵袭人体,损伤阳气,使气血循行迟缓,甚至凝结阻滞,运行不畅,不通则痛,故疼痛是寒邪致病的重要特征。

(3)寒性收引:收引,即收缩牵引。寒邪侵袭人体,易使气机收敛,腠理闭塞,而出现无汗、脉紧;寒邪侵袭经络关节,则经脉收缩拘急,以致拘挛疼痛、屈伸不利等。

3. 暑 暑是夏季的主气,为火热之气所化生。暑邪独见于夏季,有明显的季节性,暑邪致病主要发生在夏至以后,立秋之前。暑纯为外感,无内暑之说。暑邪的性质和致病特点:

（1）暑为阳邪，其性炎热：暑为夏季的火热之气所化生，火热属阳，故为阳邪。暑邪致病可出现高热、烦渴、肌肤灼热、汗出、脉洪大等症状。

（2）暑性升散，耗气伤津：升散即上升发散之意。暑邪侵犯人体使腠理开泄而大汗出，汗多必致津伤，气随津外泄，而见口渴多饮、短少尿赤、气短乏力、脉虚大无力等症状。

（3）暑多挟湿：暑季气候炎热，多雨而潮湿，因而暑邪为患，往往兼有湿邪。其临床特征除有发热、烦渴等暑热症状之外，常兼有四肢困重、胸闷呕恶、大便溏泻不爽等湿阻症状。

4．湿 湿为长夏的主气，长夏时当夏秋之交，雨量较多，湿气最盛，故长夏多湿病。但亦可因涉水淋雨、居处潮湿、水中作业等湿邪侵袭所致，因此，湿邪为患，四季均可发病。

湿邪的性质和致病特点：

（1）湿为阴邪，易阻遏气机，损伤阳气：湿性类水，归属于阴。湿邪侵入人体，留滞脏腑经络，最易阻遏气机，使气机升降失常，出见胸闷脘痞、小便不利、大便不爽等症状。

（2）湿性重浊：重，即沉重、重着。湿邪致病可见头身困重、四肢酸楚、关节酸痛重着等。浊，即秽浊不洁。湿邪致病出现各种秽浊症状，如疮疡脓水、小便混浊、便痢脓血、妇女黄白带下等。

（3）湿性黏滞：黏滞，即黏腻、停滞之意。因湿性黏滞，故湿邪致病常缠绵难愈，易反复发作，其分泌物多黏滞，排泄不爽。

5．燥 燥是秋季的主气。秋季气候干燥，水分滋润减少，故秋季多燥病。燥邪为病，有温燥、凉燥之分。初秋尚有夏热之余气，故多为温燥；深秋近冬气候渐凉，故多为凉燥。

燥邪的性质和致病特点：

（1）燥易伤津：燥邪干涩，致病最易耗伤津液，造成阴津亏损的病变，表现为各种干涩的症状和体征，如鼻干咽燥、口唇燥裂、皮肤干燥皲裂等。

（2）燥易伤肺：肺主气司呼吸，直接与外界大气相通，开窍于鼻。燥邪犯肺，损伤肺津，宣降失司，症见咳呛气逆、干咳少痰，或痰黏稠难咯、痰中带血等。

6．火 火为热之极，二者性质相同而程度有异，故常火热并称。火旺于夏季，但并不像暑邪那样有明显的季节性，也不受季节气候的限制。风、寒、暑、湿、燥诸邪，均能在病理变化过程中化热成火，故又有"五气化火"之说。

火邪的性质和致病特点：

（1）火性炎上：火性属阳，有升腾上炎的特性，故火邪致病与热相似，但比热更甚，多表现为头面部位的症状，如心火上炎可致口舌生疮；肝火上炎可致头痛、目赤肿痛；胃火炽盛可致齿龈肿痛、出血等；火易扰神明，常见心烦失眠、狂躁妄动、神昏谵语等症。

（2）伤津耗气：火热之邪，既可消灼津液，又能迫津外泄，使机体的津液耗伤。故火邪致病，除有明显的热象外，还伴有口渴喜饮、咽干舌燥、小便短赤、大便秘结等津液耗伤的症状。

（3）生风动血：火热之邪侵袭人体，灼伤阴津，使筋脉失其滋养濡润，而致肝风内动，表现为高热、神昏谵语、四肢抽搐、颈项强直、角弓反张、目睛上视等症，称之为"热极生风"。同时，火热之邪可以加速血行，灼伤脉络，甚则迫血妄行，而致各种出血，如吐血、衄血、便血、尿血、皮肤发斑及妇女月经过多、崩漏等。

（4）火易致肿疡：火热之邪入于血分，可壅迫聚集于局部，腐蚀血肉发为痈肿疮疡，故有"痈疽原是火毒生"之说。

［附］ 内 生 五 邪

在疾病的发生发展过程中，由于脏腑气血津液功能失调而产生不同的病理反应，出现类似于风、寒、湿、燥、火(除暑外)等邪发病特点的病证表现。因病起于内,与六淫无关,故称为"内风""内寒""内湿""内燥""内火",即"内生五邪"。"内生五邪"与外感六淫有一定的区别,它并不是致病因素,而是由于脏腑气血津液等生理功能失调所引起的综合性病理变化,是内伤病的病机。内风,是机体阳气升动太过的病理反应,尤其与肝的关系最为密切。如肝阳、肝火可以化风,称"肝风内动",表现为眩晕、肢麻、震颤等主要特征。内寒,是机体阳气不足,温煦气化功能减退,脏腑功能低下的病理反应。主要指心、脾、肾的阳气衰微,表现为面色㿠白、形寒肢冷、小便清长、大便溏薄、舌淡苔白等主要特征。内湿,指湿从内生,是脾失健运,水湿不化,停聚成湿的病理反应,表现为胸闷脘痞、呕恶、口腻纳呆、苔腻等主要特征。内燥,是体内津液、阴血亏耗,形成干燥枯涩的病理反应,表现为潮热、心烦、唇燥、皮肤干涩、大便干结、舌干无津等主要特征。内火,是由于阳盛有余,或阴虚火旺,或由于气血瘀滞,或病邪郁结,导致火热内生,功能亢奋的病理反应,表现为心烦、口渴、尿赤、便秘、舌红、脉数。

(三)疫疠

疫疠是一类具有强烈传染性的病邪,又称戾气、瘟疫。它不同于六淫,具有明显的传染性和流行性,是一种特殊的外感致病因素。疫疠具有发病急、传变快、病情重、症状相似等特征。疫疠发生和流行的主要因素是:气候反常与自然灾害、环境污染、饮食卫生不良、预防隔离不及时或措施不当、社会因素等。古医籍中记载的疫疠有疫痢、白喉、烂喉痧、天花、霍乱、大头瘟等,包括现代医学中许多传染病或烈性传染病,如中毒性细菌性痢疾、非典型性肺炎、禽流感等均属疫疠的范畴。

(四)内伤七情

1. 七情的概念 七情,即喜、怒、忧、思、悲、恐、惊七种情志变化。七情是人体对外界客观事物的不同反应,也是人的精神活动的外在表现,一般不会使人致病。然而突然强烈或持久的情志刺激,超过了人体本身的正常生理活动所能调节的范围,使人体气机紊乱,脏腑阴阳气血失调,就会导致疾病的发生。由于它是造成内伤病的主要致病因素之一,直接影响脏腑的功能而发病,有别于六淫从口鼻肌肤而入,故又称"内伤七情"。

2. 七情致病的特点 七情对人体的影响有以下几个方面。

(1)直接伤及内脏:如《素问·阴阳应象大论》曰:"怒伤肝""喜伤心""思伤脾""忧伤肺""恐伤肾"。根据临床观察,七情致病主要以影响心、肝、脾为多见。

(2)影响脏腑气机:导致气血运行紊乱而发病。如《素问·举痛论》曰:"怒则气上""喜则气缓""悲则气消""恐则气下""惊则气乱""思则气结"。所谓"怒则气上",指过于愤怒,可使肝气的疏泄功能失常,横逆上冲,甚则血随之上逆,引起昏厥;"喜则气缓",指过度的喜笑,可使心气涣散,精神不能集中,甚则失神狂乱;"悲则气消",是过度的悲哀,可使意志消沉,肺气耗伤,出现气短、乏力、精神萎靡不振等;"恐则气下",指过于恐怖,可使肾气不固,气陷于下,二便失禁、遗精等;"惊则气乱",指突然受惊,则心气紊乱,心无所倚,神无所归,虑无所定,出现心悸、惊恐不安等;"思则气结",指思虑过度,可使气机阻滞不畅,脾胃运化无力,出现纳呆食少、脘腹胀满、便溏等症。

(3)七情的变化影响病情转归:七情不仅可以引起多种疾病的发生,而且对疾病的发展有着重要的影响。良好和稳定的情绪可使病情好转,而剧烈的不良刺激往往可使病情加重,甚或急剧恶化。如高血压患者,突发情绪激动,引起血压急剧上升,症状随之加重,甚至引发中风。

（五）其他因素

1. 饮食失宜 饮食是人类赖以生存和保持健康的必要条件，人体的生长发育及一切生命活动，离不开饮食所提供的营养物质。但饮食要有一定的节制，否则就会影响人体的生理功能，甚至形成疾病。饮食失宜致病，主要有以下三个方面。

（1）饮食不节：饮食应以适量为宜，过饥过饱，均可发生疾病。长期摄食过少，气血生化不足，则会造成脏腑亏虚、正气不足而容易生病。饮食过量，超过脾胃的运化功能，则会出现脘腹胀痛、呕恶厌食、嗳腐酸臭、舌苔垢腻等食伤脾胃病证。

（2）饮食不洁：指食用了不清洁、不卫生、被污染或陈腐变质或有毒的食物。饮食不洁可引起多种胃肠道疾病，出现腹痛、吐泻、下痢脓血等症。若误食毒物（食物、药物）可导致人体中毒，出现剧烈腹痛、吐泻、惊厥、昏迷，甚至死亡。

（3）饮食偏嗜：饮食应品种多样，五味齐全，寒热适中，营养物质才能摄入全面。若饮食偏嗜，则可导致阴阳失调，或某些营养物质缺乏而发生疾病。如过食生冷寒凉，可损伤脾胃阳气，导致寒湿内生，发生腹痛泄泻等症；若偏食辛温燥热，则可使胃肠积热，出现口渴、腹满胀痛、便秘或酿成痔疮等病证；过食肥甘厚味，可助湿、生痰、化热或酿成疖肿疮疡等病症。

2. 劳逸失度 正常的劳动和体育锻炼，有助于气血流通，增强体质。必要的休息，可以消除疲劳，恢复体力和脑力，不会使人致病。而过度劳累和过度安逸，又可成为致病因素。

（1）过度劳累：包括劳力过度、劳神过度和房劳过度三个方面。劳力过度是指过度的体力劳动及运动，或超时间劳作不息，积劳成疾，损伤人体脏腑功能，症见气短乏力、懒言神疲、自汗、容易感冒等症。劳神过度指思虑太过，耗伤心血，损伤脾气，出现心悸、健忘、失眠、多梦、纳呆、腹胀、便溏等心脾两虚症状。房劳过度指性生活不加节制、房事过度耗伤肾精，出现眩晕耳鸣、腰膝酸软、精神萎靡，或遗精、早泄、阳痿等症。

（2）过度安逸：是指过度安闲，长期缺乏体力活动。若长期不从事劳动或体育锻炼，易使人体气血运行不畅，脾胃功能减弱，出现食欲不振、精神疲乏、肢体软弱或发胖臃肿，动则气喘、心悸、汗出或继发他病。

3. 病理产物性病因 人体在疾病过程中所形成的痰饮、瘀血等病理产物，又可直接或间接作用于人体某些脏腑组织，继续发生病理变化，形成多种证候，把这些致病因素称为病理产物性病因，也称"继发性病因"。

（1）痰饮：①痰饮的含义：痰和饮都是水液代谢障碍所形成的病理产物。一般以较稠厚的称为痰，清稀的称为饮。②痰饮的形成：痰饮多由外感六淫，或内伤七情，或饮食劳逸等原因，使肺、脾、肾及三焦等脏腑气化功能失常，水液代谢障碍，以致水液停蓄凝聚而成。③痰饮的致病特点：痰饮形成之后，饮多留积于肠胃、胸胁及肌肤，痰则随气升降可内而脏腑，外而筋骨皮肉，无所不至。痰饮致病，主要是阻滞脏腑经络气机，影响气血运行。随着所在部位不同，痰饮的临床病证各异，以苔腻、脉滑为特征。

（2）瘀血：①瘀血的含义：瘀血是体内血液停滞，包括离经之血积存于体内，或血行不畅，阻滞于经脉及脏腑内的血液。②瘀血的形成：主要有两个方面：a. 由于气虚、气滞、血寒、血热等原因，使血液运行不畅，甚至停滞，形成瘀血；b. 由于外伤、气虚失血或血热妄行等原因造成血离经脉，停留体内，不能及时消散或排出体外，从而形成瘀血。③瘀血的致病特点：瘀血形成之后，主要是阻塞经脉，影响气机运行，导致脏腑功能失调而引起新的病证。瘀血所致病证常因血瘀的部位不同而异，病证虽然繁多，但其临床表现有以下共同的特点。

疼痛：疼痛多呈刺痛，痛处固定不移，拒按，昼轻夜重。

肿块:固定不移。在体表,则局部青紫肿胀;体内常可在患处触及癥块,推之不移,按之痛甚。

出血:血色多呈紫暗色,或兼挟血块。

此外,瘀血还有一些全身症状,如面色黧黑、肌肤甲错、舌色紫暗有瘀点,脉细涩或结、代等。

二、病机

病机,是指疾病发生、发展、变化及其转归的机理。

(一) 发病

1. 正邪相争与发病 正,即正气,是指人体的机能活动及其抗病、康复能力。邪,即邪气,泛指各种致病因素。二者在疾病发生过程中相互作用,是导致疾病发生的最重要的因素。

(1) 正气不足是发病的内在因素:正气具有抵御外邪入侵、驱邪外出的功能,对疾病的发生、发展及转归起着重要的作用。正气不足的主要表现:一是自我调节,维持脏腑、经络功能协调,适应内、外环境的变化,维持阴阳的相对平衡;二是抗邪防病,在感邪后驱邪外出;三是自我康复。正气旺盛,抗病能力强,邪气不易入侵,则不发病。正气不足,抗病能力弱,邪气易于入侵,则发病。所以正气不足是发病的内在因素。

(2) 邪气是发病的外在条件:中医学在非常重视正气在发病中的主导地位的同时,也不排除邪气的重要性。邪气作用的主要表现:一是导致脏腑功能失调,气机紊乱,气、血、津液代谢障碍,神志失常等;二是直接造成脏腑、形体、官窍的损伤或气、血、津液的损耗等;三是导致机体抗病、康复能力的下降。所以邪气是发病的外在条件,并在一定条件下起主导作用。

(3) 正邪斗争的胜负决定发病与否:在疾病发生过程中,机体始终存在着邪气损害和正气抗邪的矛盾斗争,即正邪相争。这两者相争的结果,不仅决定着疾病的发生与否,而且影响疾病的发展和转归。

2. 影响发病的因素

(1) 环境因素:①气候因素:四时气候的异常变化是产生致病邪气的重要条件。不同季节会产生不同的致病邪气,如春季易伤风、夏季易中暑、秋季易伤燥、冬季易感寒等,这些都与季节气候有关。②地域因素:不同地域,自然条件、气候特点、水土性质等均有差异,对疾病的发生也有影响,有时甚至形成地域性的常见病、多发病。如:北方地区气候寒冷,易于产生寒邪而多寒病;东南沿海地区气候温暖潮湿,易致湿热病;某些山区,因其水土中缺乏碘元素,可致瘿肿病等。③社会因素:一般而言,良好的工作和生活环境、公共卫生条件,均能有效地减少疾病的发生;反之,动乱的社会环境,不良的工作、生活环境以及环境污染等均能使人发病。

(2) 体质因素:个体体质不同,对病邪的易感性及耐受性均有差异。一般而言,体质壮实者,对邪气的耐受性较强,不易发病;体质虚弱者,对邪气的耐受性较差,易于发病。

(3) 精神因素:一般而言,人体精神状态好,心情舒畅,气血调和,正气充沛,则邪气难以入侵;反之,精神抑郁,情志不畅,气血不和,正气衰弱,则易于发病。若情志波动剧烈,如大怒、大悲、大惊等,极易使人体气机逆乱、脏腑功能失调,导致机体发病。持续的精神刺激,如忧愁、悲哀、思虑过度等,可逐渐影响脏腑功能,正气受损,导致疾病的发生。

(二) 基本病机

1. 邪正盛衰 邪正盛衰,是指在疾病发展过程中,正气与邪气在相互斗争中所发生的盛衰变化。

（1）虚实病机：《黄帝内经》中"邪气盛则实，精气夺则虚"之说，是对虚实病机的高度概括。

实：主要指邪气盛，是以邪气亢盛为主要矛盾的病理变化。由于邪气强盛，正气未衰而抗邪有力，故正邪相搏激烈，临床上多表现为有余、亢盛的实证。

实证多见于外感病的初期和中期，以及由痰、食、水、瘀血等滞留于体内而引起的内伤病证，如痰湿壅盛、食积不化、水湿泛滥、瘀血内阻、气机郁滞等。临床上常见精神亢奋、壮热狂躁、疼痛拒按、声高气粗、二便不通、脉实有力等。

虚：主要指正气不足，是以正气亏虚为主要矛盾的病理变化。由于机体的精、气、血、津液的亏损，脏腑、经络等生理功能减退，机体抗病能力低下，因而正气与邪气之间的斗争，难以出现较为剧烈的病理反应，从而表现出一系列衰弱、不足的虚证。

虚证多见于素体虚弱、年老虚损之人，以及外感病后期，各种慢性消耗性疾病过程中，或大汗、大吐、大泻、大失血之后等。临床上常见神疲体倦、心悸气短、自汗盗汗，或五心烦热、畏寒肢冷、脉虚无力等。

（2）虚实错杂：在疾病发展的过程中，不仅可以产生单纯的虚证或实证的病理变化，而且在一些慢性、复杂的疾病中，随着邪正双方力量的消长盛衰，还会形成多种复杂的虚实病理变化，较为常见的是以下两种变化。

虚中夹实：以正虚为主，又兼夹实邪停留的病理变化。如脾虚之人，运化功能失职，形成水湿停聚、阻滞中焦之证，脾虚不运为正虚，水湿停聚属邪实。

实中夹虚：以邪实为主，同时兼有正气虚损的病理变化。如外感热病出现的热盛伤津之证，既有高热汗出、面红目赤、脉洪大等热盛之象，又见口渴、尿少等伤津之象。

（3）虚实真假：一般情况下，疾病的本质和现象是一致的，疾病的现象可以准确地反映病机的虚实变化。但在特殊情况下，由于邪正斗争的复杂性，人体的机能活动和代谢过程的严重紊乱，就会出现疾病的本质和现象不一致的情况，因而表现出虚实真假的病理变化，它也有两种主要的表现形式。

真虚假实：疾病的本质为虚，但却表现出实的临床假象。此多由于正气虚损，脏腑功能减退，激发、推动无力所致。如脾气虚弱、运化无力，既可见到食少纳呆、神疲体倦、脉虚无力等脾气虚的表现，同时又可见到腹满、腹痛等一些类似实的症状。但其腹满时有减轻、腹痛却不拒按，与实证的腹满不减、腹痛拒按有着明显的不同。此即属于典型的真虚假实。

真实假虚：疾病的本质为实，但表现出虚的临床假象。此多由于邪气亢盛，结聚体内，阻滞经络，气血不能畅达于外所致。如热结肠胃的里实证，既可见到大便秘结、腹满硬痛拒按、谵语等实热症状，同时又可见到面色苍白、四肢逆冷等貌似虚寒的假象，其实是属于真实假虚。因此，临证时一定要有透过现象看本质的意识，不被假象所迷惑，这样方能正确把握疾病的虚实病机变化。

2. 阴阳失调　阴阳失调是机体阴阳消长失去协调平衡的简称，在疾病演变的过程中，由于致病因素的作用，导致机体阴阳之间失去了相对的平衡协调，从而形成了阴阳偏盛、阴阳偏衰、阴阳互损、阴阳格拒、阴阳亡失等多方面的病理变化。阴阳失调是对各种病理变化的高度概括，是临床上一切病机变化的总纲。

（1）阴阳偏盛：阴阳偏盛是指人体阴或阳一方亢盛的病理变化，主要见于"邪气盛则实"的实证。

阳偏盛：机体在疾病过程中所出现的阳气偏盛、脏腑机能亢进、热量过剩的病理状态。阳偏盛多由七情内伤,五志过极化火,感受温热之邪,或食积、痰浊、瘀血等化热所致。阳偏盛多为阳盛而阴未虚的实热证,出现如壮热、面赤、烦躁、便干、尿赤、舌红、脉数等症状,即所谓的阳盛则热。阳热亢盛日久,势必耗伤人体的阴液,导致人体阴液不足,阴精亏损,转化为实热兼阴亏的病证或虚热病证,出现口干舌燥、小便短少、大便干燥等症状,即所谓的"阳盛则阴病"。

阴偏盛:机体在疾病过程中所出现的阴气偏盛、机能障碍或减退、产热不足,以及病理性代谢产物积聚的病理变化。由于阴是以寒、静、湿为特点,所以,阴偏盛时就会出现寒象,如形寒肢冷、脘腹冷痛、舌淡而润、脉迟等,即所谓阴盛则寒。阴寒长期偏盛,必然导致不同程度的阳气受损,出现面色苍白、小便清长、便溏等,即所谓的"阴盛则阳病"。

(2)阴阳偏衰:阴阳偏衰是指人体阴或阳一方亏虚的病理变化,属于"精气夺则虚"的虚证。

阳偏衰:机体阳气虚损、机能减退、温煦作用低下、产热不足的病理状态。多由劳倦内伤、先天不足、后天饮食失养等损伤阳气所致。其病机特点主要表现为机体阳气不足,阳不制阴,阴相对亢盛的虚寒证候,通常多以心、脾、肾阳虚多见,尤以肾阳虚最为常见。阳虚时,温煦作用减弱,产热减少,因而出现寒象,如畏寒喜暖、四肢不温、神疲倦卧、小便清长、下利清谷、舌淡、脉迟等。它与阴盛则寒的病机及临床证候有着根本的不同,应当注意区别。阳虚则寒是虚而有寒,以虚为主;阴盛则寒是以寒为主,虚象不显著。

阴偏衰:机体由于精、血、津液等物质亏损,阴液不足,阴不制阳,导致阳气相对偏盛,机能虚性亢奋的病理状态。多由五志过极化火伤阴、久病耗伤阴液等所致。其病机特点多表现为阴液不足,阳气相对偏盛。阴偏虚时,由于阴液不足,不能制约阳气,阳气相对亢盛,从而形成阴虚内热、阴虚火旺、阴虚阳亢等证候,出现五心烦热、潮热盗汗、两颧潮红、消瘦、口燥、咽干、尿少、便干等。五脏皆可发生阴虚,但以肺、肝、肾等脏的阴虚最为多见。

(3)阴阳互损:阴阳互损是指由阴或阳一方的虚损而影响到另一方,形成阴阳两虚的病理状态。

阴损及阳:是指阴液亏损较重,导致阳气化生不足或无所依附而耗散,从而出现在阴虚的基础上又见到了阳气也虚的现象,形成了以阴虚为主的阴阳俱虚的病理变化。多由阴液亏损,以及失血、盗汗等慢性消耗性疾病发展而来,临床主要特点为虚热和虚寒并见,以虚热为主。如肝阳上亢证,其病机主要是肝肾阴虚,水不涵木,若病情未得到控制而继续发展,累及肾阳的化生,继之出现畏寒肢冷、面色淡白、脉象沉弱等阳虚症状,就演变成为阴损及阳的阴阳两虚证。

阳损及阴:是指阳气虚损较重,累及阴液,使其化生不足,从而在阳虚的基础上又出现了阴虚,形成了以阳虚为主的阴阳两虚的病理变化。多由气虚、阳虚自汗等伤津耗液所致,临床特点以虚热和虚寒并见,以虚寒为主。如肾阳虚引起的水肿,其病机主要为阳气不足,气化失司,津液停聚,泛溢肌肤。若肾阳亏损进一步发展,累及肾阴的化生,使肾阴亦伤而不足,则可出现形体消瘦、烦躁不安、虚热盗汗等阴虚症状,成为阳损及阴的阴阳两虚证。

(4)阴阳格拒:阴阳格拒是阴阳失调病机中较为特殊的一类病机,它是指阴或阳的一方偏盛至极,壅遏于内,将另一方排斥格拒于外,迫使阴阳之间不相维系,从而出现真寒假热、真热假寒的复杂病变。通常来说,阴阳格拒多见于疾病发展的极期,病情多深重。

阴盛格阳(真寒假热):是指阴寒之邪壅盛于内,逼迫阳气浮越于外,使阴阳之气不相顺接,出现相互格拒的一种病理状态。其病机的本质是阴寒内盛,故见四肢逆冷、面色苍白、精神萎靡、喜静倦卧、小便清长、脉微细等。但由于格阳于外,又出现面部泛红、烦热、口渴、脉大无根等假热之象,此即为阴盛于内、格阳于外的真寒假热证。

阳盛格阴(真热假寒):是指阳热之邪过盛,深伏于里,阳气被遏,郁闭于内,不能外透布达于体表而格阴于外的一种病理状态。其病机的本质是阳热内盛,但却格阴于外,出现了一些假寒之象,如本来是见烦渴饮冷、面红气粗、舌红、脉数大有力等,又出现了四肢厥冷、脉象沉伏等假寒之象,此即为真热假寒证。

(5)阴阳亡失:阴阳亡失是指机体的阴液或阳气突然大量亡失,导致全身机能严重衰竭,生命垂危的一种病理状态。阴阳亡失包括亡阴、亡阳两类,属于阴阳失调中严重的病机变化。

亡阳:是指机体的阳气突然亡失,使全身功能严重衰竭,因而导致生命垂危的一种病理状态。亡阳多由于大汗、大下、大吐、失血等使阳气随津外泄,骤然外脱,或是素体阳虚,正气不足,复加疲劳过度而诱发,或是邪气过盛,正不胜邪致阳气突然脱失。临床上多见手足、肌肤逆冷,精神萎靡,大汗淋漓,汗质清稀,脉微欲绝等。

亡阴:是指机体的阴液突然大量消耗或丢失,使全身功能严重衰竭,因而导致生命垂危的一种病理状态。亡阴多由于大汗、大下、大吐、失血等导致体内阴液瞬时大量流失,或是邪热久留,邪热炽盛,耗伤阴液,或是久病长期消耗阴液,日久枯竭而致。临床上多表现为两颧潮红、大汗出而不止、汗热而黏、躁动不安、呼吸短促、口渴欲饮、昏迷谵妄、脉疾数而无力等。

阴亡,则阳无所附而散越,导致亡阳;阳亡,则阴无以生而耗竭,导致亡阴。故亡阴之后可以迅速导致亡阳,亡阳之后可以迅速导致亡阴,最终导致"阴阳离决,精气乃绝"而死亡。

第五节 中医养生与防治原则

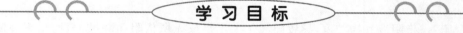

学习目标

1. 说出"养生"的含义。
2. 概述养生的基本原则,介绍养生的主要方法。
3. 说出治病求本的含义。
4. 介绍早治防变的措施。
5. 概述中医的治疗原则以及治则与治法的区别。
6. 记住治病八法中各种治法的具体含义。

一、中医养生

养生,又称摄生,就是根据生命发展的规律,采取能够保养身体,减少疾病,增进健康,延年益寿的手段所进行的保健活动。

(一)养生的基本原则

1. 顺应自然 适应环境、"天人合一"的整体观,即《黄帝内经》所说的:"法于阴阳,和于术数",是养生所必须遵循的基本原则。人生长在天地之间,人的生理活动与自然界的阴阳消长变化周期基本同步,自然界的变化必然会影响人体,使之发生相应的生理和病理反应。另外,社会环境的变化,亦会对人体的心理、生理造成一定的影响,调适不当,也会损害健康,导致疾病的发生。因此,养生必须要适应环境,包括适应自然环境和社会环境。

2. 形神共养 形指形体,神指精神,形是物质基础,神是形的外在表现,形与神是互相依存,对立统一的。形神共养,才能保持生命健康和长寿。其中,养神又为首务,神明则安。中医主张:静以养神,动以养形。只有动静结合,适当持久,就能形神共养,增强身心健康,延年益寿。

3. 起居有常 起居有常是指日常生活、工作、学习、劳作和睡眠等各个方面要有一定的规律并合乎自然界阴阳消长的变化,使机体阴阳两个方面始终保持在一个平衡的状态。要养成按时作息的习惯,也就是古人所说的"日出而作,日入而息",才能有益于健康。

4. 饮食有节 饮食是维持人体生长、发育和生命活动的基本物质条件,合理的调剂饮食,养成良好的饮食方式和习惯,可保证人体营养的需要又可维护好脾胃功能,以固后天之本,使气血旺盛,人就健康长寿。

5. 劳逸有度 适度的劳动和必要的休息是人体生存和保持健康的基本条件。适度的劳作运动有助于气血流通,增强体质;必要的休息可以消除疲劳,恢复体力和脑力。《黄帝内经》主张"不欲太劳,不欲太逸"。体力劳动、脑力劳动和房事要宜度,体力劳动要轻重相宜,脑力劳动要与体力活动相结合。房事有节,可保精护肾。要保证必需的休息,休息保养可多样化。这样才能身体健康,防止疾病的发生。

6. 慎避外邪 人体一旦受到病邪的侵害而生病,健康就会受到损害。任何疾病的发生过程都是正气与邪气双方斗争的过程,病邪是导致疾病发生的重要条件。因此,应根据季节、气候、地域、生活居住环境和工作环境等各方面的情况而采取相应措施,以避免外界不良因素的影响。

（二）养生的主要方法

1. 顺时养生 天人相应,以从其根。如顺应四时的养生:"春夏养阳,秋冬养阴"。

2. 调神养生 精神情志活动对人体生理、病理变化都有着很大的影响。心情舒畅,情绪乐观,则气机调畅,气血平和,正气充沛,就可以防止或减少疾病的发生。

（1）避免不良刺激,静以养神:①避免外源性不良刺激:如避免来自社会、自然、家庭等外界的不良刺激。②防止内源性不良刺激:如积极治疗躯体疾病。

（2）提高自我心理调摄能力:加强文化思想修养,淡泊名利。

3. 惜精养生 性欲不过分压抑以防气机郁滞,也不有意放纵以防耗竭肾精。惜精重在保肾,做到房事有节,食疗保肾,运动保健,针灸、药物调治,按摩固肾。

4. 饮食养生 饮食要有节,要按时节量,不可过饥过饱。要"谨和五味",克服饮食偏嗜,要忌厚味,寒温适宜,清洁卫生。

5. 运动养生 "生命在于运动",经常适量锻炼身体,能够调畅气机,舒畅经络,强筋壮骨,强健体魄,从而增强体质,提高机体抗病能力。如进行传统的五禽戏、太极拳、八段锦、气功等多种健身运动。体育锻炼要注意:掌握要领,动静结合,晨运最宜,强调适度,持之以恒。

6. 针灸、推拿养生 如按摩涌泉穴补肾;针灸、推拿关元、气海、百会、足三里这些保健穴,或进行足浴、全身保健按摩,以强壮身体。

7. 中药的调养 常用的保健药膳有适用于普通人保健的既能补阳又能补阴的药用食物,如山药、蜂蜜;还有既滋肾阴,又补肾阳,有抗衰老作用的枸杞子等。另外,还有根据药物的颜色与五脏相对应的"五色食疗"等。中药的调养要因人、因时、因地制宜,如老人体质虚弱,大剂量强补不宜,而应当少量多次进补;小儿脏腑娇嫩,药膳宜平淡,性味不宜过偏;"女子以血为本",药膳应以补血、补阴为主等。

二、防治原则

防治原则包括早治防变及治疗疾病时必须遵循的各种基本原则。

（一）早治防变

早治可起到防止疾病发生和已病防变的作用。预防，是指采取一定的措施，防止疾病的发生与发展。预防为主是我国卫生工作的四大方针之一，中医学对此极为重视，早在《黄帝内经》中就提出了"不治已病，治未病"的著名论点，强调"防患于未然"。治未病，包含了未病先防和既病防变两个方面的内容。

1. 未病先防 未病先防，就是在疾病发生之前，采取各种预防措施，以防止疾病的发生。疾病的发生，主要与正气不足（发病的内在根据）和邪气的入侵（发病的外在条件）密切相关。因此，要做到未病先防，一是要通过养生以提高人体正气的抗病能力；二是要防止病邪的侵害。

2. 既病防变 未病先防是最理想、最积极的防范措施，一旦疾病发生，就争取做到早期诊断、早期治疗，防止疾病的发展与传变。

（1）早期诊治：疾病初期，病情较轻，病位较浅，正气未衰，较易治愈，因而传变较少。因此，早期做出正确的诊断，及时进行有效和彻底的治疗，就能把疾病消灭于萌芽状态。如温病的卫分证阶段就是温病早期诊治的关键。否则，病邪步步深入，正气受损，病情深重、复杂，就较难治愈，容易产生传变或危变。

（2）控制传变：传变，是指疾病在脏腑组织中的转移变化，又称传化。疾病的传变，都有一定的途径和规律性。外感热病的传变有六经传变或卫气营血传变及三焦传变；如清代名医叶天士提出的"先安未受邪之地"，均为针对疾病的传变规律，实施预见性治疗，以控制其病理传变的具体体现。内伤杂病有五行生克制化规律传变或经络传变。如《金匮要略》中提出的"夫治未病者，见肝之病，知肝传脾，当先实脾"。

（二）治病求本

治病求本，指在治疗疾病时必须寻求疾病的本质（病因病机），并针对疾病的本质进行治疗。"求本"，就是辨清病因病机，确立证候。

治病求本是中医学治疗疾病的主导思想，是辨证论治的根本原则。临床运用"治病求本"这一原则时，必须正确掌握"治标与治本""正治与反治"及"病治异同"等三种方法。

1. 治标与治本 标与本是一对相对的概念，它主要说明事物的本质与现象，因果关系及病变过程中矛盾的主次、先后关系等。本是本质，是矛盾的主要方面，标是现象，是矛盾的次要方面，二者为对举的概念，不同情况下标与本之所指不同。如以正气与邪气而言，正气为本，邪气为标；以病因与症状而言，病因为本，症状为标；以先病与后病而言，先病为本，后病为标；以新病与旧病而言，旧病为本，新病为标等。在疾病的发展变化过程中，常有标本主次和轻重缓急的不同，从而治疗上就有先后缓急之分，有急则治其标、缓则治其本及标本兼治三种。

（1）急则治其标：当标病急重，已成为疾病矛盾的主要方面，若不及时解决，病人会有很大痛苦甚至危及生命，这时就必须采取暂时性的急救措施先治标病。例如"肺痨"病人突然出现大咯血，尽管此时仍以阴虚为本，咯血为标，但若不及时止血，患者就有可能出现气随血脱休克甚至死亡，所以就应当迅速止血先治标，待血止后再滋阴润肺治其本。

（2）缓则治其本：指在病势缓和、病情不急的情况下，治疗上要从疾病的本质着手。如肺阴虚的咳嗽,肺阴虚为本,咳嗽为标,治疗采用滋阴润肺的方法以治其本,肺阴虚得到纠正,咳嗽就自然消除。

（3）标本兼治：当标病、本病并重或均不太急时,就应该标本同时兼顾治疗,既治标又治本。如气虚病人患感冒,此时,气虚为本,表邪为标,治疗若单纯补气治本,则易使邪气滞留,表证难解；若仅用发汗解表治标,则易损伤正气,使正气更虚。所以要益气解表,标本兼顾,使正胜邪退而痊愈。

2. 正治与反治　疾病的变化是错综复杂的,在多数情况下,疾病的证候与疾病的临床表现是一致的（采取正治）,但在某些时候也会出现疾病的证候与疾病的临床表现不一致甚至相反的现象,即出现假象,如真寒假热和真热假寒等（采取反治）。正治与反治是指由所用的中药的寒热性质、补泻效用,与疾病的本质、表现之间的逆从关系而提出的两种治疗方法。都是治病求本这一治疗原则的具体运用。

（1）正治：是指在疾病临床表现的性质与疾病本质（证候性质）一致的情况下,逆着疾病临床表现的性质进行治疗的一种治疗法则,故又称为逆治。即采用方药的性质与疾病证候的性质及临床表现的性质均相反,符合治病求本的基本原则。由于临床上大多数疾病的本质和临床表现的性质是相一致的,如寒证有寒象,热证有热象,虚证有虚象,实证有实象等。疾病证候的性质有寒、热、虚、实的区别,所以正治法就有以下四种具体的治疗方法。

热者寒之：热证出现热象,用寒凉方药进行治疗。

寒者热之：寒证出现寒象,用温热方药进行治疗。

虚者补之：虚证出现虚象,用补益方药进行治疗。

实者泻之：实证出现实象,用攻泻方药进行治疗。

（2）反治：是指在疾病临床表现的性质与疾病本质（证候性质）相反的情况下,顺着其临床表现性质进行治疗的一种治疗方法,又称从治。即采用方药的性质与临床表现的性质相同,与疾病证候的性质相反,实质也是逆着疾病的本质进行治疗,仍然符合治病求本的基本原则。疾病临床表现的性质与疾病本质相反的情况较少见,偶见于病势深重时,所以反治法在临床上较少用。反治法有以下四种具体的治疗方法。

热因热用：用热性药物治疗阴盛格阳的真寒假热证。

寒因寒用：用寒性药物治疗阳盛格阴的真热假寒证。

塞因塞用：用补益药物治疗具有闭塞不通症状的真虚假实证。如脾虚腹胀痛,血枯经闭。

通因通用：用通利药物治疗具有通泄症状的真实假虚证。如食积腹泻、瘀血崩漏。

3. 病治异同　中医治疗疾病,主要不是着眼于疾病的异同,而是着眼于证候的区别。在辨证论治思想指导下,相同的证候采用相同治疗方法；不同的证候则采用不同的治疗方法。

（1）同病异治：指同一种疾病,由于其发病的时间、地区,以及患者机体的反应性不同,或其病情处于不同的发展阶段,所表现出的证候不同,因而采用不同的治疗方法。

（2）异病同治：指不同的疾病,在其发展过程中,只要出现了相同的证候,就可以采用相同的方法进行治疗。如子宫脱垂、脱肛、久泻、胃下垂等不同的疾病,因其病机证候相同,均属中气虚陷,都可以采用补中、益气、升提的治法,给予补中益气汤进行治疗。

（三）扶正祛邪

疾病的过程,是正气与邪气矛盾双方互相斗争的过程,正邪力量的消长盛衰,决定着疾病的发生、发展与转归。因此,扶助正气,祛除邪气,使疾病向好转、痊愈的方向发展。所以扶正祛邪就成为指导疾病治疗的一个重要原则。

1. 扶正 即扶助正气,增强体质,提高机体抗病和康复能力。属于补法。主要用于虚证,即"虚者补之"。临床上可根据具体情况,分别采取益气、养血、滋阴、助阳等治法。扶正多用补益的药物及针灸、推拿、气功、体育锻炼等,而精神的调摄和饮食营养的补充,对扶正也具有重要作用。

2. 祛邪 即祛除邪气,削弱或祛除病邪的侵袭和损害,使邪去正安。属于泻法、攻法,主要用于实证,即"实者泻之"。临床上可根据病证的不同,分别运用发汗、催吐、攻下、清热、散寒、祛湿、消导、行气、化瘀等治法。

3. 扶正祛邪兼用 适用于正气已虚而邪气仍实的所谓虚实夹杂的病证。为了做到"祛邪不伤正,扶正不留邪",临床上可根据正虚、邪实的主次情况,分别采用扶正兼祛邪、祛邪兼扶正、先祛邪后扶正和先扶正后祛邪等方法。

（四）调整阴阳

疾病发生发展的过程,就是人体阴阳的相对平衡状态遭到破坏,出现了阴阳的偏盛或偏衰的结果。因此,调整阴阳,损其偏盛,补其偏衰,恢复阴阳的协调平衡,是中医治疗疾病的一条基本原则。调整阴阳的治则包括损其有余、补其不足和补损兼用三个方面。

1. 损其有余 适用于阴阳偏盛,即阴或阳的偏盛有余的实证。应当用"实则泻之"的方法来治疗。对于"阴盛则寒"的实寒证,即采取"寒者热之"的温散阴寒法治疗;对于"阳盛则热"的实热证,即采取"热者寒之"的清泻阳热法治疗。

2. 补其不足 适用于阴阳偏衰,或为阴虚,或为阳虚,或为阴阳两虚的虚证。应当用"虚则补之"的方法来治疗。阴虚则滋阴,阳虚则补阳,阴阳两虚则阴阳双补。

3. 补损兼用 由于阴阳双方之间存在着对立制约、消长变化的关系,在阴阳偏盛的疾病过程中,一方的偏盛,亦可导致对方的不足。《黄帝内经》曰:"阴盛则阳病,阳盛则阴病",亦即阴寒内盛易于损伤阳气,阳热亢盛易于耗伤阴液,故在治疗阴或阳的偏盛时,应注意有没有相应的阳或阴偏衰情况的同时存在。如已引起相对一方明显偏衰,出现了阴液亏损或阳气不足时,应用"损其有余"这一治法的同时,应兼顾"补其不足",如在温散阴寒的同时兼以扶阳,在清泻阳热的同时兼以滋阴。

（五）调理气血

气和血都是构成人体和维持人体生命活动的基本物质。脾胃是气血生化之源。气与血有着密切的关系,气能生血、行血、摄血,故称"气为血之帅";血能载气、养气,故称"血为气之母"。疾病过程往往伴有气血失调的病理变化。调理气血就是针对气血失调的病理变化而确立的治疗原则。

1. 调气

（1）补气:适用于气虚证。重点是补脾胃。

（2）调理气机:适用于气机失调等病证。顺应脏腑气机的升降规律,如脾气主升,胃气主降。肝气宜升发,肺气肃降。调理气机紊乱的病理状态,气滞则疏、气陷则升、气逆则降、气脱则固、气闭则开。

2. 调血

（1）补血:适用于血虚证。重点是补脾胃及补气生血。

（2）调理血行:根据血液运行出现的病理变化进行调理。血瘀则化,血寒则温,血热则凉,出血则止。

3. 气血双调

（1）气血双补：适用于气血两虚证。

（2）行气活血：适用于气滞血瘀。

（3）益气摄血：适用于气虚不能摄血所致的出血证。

（六）调治脏腑

疾病在发生、发展过程中，往往会出现脏腑阴阳气血失调和脏腑的功能紊乱。因此调治脏腑，就成为中医治疗疾病的一项基本原则。

1. 调理脏腑阴阳气血 补虚泻实，以恢复脏腑阴阳气血的平衡。

2. 顺应脏腑的生理功能 根据脏腑的阴阳五行属性，气机升降出入规律，苦欲喜恶等生理特性不同，在调理脏腑时，必须顺应脏腑的生理特性而治，做到顺畅其性。

3. 调理脏腑关系 人体是以五脏为中心的一个有机整体。在结构上不可分割，在生理上互相为用，在病理上也相互影响。所以在治疗脏腑病变时，不能单纯考虑一个脏腑，而应从整体观念出发，注意调整脏腑之间的关系。调理好脏与脏、脏与腑、腑与腑的协调关系。

（七）三因制宜

三因制宜，包括因时制宜、因地制宜、因人制宜。疾病的发生、发展、变化及转归与季节气候、地域环境以及个体的体质、性别、年龄等密切相关，因此，在治疗和护理疾病时，必须考虑这些因素，区别对待。这种因时、因地、因人的不同而采取不同的治疗和护理方法，称为"三因制宜"。

1. 因时制宜 指根据不同季节的气候特点来考虑用药的治疗原则。如同为感冒风寒证，在春夏季节，气候温热，人体腠理比较疏松而多汗，不宜过用辛温发散药，以免发汗太过，耗伤气津；秋冬季节，气候寒凉，人体腠理比较致密，可用辛温发散重剂。

2. 因地制宜 指根据不同地区的地理环境特点来考虑用药的治疗原则。如西北高原地区地势高，气候寒凉，少雨干燥，人体腠理致密，易外感风寒，可予辛温解表重剂；而东南沿海地区地势低，气候温热，多雨潮湿，易外感湿热，多用辛凉解表和化湿法治疗。

3. 因人制宜 指根据病人年龄、性别、体质、生活习惯等不同特点来考虑用药的治疗原则。

（1）年龄：年龄不同，其生理状况和病变特点亦不同。如老年人生机减退，气衰血少，多为虚证或虚中夹实，治疗宜补慎攻；小儿生机旺盛，脏腑娇嫩，气血未充，患病后易寒易热，易虚易实，病情变化较快，用药宜轻，慎补慎攻。

（2）性别：男女性别不同，各有其生理病变特点。妇女有经带胎产诸疾；男子有阳痿、早泄、遗精等病，治疗护理应有区别。

（3）体质：人的体质有强弱、寒热之别。体质强者，患病多为实证，攻邪药量宜重；体质弱者，患病多为虚证，祛邪药量宜轻；阳盛阴虚偏热之体，慎用温热药。阴盛阳虚偏寒之体，慎用寒凉药。

三、治法（治病八法）

治法是在治则指导下的具体治疗方法。常用的中医内治法有汗、吐、下、和、温、清、消、补八种，简称八法。中医治病八法简表见表 3-2。

表 3-2　中医治病八法简表

简　称	全　　称	含　　义	适　应　证
汗法	解表法	运用发汗解表的方药解除表证的方法	外感表证
吐法	催吐法	运用涌吐的方药引邪由口中吐出的方法	邪在胃脘、胸膈以上的病证
下法	泻下法	运用泻下通便的方药逐邪外出的方法	邪结肠道等里实证
和法	和解法	运用和解或疏泄的方药祛病邪、扶正气、调和脏腑的方法	邪在少阳，表里、脏腑不和等病证
温法	祛寒温阳	运用温热的方药祛寒邪、补阳气的方法	里寒证或阳虚证
清法	清热法	运用寒凉的方药清除热邪的方法	里热证或阴虚证
补法	补益法	运用补养的方药消除虚证的方法	虚证
消法	消导法	运用消导、消散的方药治疗邪实积聚的方法	里实证

课后练习题

一、选择题

【A1/A2 型题】

1. 根据季节、气候、地域、生活居住环境和工作环境等各方面的情况而采取相应措施，以避免外界不良因素影响人体的健康。体现了哪一种养生的基本原则？（　　　）

A. 形神共养　　　　　　　　B. 起居有常　　　　　　　　C. 饮食有节

D. 劳逸有度　　　　　　　　E. 慎避外邪

2. 最早提出"治未病"思想的医籍是（　　　）。

A.《伤寒杂病论》　　　　　　B.《黄帝内经》　　　　　　C.《千金方》

D.《难经》　　　　　　　　　E.《本草纲目》

3. 下列不属于治则的是（　　　）。

A. 治病求本　　　　　　　　B. 调整阴阳　　　　　　　　C. 清热泻火

D. 扶正祛邪　　　　　　　　E. 三因制宜

4. 中医治疗疾病的根本原则是（　　　）。

A. 治病求本　　　　　　　　B. 扶正祛邪　　　　　　　　C. 调治脏腑

D. 调理气血　　　　　　　　E. 三因制宜

5. 对大出血患者应当采取的措施是（　　　）。

A. 急则治标　　　　　　　　B. 缓则治本　　　　　　　　C. 标本兼治

D. 扶正　　　　　　　　　　E. 祛邪

6. 用寒性的药物治疗热性的病证是属于（　　　）。

A. 寒因寒用　　　　　　　　B. 热因热用　　　　　　　　C. 虚则补之

D. 寒者热之　　　　　　　　E. 热者寒之

7. 阳盛格阴的真热假寒证，应采用的治法是（　　　）。

A. 热因热用   B. 寒因寒用   C. 塞因塞用

D. 通因通用   E. 寒热并用

8. "用寒远寒,用凉远凉,用温远温,用热远热"的治法体现了(　　)。

A. 因时制宜   B. 因地制宜   C. 因人制宜

D. 未病先防   E. 既病防变

9. 运用泻下通便的方药逐邪外出,适用于邪结肠道等里实证的治法是(　　)。

A. 汗法   B. 吐法   C. 下法   D. 和法   E. 温法

10. 心所主之神是指(　　)。

A. 生命活动(泛指)   B. 广义之神

C. 精神、意识、思维活动   D. 精神

E. 以上均不是

11. 人体是以(　　)为中心。

A. 脾   B. 肾   C. 心   D. 五脏   E. 六腑

12. 肺主气功能的核心是(　　)。

A. 主气的生成   B. 主呼吸   C. 主宣发

D. 主肃降   E. 调节气机

13. 具有化湿而恶湿特点的内脏是(　　)。

A. 肺   B. 脾   C. 胃   D. 肾   E. 肝

14. 肝主疏泄生理功能的核心是(　　)。

A. 调畅情志   B. 促进生殖   C. 促进脾胃运化

D. 疏泄气机   E. 促进血行和津液代谢

15. 女子的月经和男子精液的正常排泄是(　　)配合作用的结果。

A. 肝脾   B. 脾肾   C. 心肺   D. 肝肾   E. 肝肺

16. 判断机体生长发育状况和衰老程度的客观标志是(　　)。

A. 齿、骨、发   B. 筋、脉、骨   C. 皮肤、肌肉

D. 面、舌   E. 呼吸、心率

17. 大肠的传导作用是(　　)功能的延续。

A. 胃气降浊   B. 肺气肃降   C. 小肠泌别清浊

D. 脾之运化   E. 以上都不是

18. 循行于腰背部正中线的是(　　)。

A. 任脉   B. 督脉   C. 肾经   D. 膀胱经   E. 冲脉

19. 七情中忧思伤(　　)。

A. 肺   B. 肝   C. 心   D. 脾   E. 肾

20. 关于"六淫"以下哪种说法最准确?(　　)

A. 六气   B. 风、寒、暑、湿、燥、火   C. 六元

D. 六种不同气候变化   E. 不正常之六气

21. 风邪伤人,病变部位不固定是由于(　　)。

A. 风为百病之长   B. 风性主动,动摇不定

C. 风与肝相应,肝病易动   D. 风性善行

E. 风性数变

22. 寒邪的致病特点是（　　）。

　　A. 其性重浊　　B. 易于动血　　C. 易伤津血　　D. 其性凝滞　　E. 其性开泄

23. 燥邪最易伤（　　）。

　　A. 肾　　　　B. 肝　　　　C. 心　　　　D. 肺　　　　E. 脾

24. 下列哪一项是湿邪的性质？（　　）

　　A. 其性黏滞　　　　　　B. 其性开泄　　　　　　C. 其性凝滞

　　D. 其性收引　　　　　　E. 其性升散

25. 六淫中最易导致疼痛的邪气是（　　）。

　　A. 湿邪　　　B. 风邪　　　C. 燥邪　　　D. 火邪　　　E. 寒邪

26. 既是病理产物，又是致病因素的邪气是（　　）。

　　A. 饮食　　　B. 七情　　　C. 瘀血　　　D. 疫疠　　　E. 六淫

27. 疫疠指（　　）。

　　A. 异常气候　　　　　　B. 气机阻滞　　　　　　C. 乖戾之气

　　D. 六淫邪气　　　　　　E. 气机失常

28. 瘀血所导致疼痛的特点是（　　）。

　　A. 刺痛　　　B. 隐痛　　　C. 胀痛　　　D. 掣痛　　　E. 冷痛

29. 下述哪一点不属火邪的致病特点？（　　）

　　A. 其性开泄　　　　　　B. 易于动血　　　　　　C. 易于生风

　　D. 其性上炎　　　　　　E. 易伤阴津

30. 暑邪的致病特点是（　　）。

　　A. 其性升散　　　　　　B. 其性主动　　　　　　C. 其性黏滞

　　D. 其性凝滞　　　　　　E. 其性善行

31. 有关七情影响脏腑的气机，下列哪项是错误的？（　　）

　　A. 怒则气上　　　　　　B. 喜则气缓　　　　　　C. 悲则气消

　　D. 恐则气乱　　　　　　E. 思则气结

32. 风邪的特点是（　　）。

　　A. 易伤阳气　　　　　　B. 易耗伤津液　　　　　　C. 易伤肺

　　D. 善行而数变　　　　　E. 易致肿疡

33. 六淫致病中，性属"黏滞"的病邪为（　　）。

　　A. 风邪　　　B. 寒邪　　　C. 暑邪　　　D. 湿邪　　　E. 燥邪

34. 六淫的概念是（　　）。

　　A. 风、寒、暑、湿、燥、火在正常情况下称为"六气"

　　B. 内风、内寒、内暑、外湿、外燥、外火

　　C. 风、寒、暑、湿、燥、火六种外感病邪的统称

　　D. 内风、内寒、内暑、内湿、内燥、内火

　　E. 外风、外寒、外暑、外湿、外燥、外火

【A3 型题】

（35～37 题共用题干）

患者，女，36 岁。腹胀、腹泻 2 年余。素体消瘦，纳差，乏力，消化不良。考虑脾胃虚弱，运化失常。

35. 患者应忌食五味中属下列哪种的食物？（　　）

A. 酸　　　　　B. 苦　　　　　C. 甘　　　　　D. 辛　　　　　E. 咸

36. 脾的又称为（　　）。

A. 先天之本　　　　　　B. 君主之官　　　　　　C. 将军之官

D. 后天之本　　　　　　E. 娇脏

37. 脾在液为（　　）。

A. 尿　　　　　B. 泪　　　　　C. 涎　　　　　D. 涕　　　　　E. 唾

【B 型题】

(38～42 题共用备选答案)

A. 饮食　　　　　B. 六淫　　　　　C. 七情　　　　　D. 瘀血　　　　　E. 疠气

38. 既是病理产物，又是致病因素的是（　　）。

39. 从肺系而入，直接侵犯人体的是（　　）。

40. 能够交相染易，引起流行的是（　　）。

41. 直接或者间接引起脏腑气血不和的是（　　）。

42. 属于一般护理的是（　　）护理。

二、名词解释

1. 病因　2. 六淫　3. 疫疠　4. 七情　5. 痰饮　6. 瘀血　7. 病机　8. 正气　9. 邪气

三、填空题

1. 既是病理产物，又是致病因素的是指_____、_____。

2. 过劳指_____、_____和_____。

3. 六淫传入的途径主要是_____或_____。

4. 内生五邪包括_____、_____、_____、_____、_____。

5. 饮食失宜包括_____、_____、_____。

6. 疾病的基本病机总离不开_____、_____的基本规律。

四、简答题

1. 肝主疏泄的功能主要体现在哪几个方面？

2. 简述气、血之间的关系。

3. 简述六淫的性质和致病特点。

4. 七情致病的条件、内伤七情的致病特点是什么？

5. 痰饮、瘀血各自的病证特点是什么？

6. 如何理解五脏与六腑的主要区别？

7. 简述五脏、六腑的主要生理功能。

8. 气的主要功能有哪些？

（杨　赟　黄　萍　蔡　勇）

第四章　中医护理诊断程序

学习目标

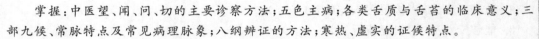

掌握：中医望、闻、问、切的主要诊察方法；五色主病；各类舌质与舌苔的临床意义；三部九候、常脉特点及常见病理脉象；八纲辨证的方法；寒热、虚实的证候特点。

熟悉：望神的意义及神的三种状态；小儿指诊的内容及意义。

了解：望形体、头面、五官、皮肤的内容；斑疹的鉴别；望排出物的内容。

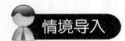 情境导入

《素问·征四失论》：诊病不问其始，忧患饮食之失节，起居之过度，或伤于毒，不先言此，卒持寸口，何病能中。

第一节　望　　诊

望诊，是医生运用视觉观察患者的神色、形态、局部表现、舌象、分泌物和排泄物色与质的变化等来诊察病情的方法。

望诊应在充足的自然光线下进行，如无自然光线，也应在日光灯下进行，必要时白天再行复诊，应避开有色光线，并注意保持诊室内温度适宜。诊察时应充分暴露受检部位，以便清楚地进行观察。

望诊包括全身望诊、局部望诊、舌诊、望排出物、望小儿指纹五个部分。全身望诊又分为望神、望色、望形体、望姿态等；局部望诊可分为望头面、望五官、望躯体、望四肢、望皮肤等；舌诊分为望舌质、望舌苔；望排出物分为望痰涎、望呕吐物、望大便、望小便等。

一、望神

望神是通过观察患者表现于外的精神状态及意识思维活动，判断其精气的盛衰、病情的轻重和疾病预后的好坏。

神有多种含义，此处所说的神是指机体脏腑组织功能活动和精神意识状态的综合，包括精神意识、思维活动、面色眼神、形体动态、语言呼吸和对外界的反应等各个方面。因此，也可以说神是对人体生命现象的高度概括。

望神的重点是望神情、眼神、气色等,其中眼神最为重要。

（一）望神的原理和意义

中医学认为,神产生于先天之精,而又依赖于后天水谷精微的滋养。只有先天之精与后天之精都充足,由精所化的气、血、津液充盛,脏腑组织功能正常,人才能表现为有神。精、气、神的关系非常密切,三者同盛同衰。所以,观察患者神的旺衰,可以了解其精气的盛衰,判断病情的轻重和预后。故《素问·移精变气论》说:得神者昌,失神者亡。

（二）望神的主要内容

1. 两目 两目系通于脑,其活动直接受心神支配,故眼神是心神的外在反映,故《灵枢·大惑论》说:目者,心使也。故神藏于心,外候在目。一般而言,凡两目黑白分明,精彩内含,神光充沛,运动灵活,有眵有泪,视物清晰者为有神,是脏腑精气充足的表现。凡两目晦暗呆滞,失去精彩,运动不灵,无眵无泪,视物模糊,或浮光外露者是脏腑精气虚衰的表现。

2. 神情 神情是指人的精神意识和面部表情,是心神和脏腑精气盛衰的外在表现。心神为人体的主宰,在人体生命活动中具有重要的作用。心神功能正常,则人神志清楚,思维有序,表情自如,反应灵敏;反之,如神志昏蒙,表情淡漠,思维混乱,反应迟钝,则为心神已衰,多属病重。

3. 气色 气色是指人的皮肤和体表组织的色泽。皮肤和体表组织的色泽荣润或枯槁,是脏腑精气盛衰的重要表现。

4. 体态 体态是指人的形体动态。形体丰满或瘦削,动作自如或艰难,也是机体功能强弱的主要标志。

（三）对神的判断

神的表现,按神的旺衰和病情的轻重可划分为得神、少神、失神、假神四种。此外,还有以神志失常为主的神乱。

1. 得神 得神又称为有神,是精充、气足、神旺的表现;在疾病发展过程中,患者虽病而正气未伤,是病轻的表现,预后良好。

得神的表现:神志清楚,语言清晰,面色荣润含蓄,表情丰富自然;目光明亮,精彩内含;反应灵敏,动作灵活,体态自如;呼吸平稳,肌肉不削。

2. 少神 少神又称神气不足,是轻度失神的表现,与失神只是程度上的区别。它介于有神和无神之间,常见于虚证患者,所以更为多见。

少神的表现:精神不振,健忘困倦,声低懒言,倦怠乏力,肌肉松软,动作迟缓等。多属心脾两亏,或肾阳不足。

3. 失神 失神又称无神,是精损、气亏、神衰的表现。病至此,已属重笃,预后不良。

失神的表现:精神萎靡,言语不清,或神昏谵语,循衣摸床,撮空理线,或猝倒而目闭口开;面色晦暗,表情淡漠或呆板;目暗睛迷,精神呆滞;反应迟钝,动作失灵,呈强迫体位;呼吸气微或喘;周身大肉已脱。

4. 假神 假神是危重患者出现的精神暂时好转的假象,是临终的预兆,并非佳兆。

假神的表现:久病重病之人,本已失神,但突然精神转佳,目光转亮,言语不休,想见亲人;或病至语声低微断续,忽而响亮起来;或原来面色晦暗,突然颧赤如妆;或本来毫无食欲,忽然食欲增强。

假神与病情好转的区别:假神的出现比较突然,其"好转"与整个病情不相符,只是局部的和暂时的。由无神转为有神,是整个病情的好转,有一个逐渐变化的过程。

假神之所以出现,是由于精气衰竭已极,阴不敛阳,阳虚无所依附而外越,以致暴露出一时"好转"的假象。这是阴阳即将离绝的危候,古人将其比作"残灯复明""回光返照"。

得神、少神、失神、假神的鉴别见表4-1。

表4-1 得神、少神、失神、假神的鉴别

观察项目	得　　神	少　　神	失　　神	假　　神
两目	精彩	乏神	晦暗	突然目光转亮,浮光外露
呼吸	平稳	少气	气微或喘促	—
面色形体	面色荣润,肌肉不削	面色少华,倦怠乏力,肌肉松软	面色无华,形体羸瘦	面色无华,两颧泛红如妆
动作反应	动作自如,反应灵敏	动作迟缓	动作艰难,反应迟钝,或烦躁不安,四肢抽搐,或循衣摸床,撮空理线,或两手握固,牙关紧咬	—
神志语言	神志清楚、语言清晰	精神不振,懒言	精神萎靡,语言错乱或神昏谵语,或猝然仆倒	突然神志清楚,言语不休,想见亲人
饮食	—	—	—	突然食欲增进

5. 神乱 又称为神志异常,也是失神的一种表现,但与精气衰竭的失神有本质上的不同。一般包括烦躁不安,以及癫证、狂证、痫证等。这些都是由特殊的病机和发病规律所决定的,其失神表现并不一定意味着病情的严重性。

癫证表现为淡漠寡言、闷闷不乐、精神痴呆、喃喃自语或哭笑无常,多由痰气郁结、阻蔽神明所致,亦有神不守舍、心脾两虚者。

狂证多表现为疯狂怒骂、打人毁物、妄行不休、少卧不饥,甚则登高而歌、弃衣而走。多因肝郁化火、痰火上扰神明所致。

痫证表现为突然昏倒、口吐涎沫、四肢抽搐、醒后如常。多由肝风挟痰、上窜蒙蔽清窍所致,或属痰火扰心、引动肝风所致。

二、望色

望色,又称色诊,是通过观察患者全身皮肤的色泽变化来诊察病情的方法。可按此了解脏腑的虚实、气血的盛衰、病性的寒热、病情的轻重和预后。可分为望色和望泽。颜色就是色调变化,光泽则是明度变化。

古人把颜色分为五种,即青、赤、黄、白、黑,故望色又称为五色诊。五色诊的部位既有面部,又包括全身,所以有面部五色诊和全身五色诊,但由于五色的变化,在面部表现最明显,因此,常以望面色来阐述五色诊的内容。

望面色要注意识别常色与病色。

(一) 望面色的原理和意义

心主血脉,其华在面,手、足三阳经皆上行于头面,尤其是多气多血的足阳明胃经,故面部的血脉丰盛,为脏腑气血之所荣。故脏腑的虚实、气血的盛衰,皆可通过面部色泽的变化而反映于外。加之面部皮肤薄嫩而外露,故将面部作为望色的主要部位。

（二）颜色与光泽的意义

望面色应观察面部皮肤的颜色和光泽。

面部皮肤颜色属血、属阴，反映了血液盛衰和运行的情况。在病理状态下则可反映疾病的不同性质。前人根据五行学说中五色与五脏的相应理论还认为，五色分属于五脏，五脏之气外发，五脏之色可隐现于皮肤色泽之中。当脏腑有病时，则可显露出相应的五色异常（图4-1）。

故颜色的变化在一定程度上还能反映出不同脏腑的疾病。

面部皮肤光泽属气、属阳，是脏腑精气外荣的表现。可反映脏腑精气的盛衰，对判断病情的轻重和预后有重要意义。凡面色荣润光泽者，为脏腑精气未衰，属无病或轻病；凡面色晦暗枯槁，则为脏腑精气已衰，属病重。光泽与颜色相比较，光泽对判断病情轻重和预后比颜色更为重要。临床诊断时，应将颜色与光泽两者综合进行判断。

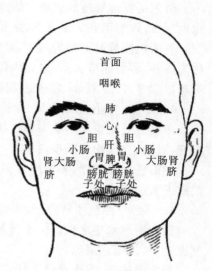

图4-1　面部分候法

（三）常色与病色

面色可分为常色与病色两类。

1. 常色　常色是人在正常生理状态时的面部色泽。常色又有主色、客色之分。

（1）主色：人终生不改变的基本肤色、面色，称为主色。由于民族、禀赋、体质不同，每个人的肤色不完全一致。中国人属于黄色人种，一般肤色都呈微黄，所以中国人以肤色微黄为主色。在此基础上，有些人可有略白、较黑、稍红等差异。

（2）客色：人与自然环境相适应，由于生活条件的变动，人的面色、肤色也相应变化，称为客色。例如，随四时、昼夜、阴晴等天时的变化，面色亦相应改变。再如，由于年龄、饮食、起居、寒暖、情绪等变化，也可引起面色变化，也属于客色。

总之，常色有主色、客色之分，其共同特征是明亮润泽、隐然含蓄。

2. 病色　病色是指人体在疾病状态时的面部颜色与光泽，一般认为，除上述常色之外，其他一切反常的颜色都属病色。病色有青、赤、黄、白、黑五种。

（四）五色主病

1. 青色　青色主寒证、痛证、瘀血证、惊风。

青色为经脉阻滞、气血不通之象。寒主收引、主凝滞，寒盛而留于血脉，则气滞血瘀，故面色发青。经脉气血不通，不通则痛，故痛也可见青色。肝病气机失于疏泄，气滞血瘀，也常见青色。肝病血不养筋，则肝风内动，故惊风（或欲作惊风），其色亦青。

若面色青黑或苍白淡青，多属阴寒内盛；面色青灰，口唇青紫，多属心血瘀阻，血行不畅；小儿高热，面色青紫，以鼻柱、两眉间及口唇四周明显，是惊风先兆。

2. 赤色　赤色主热证。

气血得热则行，热盛而血脉充盈，血色上荣，故面色赤红。

热证有虚实之别。实热证，满面通红；虚热证，仅两颧潮红。此外，若在病情危重之时，面红如妆者,多为戴阳证,是由精气衰竭、阴不敛阳、虚阳上越所致。

3. 黄色 黄色主湿证、虚证。

黄色是脾虚湿蕴的表现。因脾主运化,若脾失健运,水湿不化,或脾虚失运,水谷精微不得化生气血,致使肌肤失于充养,则见黄色。

若面色淡黄憔悴称为萎黄,多为脾胃气虚、营血不能上荣于面部所致;面色发黄而且虚浮,称为黄胖,多为脾虚失运、湿邪内停所致;黄而鲜明如橘皮色者,属阳黄,为湿热熏蒸所致;黄而晦暗如烟熏者,属阴黄,为寒湿郁阻所致。

4. 白色 白色主虚寒证、血虚证。

白色为气血虚弱不能荣养机体的表现。阳气不足,气血运行无力,或耗气失血,致使气血不充,血脉空虚,均可呈现白色。

如面色白而虚浮,多为阳气不足;面色淡白而消瘦,多属营血亏损;面色苍白,多属阳气虚脱或失血过多。

5. 黑色 黑色主肾虚证、水饮证、寒证、痛证及瘀血证。

黑为阴寒水盛之色。由于肾阳虚衰,水饮不化,气化不行,阴寒内盛,血失温养,经脉拘急,气血不畅,故面色黧黑。

面黑而焦干,多为肾精久耗,虚火灼阴;目眶周围色黑,多见于肾虚水泛的水饮证;面色青黑,且剧痛者,多为寒凝瘀阻。

（五）望色的注意事项

望色过程中,应注意病色与常色的比较,注意非疾病因素如光线、情绪、饮酒、饥饱、温度等客观因素对面色的影响而导致的面色变化。

三、望形体

望形体即望人体的宏观外貌,包括体型特征、躯干四肢、皮肉筋骨等。人的形体组织内合五脏,故望形体可以测知内脏精气的盛衰。内盛则外强,内衰则外弱。

人的形体有壮、弱、肥、瘦之分。凡形体强壮者,多表现为骨骼粗大、胸廓宽厚、肌肉强健、皮肤润泽,反映脏腑精气充实,虽然有病,但正气尚充,预后多佳。

凡形体衰弱者,多表现为骨骼细小、胸廓狭窄、肌肉消瘦,皮肤干涩,反映脏腑精气不足,体弱易病,若病则预后较差。

肥而食少为形盛气虚,多肤白无华、少气乏力、精神不振。这类患者还常因阳虚水湿不化而聚湿生痰,故有"肥人多湿"之说。

如瘦而食少为脾胃虚弱。形体消瘦,皮肤干燥不荣,并常伴有两颧发红、潮热盗汗、五心烦热等表现者,多属阴血不足、内有虚火之证,故又有"瘦人多火"之说。严重者,消瘦若达到"大肉脱失"的程度,卧床不起,则是脏腑精气衰竭的危象。

四、望姿态

正常的姿态是舒适自然,运动自如,反应灵敏,行住坐卧各随所愿,皆得其中。

在疾病发展过程中,由于阴阳气血的盛衰,姿态也随之出现异常变化,不同的疾病产生不同的病态。望姿态,主要是观察患者的动静姿态、异常动作及与疾病有关的体位变化。如患者睑、面、唇、指(趾)不时颤动,在外感病中,多是发痉的预兆;在内伤杂病中,多是血虚阴亏、经脉失养的表现。

四肢抽搐或拘挛、项背强直、角弓反张,属于痉病,常见于肝风内动之热极生风、小儿高热惊厥、温病热入营血,也常见于气血不足所致的筋脉失养。此外,痫病、破伤风、狂犬病等,亦致动风发痉。战栗常见于疟疾发作,或为外感邪正相争欲作战汗之兆。手足软弱无力,行动不灵而无痛,是为痿证。关节肿大或痛,以致肢体行动困难,是为痹证。四肢不用,麻木不仁,或拘挛,或痿软,皆为瘫痪。若猝然昏倒,而呼吸自续,多为厥证。

痛证也有特殊姿态。以手护腹,行则前倾,弯腰屈背,多为腹痛;以手护腰,腰背板直,转动艰难,不得俯仰,多为腰腿痛;行走之际,突然停步,以手护心,不敢行动,多为真心痛。蹙额捧头,多为头痛。

如患者畏缩多衣,必恶寒喜暖,非表寒即里寒;患者常欲揭衣被,则知其恶热喜冷,非表热即里热。伏首畏光,多为目疾;仰首喜光,多为热病。阳证多欲寒,欲见人;阴证则欲得温,欲闭户独处,恶闻人声。

从坐形来看:坐而喜伏,多为肺虚少气;坐而喜仰,多属肺实气逆;但坐不得卧,卧则气逆,多为咳喘肺胀,或为水饮停于胸腹;但卧不耐坐,坐则神疲或昏眩,多为气血双亏或脱血夺气;坐而不欲起者,多为阳气虚。坐卧不安是烦躁之征,或由于腹满胀痛所致。

从卧式来看,卧时常向外,身轻能自转侧,为阳证、热证、实证;反之,卧时喜向里,身重不能转侧,多为阴证、寒证、虚证;若病重致不能自己翻身转侧时,多是气血衰败已极,预后不良。蜷卧成团者,多为阳虚畏寒,或有剧痛;反之,仰面伸足而卧,则为阳证热盛而恶热。

五、望头面

(一) 望头

望头主要是观察头之外形、动态及头发的色质变化及脱落情况,以了解脑、肾的病变及气血的盛衰。

1. 望头形 小儿头形过大或过小,伴有智力低下者,多因先天不足,肾精亏虚。头形过大,可因脑积水引起。望小儿头部,尤需诊察囟门。若小儿囟门凹陷,称为囟陷,是津液损伤,脑髓不足之虚证;囟门高突,称为囟填,多为热邪亢盛,见于脑髓有病;若小儿囟门迟迟不能闭合,称为解颅,是肾气不足、发育不良的表现。无论成人或小儿,头摇不能自主者,皆为肝风内动之兆。

2. 望发 正常人发多浓密色黑而润泽,是肾气充盛的表现。若发稀疏不长,多为肾气亏虚。发黄干枯,久病落发,多为精血不足。若突然出现片状脱发,为血虚受风所致。青少年落发,多因肾虚或血热。青年白发,伴有健忘、腰膝酸软者,属肾虚;青年白发,若无其他病象者,不属病态。小儿发结如穗,常见于疳积。

(二) 望面

1. 面肿 面肿多见于水肿病。

2. 腮肿 腮部一侧或两侧突然肿起,逐渐胀大,并且疼痛拒按,多兼咽喉肿痛或伴耳聋,多属温毒,见于痄腮。面部口眼㖞斜,多属中风。面呈惊恐貌,多见于小儿惊风或狂犬病患者;面呈苦笑貌,亦可见于破伤风患者。

六、望五官

望五官是对目、鼻、耳、唇、口、齿龈、咽喉等头部器官的望诊。诊察五官的异常变化,可以了解脏腑病变。

（一）望目

望目主要指望目的神、色、形、态。

1. 目神 人之两目有无神气，是望神的重点。凡视物清楚、精彩内含、神光充沛者，是目有神；若白睛混浊、黑睛晦滞、失却精彩、浮光暴露者，是目无神。

2. 目色 目眦赤，为心火；白睛赤，为肺火；白睛现红络，为阴虚火旺；眼睑红肿湿烂为脾火；全目赤肿多眵，迎风流泪，为肝经风热；目眵淡白是血亏；白睛变黄，是黄疸之征；目眶周围见黑色，为肾虚水泛之水饮证，或寒湿下注之带下。

3. 目形 目窠微肿，状如卧蚕，是水肿初起；老年人下睑水肿，多为肾气虚衰。目窝凹陷，是阴液耗损之征，或因精气衰竭所致。眼球突起而喘，为肺胀；眼突而瘿肿则为瘿肿。

4. 目态 目睛上视，不能转动，称为戴眼反折，多见于惊风、痉厥或精脱神衰之重证。

横目斜视是肝风内动的表现。眼睑下垂，称为睑废。双睑下垂，多为先天性睑废，属先天不足，脾肾双亏。单睑下垂或双睑下垂程度不一，多为后天性睑废，因脾气虚或外伤后气血不和，脉络失于宣通所致。瞳仁扩大，多属肾精耗竭，为濒死危象。

（二）望鼻

望鼻主要是审察鼻之色泽、形态及其分泌物等变化。

1. 鼻之色泽 鼻色明润，是胃气未伤或病后胃气来复的表现。鼻头色赤，是肺热之征，色白是气虚血少之征，色黄是里有湿热，色青多为腹中痛，色微黑是有水气内停。

鼻头枯槁是脾胃虚衰、胃气不能上荣之候。鼻孔干燥，为阴虚内热，或燥邪犯肺；鼻燥衄血，多因阳亢于上所致。

2. 鼻之形态 鼻头色红，生有丘疹者，多为酒糟鼻，因胃火熏肺，血壅肺络所致。鼻孔内赘生小肉，撑塞鼻孔，气息难通，称为鼻痔，多由肺经风热凝滞而成。鼻翼煽动频繁，呼吸喘促者，称为鼻煽。久病鼻煽，是肺肾精气虚衰之危象；新病鼻煽，多为肺热。

3. 鼻之分泌物 鼻流清涕，为外感风寒；鼻流浊涕，为外感风热；鼻流浊涕而腥臭，是鼻渊，多因外感风热或胆经蕴热所致。

（三）望耳

望耳时应注意耳的色泽、形态及耳内的情况。

1. 耳之色泽 正常耳部色泽微黄而红润。全耳色白多属寒证；色青而黑多主痛证；耳轮焦黑干枯，是肾精亏极、精不上荣所致；耳背有红络，耳根发凉，多是麻疹先兆。耳部色泽以红润为佳，如见黄色、白色、青色、黑色，都属病象。

2. 耳之形态 正常人耳部肉厚而润泽，是先天肾气充足之象。若耳廓厚大，是形盛；耳廓薄小，乃形亏。耳肿大是邪气实；耳瘦削为正气虚。耳薄而红或黑，属肾精亏损。耳轮焦干多见于下消。耳轮甲错多见于久病血瘀。耳轮萎缩是肾气竭绝之危候。

3. 耳内病变 耳内流脓，是为脓耳，为肝胆湿热、蕴结日久所致。耳内长出小肉，其形如羊奶头者，称为耳痔，或形如枣核，胬出耳外，触之疼痛者，是为耳挺，皆因肝经郁火，或肾经相火、胃火郁结而成。

（四）望唇与口

望唇与口时要注意观察唇、口的色泽和动态变化。

1. 察唇 唇部色诊的临床意义与望面色相同，但因唇黏膜薄而透明，故其色泽较之面色更为明显。唇以红而鲜润为正常。若唇色深红,属实、属热;唇色淡红,多虚、多寒;唇色深红而干焦者,为热极伤津;唇色嫩红为阴虚火旺;唇色淡白,多属气血两虚;唇色青紫,常为阳气虚衰、血行郁滞的表现。嘴唇干枯皱裂,是津液已伤,唇失滋润。唇、口糜烂,多为脾胃积热,热邪灼伤。唇内溃烂,其色淡红,为虚火上炎。唇边生疮,红肿疼痛,为心脾积热。

2. 望口 望口需注意口之形态。口噤:口闭而难张。口闭不语,兼四肢抽搐,多为痉病或惊风;口闭不语兼半身不遂,为中风入脏之重证。口撮:上下口唇紧聚之形,常见于小儿脐风或成人破伤风。口僻:口角或左或右喝斜之状,为中风。口张:口开而不闭。若口张而气但出不返者,是肺气将绝之候。

(五) 望齿与龈

望齿与龈时应注意其色泽、形态和润燥的变化。

1. 望齿 牙齿不润泽,是津液未伤。牙齿干燥,是胃津受伤;齿燥如石,是胃肠热极,津液大伤;齿燥如枯骨,为肾精枯竭,不能上荣于齿的表现;牙齿松动稀疏,齿根外露,多属肾虚或虚火上炎。病中咬牙龄齿为肝风内动。睡中龄齿,多为胃热或虫积。牙齿有腐臭味,多为龋齿,或称虫牙。

2. 察龈 龈红而润泽为正常。龈色淡白,为血虚不荣;龈红肿或兼出血多属胃火上炎;龈微红,微肿而不痛,或兼齿缝出血,多属肾阴不足,虚火上炎;龈色淡白而不肿痛,齿缝出血,为脾虚不能摄血。牙龈腐烂,流腐臭血水者,为牙疳。

(六) 望咽喉

咽喉疾病的症状较多,这里仅介绍一般望而可及的内容。若咽喉红肿而痛,多属肺胃积热;红肿而溃烂,有黄白腐点是热毒深极;若鲜红娇嫩,肿痛不甚者,是阴虚火旺。

咽部两侧红肿突起如乳突,称为乳蛾,是肺胃热盛、外感风邪凝结而成。如咽部有灰白色假膜,擦之不去,重擦出血,随即复生者,为白喉,因其有传染性,故又称疫喉。

七、望躯体

躯体部的望诊包括对颈项部,胸部,腹部,背部,腰部及前、后二阴的诊察。

(一) 望颈项部

颈项是连接头部和躯干的部分,其前部称为颈,后部称为项。颈项部的望诊,应注意观察其外形变化和动态变化。

1. 外形变化 颈前颔下结喉之处,有肿物如瘤,可随吞咽移动,皮色不变也不疼痛,缠绵难消,且不溃破,为颈瘿,俗称"大脖子"。颈侧颔下,肿块如垒,累累如串珠,皮色不变,初觉疼痛,谓之瘰疬。

2. 动态变化 若颈项软弱无力,谓之项软。后项强直,前俯及左右转动困难者,称为项强。如睡醒之后,项强不便,称为落枕。颈项强直,角弓反张,多为肝风内动。

(二) 望胸部

膈膜以上,锁骨以下的躯干部谓之胸部。望胸部时要注意其外形变化。

正常人胸部外形两侧对称,呼吸时活动自如。小儿胸部向前、向外突起,变成畸形,称为鸡胸,多因先天不足或后天失调,骨骼失于充养。胸部似桶状,伴有咳喘、羸瘦者,是风邪痰热壅滞肺气所致。患者肋间饱胀,咳则引痛,常见于饮停胸胁之悬饮证。如肋部硬块突起,连如串珠,是佝偻病,因肾精不足、骨质不坚、骨软变形所致。乳房局部红肿,甚至溃破流脓,是乳痈,多因肝失疏泄、乳汁不畅、乳络壅滞而成。

（三）望腹部

膈膜以下，骨盆以上的躯干部是腹部。腹部望诊主要诊察腹部形态变化。

腹皮绷紧，胀大如鼓者，称为臌胀。其中：立位、卧位腹部均高起，按之不坚者为气臌；立位腹部臌胀，卧位则平坦，摊向身侧的，属水臌。患者腹部凹陷如舟，称为腹凹，多见于久病之人，脾胃元气大亏，或新病阴津耗损，不充形体。婴幼儿脐中有包块突出，皮色光亮者谓之脐突，又称脐疝。

（四）望背部

由项至腰的躯干后部称为背部。望背部主要观察其形态变化。

脊骨后突，背部凸起的称为龟背，常因小儿时期，先天不足，后天失养，骨失充，脊柱变形所致。患者头项强直，腰背向前弯曲，反折如弓状，称为角弓反张，常见于破伤风或痉病。痈、疽、疮、毒，生于脊背部位的统称发背，多因火毒凝滞肌腠而成。

（五）望腰部

季肋以下，髂嵴以上的躯干后部谓之腰。望腰部主要观察其形态变化。

如腰部疼痛，转侧不利者，称为腰部拘急，可因寒湿外侵，经气不畅，或外伤闪挫，血脉凝滞所致。腰部皮肤生有水疱，如带状簇生，累累如珠，称为缠腰火丹。

（六）望前阴

前阴又称下阴，是男女外生殖器及尿道的总称。前阴有生殖和排尿的作用。

1. 阴囊 阴囊肿大，不痒不痛，皮肤透明的为水疝。阴囊肿大，疼痛不硬的为㿉疝。阴囊内有肿物，卧则入腹，起则下坠，名为狐疝。

2. 阴茎 阴茎痿软，缩入小腹的是阴缩，因阳气亏虚，外感寒凝经脉而成。如阴茎硬结，破溃流脓，常见于梅毒内陷、毒向外攻之下疳证。

3. 女阴 妇女阴中突物如梨状，称为阴挺。因中气不足，产后劳累，升提乏力，致胞宫下坠阴户之外。

（七）望后阴

后阴即肛门，又称魄门，有排大便的作用。后阴望诊要注意脱肛、痔瘘和肛裂。

肛门上段直肠脱出肛外，名为脱肛。肛门周围有物突出，肛周疼痛，甚至便时出血者，是为痔疮。其生于肛门之外者，称为外痔；生于肛门之内者，称为内痔；内外皆有，称为混合痔。痔疮溃烂，日久不愈，在肛周发生瘘管，管道或长或短，或有分支或通入直肠，称为肛瘘。肛门有裂口，伴疼痛，便时流血，称为肛裂。

八、望四肢

四肢是双下肢和双上肢的总称。望四肢主要是诊察手足、掌腕、指（趾）等部位的形态、色泽。

（一）望手足

手足拘急，屈伸不利者，多因寒凝经脉。其中：屈而不伸者，为筋脉挛急；伸而不屈者，为关节强直。手足抽搐常见于邪热亢盛、肝风内动之痉病；扬手掷足，为内热亢盛，热扰心神。手足震摇不定，是气血俱虚、肝筋失养、虚风内动的表现。四肢肌肉萎缩，多因脾气亏虚，营血不足，四肢失荣。半身不遂是为瘫痪。足痿不行,称为下痿证。胫肿或跗肿且指压留痕,为水肿之征。足膝肿大而股胫瘦削,为鹤膝风。

（二）望掌腕

掌心皮肤燥裂,伴疼痛,迭起脱屑,称为鹅掌风。

（三）望指（趾）

手指挛急,不能伸直者,称为鸡爪风。指（趾）关节肿大变形,屈伸不利,多为风湿久凝、肝肾亏虚所致。足趾皮肤紫黑,溃流脓水,肉色不鲜,味臭痛剧,为脱疽。

九、望皮肤

望皮肤时要注意皮肤的色泽及形态改变。

（一）色泽

皮肤色泽亦可见五色,五色诊亦适用于皮肤望诊。临床上常见而又有特殊意义者,为发赤、发黄。

1. 皮肤发赤　皮肤突然鲜红如片,色如涂丹,边缘清楚,灼热肿胀者,为丹毒。发于头面者,名抱头火丹;发于小腿足部者名流火;发于全身、游走不定者,名赤游丹。因部位、色泽、原因不同而有多种名称,但皆为心火偏旺,又遇风热恶毒所致。

2. 皮肤发黄　皮肤、面目、爪甲皆黄,是黄疸,分阳黄、阴黄两大类。阳黄,黄色鲜明如橘皮,多因脾胃或肝胆湿热所致。阴黄,黄色晦暗如烟熏,多因脾胃为寒湿所困。

（二）形态

（1）皮肤虚浮肿胀,按之有压痕,多属水湿泛滥。皮肤干瘪枯燥,多为津液耗伤或精血亏损。皮肤干燥粗糙,状如鳞甲称为肌肤甲错,多因瘀血阻滞、肌肤失养而致。

（2）痘疮,皮肤起疱,形似豆粒。常伴有外感证候,包括天花、水痘等病。

（3）斑和疹都是皮肤上的病变,是疾病过程中的一个症状。斑色红,点大成片,平摊于皮肤下,摸之不应手。由于病机不同,又有阳斑与阴斑之别。疹形如粟粒,色红而高起,抚之碍手。根据病因不同其可分为麻疹、风疹、瘾疹等。

（4）白痦与水疱都是高出皮肤的皮疹,疱内为水液,白痦是细小的丘疱疹,而水疱则泛指大小不一的一类疱疹。

（5）痈、疽、疔、疖,都为发于皮肤体表部位有形可诊的外科疮疡疾病。四者的区别:凡发病局部范围较大,红肿热痛,根盘紧束者为痈;漫肿无头,根脚平塌,肤色不变,不热少痛者为疽;范围较小,初起如粟,根脚坚硬较深,麻木或发痒,继则顶白而痛者为疔;起于浅表,形小而圆,红肿热痛不甚,容易化脓,脓溃即愈者为疖。

十、望舌

望舌属望五官的内容之一,但其内容非常丰富,至今已发展成为专门的舌诊。

舌诊以望舌为主,望舌是通过观察舌象进行诊断的一种望诊方法。舌象是由舌质和舌苔两部分的色泽、形态所构成的形象。所以望舌主要是望舌质和望舌苔。

（一）舌与脏腑、经络的关系

舌与内脏的联系,主要是通过经脉的循行来实现的。据《黄帝内经》记载,心、肝、脾、肾等脏及膀胱、三焦、胃等腑均通过经脉、经别或经筋与舌直接联系。至于肺、小肠、大肠、胆等,虽与舌无直接联系,但手、足太阴经相配,手、足太阳经相配,手、足少阳经相配,手、足阳明经相配,故肺、小肠、胆、大肠之经气,亦可间接通于舌。所以说,舌不仅是心之苗窍、脾之外候,而且

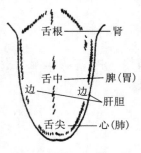

图 4-2　舌与脏腑的关系

是五脏六腑之外候。在生理上,脏腑的精气可通过经脉联系上达于舌,可营养舌体并维持舌的正常功能活动。在病理上,脏腑的病变,也可影响精气的变化而反映于舌。

从生物全息律的观点来看,任何局部都近似于整体的缩影,舌也不例外,故前人有舌体应内脏部位之说。

以舌的各部分候脏腑(图 4-2),这是目前研究生物全息律的课题之一,虽说法不一,但都有参考价值,临床诊断上,可结合舌质、舌苔的诊察加以验证,但必须四诊合参,综合判断,不可过于机械拘泥。

(二)望舌的内容

望舌可分为望舌质和舌苔两部分。舌质又称舌体,包括舌的肌肉和脉络等组织。舌质又分为舌神、舌色、舌形、舌态四个方面。舌苔是舌体上附着的一层苔状物,舌苔可分为苔色、苔质两个方面。

正常舌象,为淡红舌、薄白苔。具体地说,其舌体柔软,运动灵活自如,颜色淡红而红活鲜明;大小适中,无异常形态;舌苔薄白润泽,颗粒均匀,薄薄地铺于舌面,揩之不去,其下有根与舌质如同一体,干湿适中,不黏不腻等。总之,将舌质、舌苔各基本因素的正常表现综合起来,便是正常舌象。

1. 望舌质

(1)舌神,主要表现在舌质的荣润和灵动方面。察舌神之法,关键在于辨荣枯。

荣者,荣润而有光彩,表现为舌的运动灵活,舌色红润、鲜明光泽、富有生气,是谓有神,虽病亦属善候。枯者,枯晦而无光彩,表现为舌的运动不灵,舌质干枯、晦暗无光,是谓无神,属凶险恶候。可见舌神之有无,反映了脏腑、气血、津液之盛衰,关系到疾病预后的吉凶。

(2)舌色,即舌质的颜色。根据舌色,一般可将舌分为淡红舌、淡白舌、红舌、绛舌、紫舌、青舌几种。除淡红色为正常舌色外,其余都是主病之色。

① 淡红舌:舌色白里透红,不深不浅,淡红适中,此乃气血上荣之象,说明心气充足,阳气布化,故淡红色为正常舌色。

② 淡白舌:舌色较淡红舌浅淡,甚至全无血色,称为淡白舌。由于阳虚生化阴血的功能减退,推动血液运行之力亦减弱,以致血液不能营运于舌中,故舌色浅淡而白。所以淡白舌主虚寒或气血双亏。

③ 红舌:舌色鲜红,较淡红舌为深,称为红舌。因热盛致气血沸涌、舌体脉络充盈,则舌色鲜红,故主热证,可见于实热证或虚热证。

④ 绛舌:绛为深红色,绛舌为较红舌颜色更深浓之舌。主病有外感与内伤之分。在外感病为热入营血,在内伤杂病为阴虚火旺。

⑤ 紫舌:由血液运行不畅而瘀滞所致。故紫舌主病,不外寒热之分。热盛伤津,气血壅滞,多表现为绛紫而干枯少津。寒凝血瘀或阳虚生寒,可见舌淡紫或青紫湿润。

⑥ 青舌:舌色如皮肤暴露之"青筋",全无红色,称为青舌,古书形容其如水牛之舌。由于阴寒邪盛,阳气郁而不宣,血液凝而瘀滞,故舌色发青。青舌主寒凝阳郁,或阳虚寒凝,或内有

瘀血。

（3）舌形，是指舌体的形状，包括老嫩、胖瘦、胀瘪、芒刺、裂纹、齿痕等异常变化。

① 苍老舌：舌质纹理粗糙，形色坚敛，谓苍老舌。不论舌色、苔色如何，舌质苍老者都属实证。

② 娇嫩舌：舌质纹理细腻，其色娇嫩，其形多浮胖，称为娇嫩舌，多主虚证。

③ 胀大舌：分胖大和肿胀。舌体较正常舌大，甚至伸舌满口，或有齿痕，称为胖大舌。舌体肿大，胀塞满口，不能缩回闭口，称为肿胀舌。胖大舌多因水饮、痰湿阻滞所致。肿胀舌，多因热毒、酒毒致气血上壅，致舌体肿胀，多主热证或中毒病证。

④ 瘦薄舌：舌体瘦小枯薄者，称为瘦薄舌，多因气血阴液不足、不能充盈舌体所致。瘦薄舌主气血两虚或阴虚火旺。

⑤ 芒刺舌：舌面上有软刺（即舌乳头），是正常状态，若舌面软刺增大，高起如刺，摸之刺手，称为芒刺舌，多因邪热亢盛所致。芒刺越多，邪热越甚。根据芒刺出现的部位，可分辨热所在之脏，如：舌尖有芒刺，多为心火亢盛；舌边有芒刺，多属肝胆火盛；舌中有芒刺，主胃肠热盛。

⑥裂纹舌：舌面上有裂沟，而裂沟中无舌苔覆盖者，称为裂纹舌，多因精血亏损、津液耗伤、舌体失养所致。故裂纹舌多主精血亏损。此外，健康人中大约有 0.5% 的人在舌面上有纵、横向深沟，称为先天性舌裂，其裂纹中多有舌苔覆盖，身体无其他不适，此与裂纹舌不同。

⑦齿痕舌：舌体边缘有牙齿压印的痕迹，故称齿痕舌。其成因多由脾虚不能运化水湿，以致湿阻于舌而舌体胖大，受齿列挤压而形成齿痕。所以齿痕舌常与胖大舌同见，主脾虚或湿盛。

（4）舌态，是指舌体运动时的状态。正常舌态是舌体活动灵敏，伸缩自如。病理舌态有强硬舌、痿软舌、舌纵、短缩舌、舌麻痹、颤动舌、歪斜舌、吐弄舌等。

① 强硬舌：舌体板硬强直，运动不灵，以致语言艰涩不清，称为强硬舌。多因热扰心神、舌无所主或高热伤阴、筋脉失养，或痰阻舌络所致。多见于热入心包、高热伤阴、痰浊内阻、中风或中风先兆等证。

② 痿软舌：舌体软弱、无力屈伸，痿废不灵，称为痿软舌。多因气血虚极，阴液失养筋脉所致。可见于气血俱虚、热灼津伤、阴亏已极等证。

③ 舌纵：舌伸出口外，内收困难，或不能回缩，称为舌纵，多因舌之肌肉、经筋舒纵所致。可见于实热内盛、痰火扰心及气虚证。

④ 短缩舌：舌体紧缩而不能伸长，称为短缩舌，可因寒凝筋脉，舌收引挛缩，或内阻痰湿，引动肝风，风邪挟痰，梗阻舌根，或热盛伤津，筋脉拘挛，或气血俱虚，舌体失于濡养、温煦所致。无论因虚因实，皆属危重证候。

⑤ 舌麻痹：舌有麻木感而运动不灵，称为舌麻痹，多因营血不能上营于舌而致。若无故舌麻痹，时作时止，是心血虚；若舌麻痹而时发颤动，或有中风症状，是肝风内动之候。

⑥ 颤动舌：舌体震颤抖动，不能自主，称为颤动舌。多因气血两虚，筋脉失养或热极伤津而生风所致。可见于血虚生风及热极生风等证。

⑦ 歪斜舌：伸舌偏斜至一侧，舌体不正，称为歪斜舌，多因风邪中络或风痰阻络所致。也有风中脏腑者，但总因一侧经络、经筋受阻，病侧舌肌弛缓，故向健侧偏斜，多见于中风或中风先兆。

⑧ 吐弄舌：舌常伸出口外者为吐舌；舌不停地舐舐上、下、左、右口唇，或舌微出口外，立即收回，皆称为弄舌。二者合称为吐弄舌，皆因心、脾二经有热，灼伤津液，以致筋脉紧缩、频频动

摇。弄舌常见于智力发育不全的小儿。

2. 望舌苔 正常的舌苔是由胃气上蒸所生,故胃气的盛衰,可从舌苔的变化上反映出来。病理舌苔的形成,一是胃气夹饮食积滞之浊气上升而形成,二是邪气上升而形成。望舌苔,应注意苔质和苔色两个方面的变化。

(1)苔质,即舌苔的形质,包括舌苔的厚薄、润燥、腐腻、剥落、有根与无根等变化。

①厚薄:厚薄以见底和不见底为标准。凡透过舌苔隐约可见舌质的为见底,即为薄苔。由胃气所生,属正常舌苔,若有病见薄苔,多为疾病初起或病邪在表,病情较轻。不能透过舌苔见到舌质的为不见底,即是厚苔。多为病邪入里,或胃肠积滞,病情较重。舌苔由薄而增厚,多为正不胜邪,病邪由表传里,病情由轻转重,为病势发展的表现;舌苔由厚变薄,多为正气来复,内郁之邪得以消散外达,病情由重转轻,为病势退却的表现。

②润燥:舌面润泽,干湿适中,是润苔,表示津液未伤;若水液过多,扪之湿而滑利,甚至伸舌涎流欲滴,为滑苔,是有湿、有寒的反映,多见于阳虚而痰饮、水湿内停之证;若望之干枯,扪之无津,为燥苔,由津液不能上承所致,多见于热盛伤津、阴液不足、阳虚水不化津、燥气伤肺等证。舌苔由润变燥,多为燥邪伤津,或热甚耗津,表示病情加重;舌苔由燥变润,多为燥热渐退、津液渐复,说明病情好转。

③腐腻:苔厚而颗粒粗大、疏松,形如豆腐渣堆积舌面,揩之可去,称为腐苔。其多因体内阳热有余,蒸腾胃中腐浊之气上泛而成,常见于痰浊、食积且有胃肠郁热之证。苔质颗粒细腻、致密,揩之不去,刮之不脱,上面罩一层油腻状黏液,称为腻苔,多因脾失健运,湿浊内盛,阳气被阴邪所抑制而造成,多见于痰饮、湿浊内停等证。

④剥落:患者舌本有苔,忽然全部或部分剥脱,剥处见底,称为剥落苔。若全部剥脱,不生新苔,光洁如镜,称为镜面舌、光滑舌。此为胃阴枯竭、胃气大伤、毫无生发之气所致。无论何色,皆属胃气将绝之危候。若舌苔剥脱不全,剥处光滑,余处舌苔斑斑驳驳地残存,称为花剥苔,为胃之气阴两伤所致。舌苔从有到无,是胃的气阴不足、正气渐衰的表现。但舌苔剥落之后,复生薄白之苔,乃邪去正胜、胃气渐复之佳兆。值得注意的是,无论舌苔的增长或消退,都以逐渐转变为佳,若舌苔骤长骤退,多为病情暴变征象。

⑤有根与无根:无论苔之厚薄,若紧贴舌面,似从舌里生出者为有根苔,又称真苔;若苔不着实,似浮涂舌上,刮之即去,非如舌上生出者,为无根苔,又称假苔。有根苔表示病邪虽盛,但胃气未衰;无根苔表示胃气已衰。

总之,观察舌苔的厚薄可知病的深浅;舌苔的润燥,可知津液的盈亏;舌苔的腐腻,可知湿浊等情况;舌苔的剥落和有根、无根,可知气阴的盛衰及病情的发展趋势等。

(2)苔色,即舌苔之颜色,一般分为白苔、黄苔和灰苔、黑苔四类及兼色变化。由于苔色与病邪性质有关,所以观察苔色可以了解疾病的性质。

①白苔:一般常见于表证、寒证。由于外感邪气尚未传里,舌苔往往无明显变化,仍为正常的薄白苔。若舌淡苔白而湿润,常是里寒证或寒湿证。但在特殊情况下,白苔也主热证。如舌上满布白苔,如白粉堆积,扪之不燥,为积粉苔,是由外感秽浊不正之气、毒热内盛所致,常见于瘟疫或内痈。再如苔白燥裂如砂石,扪之粗糙,称为糙裂苔,皆因湿病化热迅速,内热暴起,津液暴伤,苔尚未转黄而里热已炽,常见于温病或误服温补之药。

②黄苔:一般主里证、热证。由于热邪熏灼,所以苔现黄色。舌苔淡黄色为热轻,舌苔深黄色为热重,舌苔焦黄色为热结。外感病,苔由白转黄,为表邪入里化热的征象。若苔薄淡黄,为外感风热表证或风寒化热。若舌淡胖嫩,苔黄滑润,多是阳虚水湿不化。

③灰苔：灰苔即浅黑色苔，常由白苔晦暗转化而来，也可与黄苔同时出现。主里证，常见于里热证，也见于寒湿证。苔灰而干，多属热炽伤津，可见于外感热病，或阴虚火旺，或为内伤染病。苔灰而润，见于痰饮内停，或为寒湿内阻。

④黑苔：多由焦黄苔或灰苔发展而来，一般来讲，所主病证无论寒热，多属危重。苔色越黑，病情越重。如：苔黑而燥裂，甚则生芒刺，为热极津枯；苔黑而燥见于舌中者，是肠燥屎结，或胃将败坏之兆；苔黑而燥见于舌根部，是下焦热甚；苔黑而燥见于舌尖者，是心火自焚；苔黑而滑润，舌质淡白，为阴寒内盛，水湿不化；苔黑而黏腻，为痰湿内阻。

3. 舌质与舌苔的综合诊察 疾病的发展过程是一个复杂的整体性变化过程，因此在分别掌握舌质、舌苔的基本变化及其主病时，还应同时分析舌质和舌苔的相互关系。一般认为，望舌质重在辨正气的虚实，当然也包括邪气的性质；望舌苔重在辨邪气的浅深与性质，当然也包括胃气之存亡。从二者的联系而言，必须合参才能认识全面，无论二者单独变化还是同时变化，都应综合诊察。在一般情况下，舌质与舌苔的变化是一致的，其主病往往是各自主病的综合。如：里实热证，多见舌红苔黄而干；里虚寒证，多见舌淡苔白而润。这是学习舌诊的执简驭繁的要领，但是也有二者变化不一致的时候，故更需四诊合参，综合评判。如：苔白虽主寒主湿，但若红绛舌兼白干苔，则属燥热伤津，由于燥邪化火迅速，苔色尚未转黄，便已入营；白厚积粉苔，亦主邪热炽盛，并不主寒；灰黑苔可属热证，亦可属寒证，需结合舌质润燥来辨。有时二者主病是矛盾的，但亦应合看。如红绛舌白滑腻苔，在外感属营分有热、气分有湿；在内伤为阴虚火旺，又有痰浊食积。学习时可分别掌握，但在运用时必须综合诊察。

（三）望舌方法与注意事项

望舌时要获得准确的结果，必须讲究方式、方法，注意一些问题，现分述如下。

1. 伸舌姿势 望舌时要求患者把舌伸出口外，充分暴露舌体。口要尽量张开，伸舌要自然放松，毫不用力，舌面应平展舒张，舌尖自然垂向下唇。

2. 顺序 望舌应循一定顺序进行，一般先看舌苔，后看舌质，按舌尖、舌边、舌中、舌根的顺序进行。

3. 光线 望舌应以充足而柔和的自然光线为宜，面向光亮处，使光线直射口内，要避开有色门窗和周围反光较强的有色物体，以免影响舌苔颜色而产生假象。

4. 饮食 饮食对舌象的影响也很大，常使舌苔形、色发生变化。由于咀嚼食物，反复摩擦，可使厚苔转薄；刚刚饮水，则使舌面湿润；过冷、过热的饮食以及辛辣等刺激性食物，常使舌色改变。此外，某些食物或药物会使舌苔染色，出现假象，称为染苔。这些都是因外界干扰导致的一时性虚假舌质或舌苔，与患者就诊时的病变并无直接联系，不能反映病变的本质。因此，临床上遇到舌的苔质与病情不符，或舌苔突然发生变化时，应注意询问患者近期尤其是就诊前一段时间内的饮食、服药等情况。

十一、望排出物

望排出物是观察患者的分泌物和排泄物，如痰涎、呕吐物、二便、涕、唾、汗、泪、带下等。这里重点介绍对痰涎、呕吐物和二便的望诊，审察其色、质、形、量等变化，以了解有关脏腑的病变及邪气性质。一般排出物色泽清白，质地稀，多为寒证、虚证；色泽黄赤，质地黏稠，形态秽浊不洁，多属热证、实证；色泽发黑，夹有块状物者，多为瘀证。

（一）望痰涎

痰涎是机体水液代谢障碍的病理产物，其形成主要与脾、肺两脏功能失常关系密切，故古人说:脾为生痰之源,肺为储痰之器。但是痰涎与他脏也有关系。临床上分为有形之痰与无形之痰两类,这里所指的是咳唾而出的有形之痰。痰黄黏稠,坚而成块者,属热痰,因热邪煎熬津液所致。痰白而清稀,或有灰黑点者,属寒痰,因寒伤阳气,气不化津,湿聚而为痰。痰白滑而量多,易咯出者,属湿痰,因脾虚不运,水湿不化,聚而成痰,则滑利易出。痰少而黏,难于咳出者,属燥痰,为燥邪伤肺。痰中带血,或咳吐鲜血者,为热伤肺络。口常流稀涎者,多为脾胃阳虚。口常流黏涎者,多属脾蕴湿热。

（二）望呕吐物

胃中之物上逆自口而出为呕吐物。胃气以降为顺,若胃气上逆,使胃内容物随之上逆出口,则称呕吐。由于导致呕吐的原因不同,呕吐物的性状及伴随症状亦因之而异。若呕吐物清稀无臭,多是寒呕,由脾胃虚寒或寒邪犯胃所致。呕吐物酸臭秽浊,多为热呕,因邪热犯胃、胃有实热所致。呕吐痰涎清水,量多,多是痰饮内阻于胃。呕吐未消化的食物,腐酸味臭,多属食积。若呕吐频发频止,呕吐物为未消化食物而少有酸腐,为肝气犯胃所致。若呕吐黄绿苦水,因肝胆郁热或肝胆湿热所致。呕吐鲜血或紫暗有块,夹杂食物残渣,多因胃有积热、肝火犯胃,或素有瘀血所致。

（三）望大便

望大便,主要是诊察大便的颜色及便质、便量。

大便色黄,呈条状,干湿适中,便后舒适者,是正常大便。大便清稀,完谷不化,或如鸭溏者,多属寒泻。大便色黄,清稀如糜,有恶臭者,属热泻。大便色白,多属脾虚或黄疸。

大便燥结者,多属实热证。大便干结如羊屎,排出困难,或多日不大便而不甚痛苦者为阴血亏虚。大便如黏冻而夹有脓血且兼腹痛,伴里急后重,是痢疾。便黑如柏油,是胃络出血。小儿便绿,多为消化不良的征象。大便下血,有两种情况,若先血后便,血色鲜红的,是近血,多见于痔疮出血;若先便后血,血色褐暗的,是远血,多见于胃肠病。

（四）望小便

望小便要注意颜色及尿质、尿量的变化。

正常小便颜色淡黄,清净不浊,尿后有舒适感。若小便清长量多,伴有形寒肢冷,多属寒证。小便短赤量少,尿时灼热疼痛,多属热证。尿混浊如膏脂或有滑腻之物,多是膏淋;尿有砂石,小便困难而痛,为石淋;尿中带血,为尿血,多属下焦热盛、热伤血络;尿血伴有排尿困难而灼热刺痛,是血淋。尿混浊如米泔水,形体消瘦多为脾肾虚损。

十二、望小儿指纹

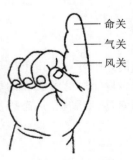

图 4-3　小儿指纹

指纹是浮露于小儿两手食指掌侧前缘的脉络。

观察小儿指纹形色变化来诊察疾病的方法,称为指纹诊法,仅适用于三岁以下的幼儿。指纹是手太阴肺经的一个分支,故与诊寸口脉意义相似。

指纹分风关、气关、命关三关(图 4-3),即食指近掌部的第一节为风关,第二节为气关,第三节为命关。

（一）望指纹的方法

将患儿抱到向光处,医生用左手的食指和拇指握住患儿食指末端,以右手大拇指在其食指掌侧,从命关向气关、风关直推几次,用力要适当,使指纹更为明显,便于观察。

(二)望指纹的临床意义

正常指纹,络脉色泽浅红兼紫,隐隐于风关之内,大多不浮露,甚至不明显,多是斜形、单支、粗细适中。

1. 纹位变化——三关测轻重 纹位是指指纹出现的部位。

根据指纹在手指三关中出现的部位,以测邪气的浅深、病情的轻重。指纹显于风关附近者,表示邪浅、病轻;指纹过风关至气关者,为邪已深入,病情较重;指纹过气关达命关者,是邪陷病深之兆;若指纹透过风关、气关、命关三关,一直延伸到指甲端者,称为透关射甲,提示病情危重。

2. 纹色变化——红紫辨寒热 纹色的变化,主要有红色、紫色、青色、黑色、白色的变化。

纹色鲜红多属外感风寒;纹色紫红,多主热证;纹色青,主风证或痛证;纹色青紫或紫黑,是血络郁闭;纹色淡白,多属脾虚。

3. 纹形变化——浮沉分表里,淡滞定虚实 纹形,即指纹的浅、深、细、粗等变化。

指纹浮而明显的,主病在表;指纹沉隐不显的,主病在里。纹细而色浅淡的,多属虚证;纹粗而色浓滞的,多属实证。

总之,望小儿指纹的要点如下:浮沉分表里,红紫辨寒热,淡滞定虚实,三关测轻重,纹形色相参,留神仔细看。

第二节 闻 诊

闻诊包括听声音和嗅气味两个方面的内容,是医生通过听觉和嗅觉了解由病体发出的各种异常声音和气味,以诊察病情。

一、听声音

听声音,主要是听患者言语气息的高低、强弱、清浊、缓急等变化,以及咳嗽、呕吐、呃逆、嗳气等声响的异常,以分辨病情的寒热虚实。

(一)正常声音

正常声音虽有个体差异,但发声自然、音调和畅、刚柔相济,此为正常声音的共同特点。

由于人们性别、年龄、身体等形质、禀赋的不同,正常人的声音亦各不相同,男性多声低而浊,女性多声高而清,儿童则声音尖利清脆,老年人则声音浑厚低沉。

声音与情志的变化也有关系。如:怒时发声忿厉而急;悲哀则发声悲惨而断续等。这些因一时感情触动而发的声音,也属于正常范围,与疾病无关。

(二)病变声音

病变声音,指疾病反映于声音上的变化。一般来说,在正常生理变化范围之外以及在个体差异以外的声音,均属病变声音。

1. 发声异常 在患病时,若语声高亢洪亮,多言而躁动,多属实证、热证。若感受风、寒、湿诸邪,声音常兼重浊。若语声低微无力,少言而沉静,多属虚证、寒证或邪去正伤之证。

(1)音哑与失音:语声低而清楚称音哑,发音不出称失音。临床上发病往往先见音哑,病情继续发展则见失音,故二者病因病机基本相同,当先辨虚实。新病多属实证,因外感风寒或风热袭肺,或因痰浊壅肺、肺失清肃所致。久病多属虚证,因精气内伤,或肺肾阴虚、虚火灼金所致。

（2）鼻鼾:气道不利时发出的异常呼吸声。正常人在熟睡时亦可发出鼾声。若鼾声不绝、昏睡不醒,多见于高热神昏或中风入脏之危证。

（3）呻吟、惊呼:呻吟是因痛苦而发出的声音。呻吟不只是因身痛不适所致。由于出乎意料的刺激而突然发出喊叫声,称惊呼。骤发剧痛或惊恐常令人发出惊呼。小儿阵发惊呼,声尖惊恐,多是肝风内动、扰乱心神之惊风。

2. 语言异常 "言为心声",故语言异常多属心的病变。一般来说:沉默寡言者多属虚证、寒证;烦躁多言者,多属实证、热证。语声低微,时断时续者,多属虚证;语声高亢有力者,多属实证。

（1）狂言癫语:患者神志错乱、意识思维障碍所出现的语无伦次。

狂言表现为骂詈歌笑无常、胡言乱语、喧扰妄动、烦躁不安等,主要见于狂证,俗称"武痴""发疯"。患者情绪处于极度兴奋状态,属阳证、热证,多因痰火扰心、肝胆郁火所致。癫语表现为语无伦次、自言自语或默默不语、哭笑无常、精神恍惚、不欲见人。主要见于癫证,俗称"文痴"。患者精神抑郁不振,属阴证,多因痰浊郁闭或心脾两虚所致。

（2）独语与错语:患者在神志清醒、思维迟钝时出现的语言异常,以老年人或久病之人多见,为心之气血亏虚、心神失养、思维迟钝所致,多见于虚证患者。

独语表现为独自说话、喃喃不休、首尾不续、见人便止。多因心之气血不足、心神失养,或因痰浊内盛、上蒙心窍、神明被扰所致。

错语表现为语言颠倒错乱,或言后自知说错,不能自主,又称"语言颠倒""语言错乱"。多因肝郁气滞、痰浊内阻、心脾两虚所致。

（3）谵语与郑声:患者在神志昏迷或朦胧时,出现的语言异常,为病情垂危、失神状态的表现。谵语多因邪气太盛、扰动心神所致,而郑声多是正气大伤、心神失养所致。

谵语表现为神志不清、胡言乱语、声高有力,往往伴有身热烦躁等,多属实证、热证,尤以急性外感热病多见。

郑声表现为神志昏沉及语言重复、低微无力、时断时续,多因心气大伤、神无所依而致,多属虚证。

3. 呼吸异常与咳嗽 呼吸异常与咳嗽是肺病常见的症状。肺主呼吸,肺功能正常则呼吸均匀,不出现咳嗽、咯痰等症状。当外邪侵袭或其他脏腑病变影响于肺时,就会使肺气不利而出现呼吸异常和咳嗽。

（1）呼吸异常,主要表现为喘、哮、上气、短气、少气、气粗、气微等。

① 喘:又称"气喘",是指呼吸急促困难,甚至张口抬肩,鼻翼煽动,端坐呼吸,不能平卧的现象。喘可见于多种急、慢性肺病。

喘在临床辨证时,要首先区分虚实。实喘的特点是发病急骤、呼吸困难、声高息涌气粗、唯以呼出为快,甚则仰首目突,脉数有力,多因外邪袭肺或痰浊阻肺所致。虚喘的特点是发病缓慢,呼吸短促,似不相接续,但得引一长息为快,活动后喘促更甚,气怯声低,形体虚弱,倦怠乏力,脉微弱。虚喘多因肺之气阴两虚,或肾不纳气所致。

② 哮:以呼吸急促、喉中痰鸣如哨为特征。多反复发作,不易痊愈。往往在季节转换、气候变化突然时复发。哮要注意区别寒热。

寒哮,又称冷哮,多在冬春季节遇冷而作,因阳虚痰饮内停,或寒饮阻肺所致。

热哮,则常在夏秋季节气候燥热时发作,因阴虚火旺或痰热阻肺所致。

③ 上气:以呼吸气急、呼多吸少为特点,可兼有气息短促、面目浮肿,为肺气不利、气逆于喉间所致。其有虚证和实证之分。实证以痰饮阻肺或外邪袭肺多见。虚证以阴虚火旺多见。

④ 短气:以呼吸短促、不相接续为特点,其症状似虚喘而不抬肩,似呻吟而无痛楚。其多因肺气不足所致。此外,若胸中停饮也可见短气,为水饮阻滞胸中气机、肺气不利而致。

⑤ 少气:以呼吸微弱、语声低微无力为特点。患者多伴有倦怠懒言、面色不华,谈话时自觉气不足以言,常深吸一口气后再继续说话,为全身阳气不足之象。

⑥ 气粗、气微:患者呼吸时鼻中气息粗糙或微弱,气息粗糙多属实证,为外感六淫之邪或痰浊内盛、气机不利所致;气息微弱多属虚证,为肺肾气虚所致。

(2) 咳嗽,是肺病中最常见的症状,是肺失肃降、肺气上逆的表现。

咳是指有声无痰,嗽是指有痰无声,咳嗽为有声有痰。现在临床上并不区分,统称为咳嗽。

咳嗽首当鉴别属于外感还是内伤。一般来说,外感咳嗽,起病较急,病程较短,必兼表证,多属实证;内伤咳嗽,起病缓慢,病程较长或反复发作,以虚证居多。

咳嗽之辨证,要注意咳声的特点,如:咳声紧闷,多属寒湿;咳声清脆,多属燥热等。若咳嗽昼甚夜轻者,常为热、为燥;夜甚昼轻者,多为肺肾阴亏。若无力作咳、咳声低微者,多属肺气虚。

此外,对咳嗽的诊断,还需参考痰的色、量等不同表现和兼见症状以鉴别寒、热、虚、实。

临床上还常见顿咳和犬吠样咳嗽。

顿咳又称为百日咳,其特点是咳嗽阵作,咳声连续,呈痉挛性发作,咳剧气逆则涕泪俱出,甚至呕吐,阵咳后伴有怪叫,其声如"鹭鸶鸣"。顿咳以五岁以下的小儿多见,多发于冬春季节,其病程较长,不易速愈。顿咳多因风邪与伏痰搏结,郁而化热,阻遏气道所致。

一般地说,初病多为实,久病多为虚,痰多为实,痰少为虚,咳剧有力为实,咳缓声怯为虚。实证顿咳多因风寒犯肺或痰热阻肺所致。虚证顿咳多见于肺脾气虚。白喉则咳声如犬吠,干咳阵作,为疫毒内传、里热炽盛而成。

4. 呕吐、嗳气与呃逆　三者均为胃气上逆所致,因病邪影响的部位不同,而见呕吐、嗳气与呃逆等不同表现。

(1) 呕吐,又可分为呕吐、干呕。有声有物称为呕;有物无声称为吐,如吐酸水、吐苦水等;干呕是指欲吐而无物有声,或仅呕出少量涎沫。临床上统称为呕吐。

由于导致胃气上逆的原因不同,故呕吐的声响、形态亦有区别,从而可辨病证的寒、热、虚、实。如:吐势徐缓,声音微弱者,多属虚寒呕吐;吐势较急,声音响亮者,多为实热呕吐。虚证呕吐多因脾胃阳虚和胃阴不足所致。实证呕吐多是邪气犯胃、浊气上逆所致,多见于食滞胃脘、外邪犯胃、痰饮内阻、肝气犯胃等证。

(2) 嗳气,俗称"打饱嗝",是气从胃中上逆出咽喉时发出的声音。饱食之后,偶有嗳气不属病态。嗳气亦当分虚、实。虚证嗳气,其声多低弱无力,多因脾胃虚弱所致。实证嗳气,其声多高亢有力,嗳气后腹满得减,多为食滞胃脘、肝气犯胃、寒邪客胃所致。

(3) 呃逆,俗称"打嗝",是胃气上逆,从咽部冲出,而发出的一种不由自主的冲击声,为胃气上逆、横膈拘挛所致。呃逆临床上需分虚、实、寒、热。一般呃声高亢、音响有力的多属实、属热;呃声低沉、气弱无力的多属虚、属寒。实证往往发病较急,多因寒邪直中脾胃或肝火犯胃所致。虚证多因脾肾阳衰或胃阴不足所致。正常人刚进食,或遇风寒,或进食过快时可见呃逆,这往往是暂时的,大多能自愈。

5. 叹息 叹息又称"太息",是指患者自觉胸中憋闷而长嘘气,嘘后胸中略舒的一种表现,是因气机不畅所致,以肝郁和气虚多见。

二、嗅气味

嗅气味,主要是嗅患者病体、排出物、病室等的异常气味,以了解病情,判断疾病的寒、热、虚、实。

(一)病体气味

1. 口臭 口臭是指患者张口时,口中发出臭秽之气,多见于口腔本身的疾病或胃肠有热之人。口腔疾病致口臭的,可见于牙疳、龋齿或口腔不洁等。胃肠有热致口臭者,多见于胃火上炎、宿食内停或脾胃湿热之证。

2. 汗气 因引起出汗的原因不同,汗液的气味也不同。外感六淫邪气,如风邪袭表,或卫阳不足,肌表不固,多无汗气。气分实热壅盛,或久病阴虚火旺之人,汗出量多而有酸腐之气。痹证患者若风湿之邪久羁肌表化热,也可汗出色黄而带有特殊的臭气。阴水患者若出汗伴有尿臊气,则是病情转危的险候。

3. 鼻臭 鼻臭是指鼻腔呼气时有臭秽气味。其原因有三:一是鼻流黄浊、黏稠、腥臭之涕,缠绵难愈,反复发作,此为鼻渊;二是鼻部溃烂,如梅毒、疠风或癌肿可致鼻部溃烂,而产生臭秽之气;三是内脏病变,如鼻呼出之气带有烂苹果味,是消渴之重症,若呼气带有尿臊气,则多见于阴水患者,是病情垂危的险候。

4. 身臭 身体有疮疡、溃烂、流脓水或有狐臭、漏液等均可致身臭。

(二)排出物气味

患者也能自行察觉排出物的气味。因此,排出物如痰涎、大小便、妇人经带等的异常气味,通过问诊,便可得知。

一般而言:湿热邪气或热邪致病,其排出物多混浊而有臭秽、难闻的气味;寒邪或寒湿邪气致病,其排出物多清稀而无特殊气味。

呕吐物气味臭秽,多因胃热炽盛。若呕吐物气味酸腐,呈完谷不化之状,则为宿食内停。呕吐物腥臭,挟有脓血,可见于胃痈。若呕吐物为清稀痰涎,无臭气或腥气,为脾胃有寒。

嗳气酸腐,多因胃脘热盛或宿食停滞于胃而化热所致。嗳气无臭多因肝气犯胃或寒邪客胃所致。

小便臊臭,其色黄、混浊,属实证、热证。若小便清长,微有腥臊或无特殊气味,属虚证、寒证。

大便恶臭,为黄色稀便或赤白脓血,多因大肠湿热内盛所致。小儿大便酸臭,伴有不消化食物,为食积内停。便溏,其气腥者为脾胃虚寒。

矢气臭如败卵,多因暴饮暴食、食滞中焦或肠中有宿屎内停所致。矢气连连、声响不臭,多属肝郁气滞、腑气不畅。

月经或产后恶露臭秽,多因热邪侵袭胞宫所致。带下气味臭秽、色黄,为湿热下注。带下气味腥、色白,为寒湿下注。

(三)病室气味

病室的气味由病体本身及其排出物等发出。瘟疫开始即有臭气,轻则盈于床帐,重则充满一室。室内有血腥味,多是失血证。室内有腐臭气味,多有浊腐疮疡。室内有尸臭气味,是脏腑败坏。室内有尿臊气,多见于水肿晚期。室内有烂苹果味,多见于消渴。

第三节　问　　诊

问诊,是医生通过询问患者或陪诊者,了解疾病的发生、发展、治疗过程、现在症状和其他与疾病有关的情况,以诊察疾病的方法。

临床上问诊时,为了达到预期的目的,还应注意以下几点。

(1) 医护人员要注意力集中,抛却杂念,认真询问,不可敷衍了事。

(2) 医护人员态度要和蔼可亲,语言要通俗易懂,以取得患者的信任和合作,必要时启发患者回答,但要避免暗示,以求病情真实。

(3) 医护人员要注意患者的心理活动,帮助患者解除精神负担,树立战胜疾病的信心,不要给患者的精神带来不良影响。

(4) 对于危重患者,要以抢救为先,急则治标,对症治疗,不要先求确诊再行治疗,以免贻误时机,造成医疗事故。

问诊的内容主要包括一般项目、主诉和病史、现在症状等。

一、问一般项目

问一般项目,包括姓名、性别、年龄、民族、职业、婚姻状况、籍贯、现单位、现住址等。

询问和记录一般项目,可以加强医患联系,追访患者,对患者诊治负责,同时也可作为诊断疾病的参考。

性别不同,则疾病不一。男子可有遗精、早泄、阳痿等病,女子可有经、带、胎、产等。年龄不同,发病亦多有不同,如麻疹、水痘、百日咳等病多见于小儿。同一疾病,因年龄不同而有虚实差异。一般来说:青壮年气血充足,患病多为实证;老年人气血衰弱,患病多为虚证。

又如问职业可帮助了解某些病的病因,如水中作业,易中湿邪,还可了解某些职业病,如铅中毒、矽毒等。

二、问主诉和病史

(一) 主诉

主诉是患者就诊时陈述其感受最明显或最痛苦的主要症状及其持续的时间。主诉通常是患者就诊的主要原因,也是疾病的主要矛盾。准确的主诉可以帮助医护人员判断疾病的大致类别、病情的轻重缓急,并为调查、认识、分析、处理疾病提供重要线索,具有重要的诊断价值。

(二) 现病史

现病史包括疾病(主诉所述的疾病)从起病之初到就诊时病情演变与诊察治疗的全部过程,以及就诊时的全部自觉症状。

现病史,是整个病史的主要组成部分,了解现病史,可以帮助医生分析病情、摸索疾病的规律,在为确定诊断提供依据方面有着重要意义。比如问发病时间,往往可以判断目前疾病的性质是属表还是属里,是属实还是属虚。问发病原因或诱因,常可推测致病的病因与疾病的性质,如寒、热、湿、燥等。

（三）既往史、生活史、家族史

1. 既往史 既往史包括既往健康状况、曾患过何种主要疾病（不包括主诉中所陈述的疾病）、其诊治的主要情况、现在是否痊愈,或留有何种后遗症,是否患过传染病、有无药物过敏史或其他过敏史。对小儿还应注意询问预防接种情况。既往的健康与患病情况常常与现患疾病有一定的联系,可作为诊断现有疾病的参考。

2. 生活史 生活史包括患者的生活习惯、生活经历、饮食嗜好、劳逸起居、工作情况等。生活经历,应询问出生地、居住地及居住时间较长的生活地区,尤其是注意有地方病或传染病流行的地区。还应询问患者精神状况如何,是否受到过较大的精神刺激。问工作劳逸情况,应询问劳动性质、强度、作息时间是否正常等。并问其生活习惯、饮食嗜好、有无烟酒等其他嗜好。妇女应询问月经史及生育史。

3. 家族史 家族史是指患者直系亲属或者与患者血缘关系较近的旁系亲属的患病情况,是否有传染性疾病或遗传性疾病。

三、问现在症状

问现在症状,是指询问患者就诊时的全部症状。症状是疾病的反映,是临床辨证的主要根据。通过问诊掌握患者的现在症状,可以了解疾病目前的主要矛盾,并围绕主要矛盾进行辨证,从而揭示疾病的本质,对疾病做出确切的判断。因此,问现在症状是问诊中重要的环节。

> **▌知识链接▐**
>
> 为求问得全面准确,无遗漏,临床上一般以张景岳"十问歌"为顺序。即:一问寒热二问汗,三问头身四问便,五问饮食六问胸,七聋八渴俱当辨,九问旧病十问因,再兼服药参机变;妇女尤必问经期,迟速闭崩皆可见;再添片语告儿科,天花麻疹全占验。

（一）问寒热

问寒热是询问患者有无寒与热的感觉。寒,即怕冷的感觉;热,即发热。患者体温高于正常,或者体温正常,但自感全身或局部有热者,都称为发热。寒热的产生,主要取决于病邪的性质和机体的阴阳盛衰两个方面。因此,通过问患者寒热感觉可以辨别病变的寒热性质和阴阳盛衰等情况。

寒与热是临床上常见的症状,问诊时应注意询问患者有无寒与热的感觉,二者是单独存在还是同时出现,还要注意询问寒热症状的轻重程度、出现的时间、持续时间的长短、临床表现特点及其兼症等。临床上常见的寒热症状有以下四种情况。

1. 恶寒发热 恶寒与发热感觉并存称恶寒发热。它是外感表证的主要症状之一。

出现恶寒发热症状的病理变化,是外感表证初起,外邪与卫阳之气相争的反映。外邪束表,郁遏卫阳,肌表失煦故恶寒。卫阳失宣,郁而发热。如果感受寒邪,可导致束表遏阳之势加重,恶寒症状显著;感受热邪,助阳而致阳盛,发热症状显著。

询问寒热的轻重不同表现,常可推断感受外邪的性质。如恶寒重、发热轻,多属外感风寒的表寒证。发热重、恶寒轻,多属外感风热的表热证。恶寒发热,并有恶风、自汗、脉浮缓,多属外感表虚证。恶寒发热,兼有头痛、身痛、无汗、脉浮紧是外感表实证。有时根据寒热的轻重程度,亦可推测邪正盛衰。一般地说:邪轻正盛,恶寒发热轻;邪盛正实,恶寒发热重;邪盛正虚,恶寒重,发热轻。

2. 但寒不热 在通常的情况下,患者只有怕冷的感觉而无发热的感觉,即为但寒不热。其可见于外感病初起尚未发热之时,或者寒邪直中脏腑、经络,以及内伤虚证等。根据患者怕冷感觉的不同特点,临床上又分别称为恶风、恶寒、寒战、畏寒等。

(1)恶风,是患者遇风则有怕风颤抖的感觉,避风则缓,多为外感风邪所致。风邪在表,卫分受损,则失其温分肉、司开阖的作用,故遇风有冷感而避之可缓。此外,恶风还可见于素体肺卫气虚、肌表不固者。

(2)恶寒,是患者时时觉冷,虽加衣覆被、近火取暖仍不能解其寒。此多为外感病初起、卫气不能外达、肌表失其温煦而恶寒。此时虽加衣近火,仍不能使机体的阳气宣达于表,故得温而寒冷感无明显缓解。可见于多种外感病的初期阶段,病性多属于实。

(3)寒战,是患者恶寒的同时伴有战栗,是恶寒之甚,其病机、病性与恶寒相同。

应注意,外感病中恶风、恶寒、寒战症状独立存在的时间很短,很快就会出现发热症状,成为恶寒发热或寒热往来。亦有少数病例存在时间较长,一般亦必然会出现发热。这些对于掌握疾病的进程有一定的帮助。

(4)畏寒,是患者自觉怕冷,但加衣覆被、近火取暖可以缓解,多为里寒证。此多因机体内伤久病、阳气虚于内,或寒邪过盛、直中于里、损伤阳气,温煦肌表无力而出现怕冷的感觉。

此时若加衣、近火,可防止阳气的耗散,或以热助阳,使阳气暂时恢复,肌表得温,畏寒即可缓解。

3. 但热不寒 患者但觉发热而无怕冷的感觉,称为但热不寒,可见于里热证。由于热势轻重、时间长短及其变化规律的不同,临床上有壮热、潮热、微热之分。

(1)壮热,即患者身发高热(体温超过 39 ℃),持续不退,属里实热证。此为风寒之邪入里化热或温热之邪内传于里,邪盛正实,交争剧烈,里热炽盛,蒸达于外所致。

(2)潮热,即患者定时发热或定时热甚,有一定规律,如潮汐之有定时。外感与内伤疾病中皆可出现潮热。由于潮热的热势高低、持续时间不同,临床上又有以下三种情况。

① 阳明潮热:此种潮热多见于《伤寒论》中的阳明腑实证,故称阳明潮热。其特点是热势较高、热退不净,多在日晡时热势加剧,因此又称日晡潮热。是由邪热蕴结胃肠、燥屎内结而致,病在足阳明胃经与手阳明大肠经。

② 湿温潮热:此种潮热多见于温病中的湿温病,故称湿温潮热。其特点是患者虽自觉热甚,但初按肌肤多不觉热,扪之稍久才觉灼手。临床上又称之为身热不扬,多在午后热势加剧,热退不净。湿温潮热是湿温病特有的一种热型,亦属潮热的范畴。

③ 阴虚潮热:此种潮热多见于阴虚证候之中。其特点是午后或夜间发热加重,热势较低,往往仅能自我感觉,体温并不高,多见胸中烦热、手足心发热,故又称五心烦热。严重者有热自骨髓向外透发的感觉,称为骨蒸潮热,是由各种原因致阴液亏少、虚阳偏亢而生内热所致。

(3)微热,即患者发热时间较长,热势较轻微,体温一般不超过 38 ℃,又称长期低热。可见于温病后期、气虚、阴虚、小儿夏季热等病证中。温病后期,余邪未清,余热留恋,患者出现微热持续不退。

由气虚而引起的长期微热,又称为气虚发热。其特点是长期发热不止,热势较低,劳累后发热明显加重。其主要病机是脾气虚,中气不足,无力升发敷布阳气,阳气不能宣泄而郁于肌表,故发热。劳则气耗,中气益虚,阳气更不得敷布,故郁热加重。

小儿夏季热:小儿在气候炎热时发热不已,至秋凉时不治自愈,亦属微热。其是由小儿气阴不足(体温调节机能尚不完善),不能适应夏季炎热气候所致。

4. 寒热往来 患者恶寒与发热交替发作,其寒时自觉寒而不热,其热时自觉热而不寒。界线分明,一日一发或一日数发,可见于少阳病、温病及疟疾。

外邪侵入机体,在由表入里的过程中,邪气停留于半表半里之间,邪气既不能完全入里,正气又不能抗邪外出,此时邪气不太盛,正气亦未衰,正邪相争处于相持阶段,正胜邪弱则热,邪胜正衰则寒,一胜一负,一进一退,故见寒热往来。

(二)问汗

汗是津液所化生的,在体内为津液,经阳气蒸发从腠理外泄于肌表则为汗液。

正常人在过劳、运动剧烈、环境或饮食过热、情绪紧张等情况下皆可以出汗,这属于正常现象。发生疾病时,各种因素影响了汗的生成与调节,可引起异常出汗。发病时出汗也有双重性,一方面出汗可以排出致病的邪气,促进机体恢复健康,是机体抗邪的正常反应;另一方面,汗为津液所生,过度出汗可以耗伤津液,导致阴阳失衡。问汗时要询问患者有无出汗、出汗的时间和部位、出汗的多少、出汗的特点、主要兼症以及出汗后症状的变化。常见于以下几种情况。

1. 无汗 外感内伤、新病久病都可见全身无汗。外感病中,邪郁肌表,气不得宣,汗不得外达,故无汗,属于卫气的调节功能失常。当邪气入里,耗伤营阴,亦无汗,属于津枯,或汗液生成障碍。内伤久病而无汗,此病机复杂,可为肺气失于宣达,或为汗的调节功能障碍,亦可为血少津亏、汗失生化之源,故无汗。

2. 有汗 病理上的有汗,有多种情况。凡营卫不密、内热壅盛、阴阳失调,皆可引起汗出的异常而有汗。询问出汗的时间与汗量的多少、病程的长短,常能判断疾病在表还是在里、阴阳或盛或衰以及预后的良恶。如患者有汗,病程短,伴有发热、恶风等症状,属太阳中风表虚证,是外感风邪所致。若患者大汗不已,伴有蒸蒸发热、面赤、口渴饮冷,属实热证,是因里热炽盛、蒸津外泄,故汗出量多。此时邪气尚实,正气未虚,正邪相搏,汗出不止,汗出越多,正气越伤。若冷汗淋漓,或汗出如油,伴有呼吸喘促、面色苍白、四肢厥冷、脉微欲绝,此时汗出常称为"脱汗""绝汗"。此因久病、重病正气大伤,阳气外脱,津液大泄所致,为正气已衰、阳亡阴竭的危候,预后不良。

白天经常汗出不止,活动后尤甚,称为自汗,常常伴有神疲乏力、气短懒言或畏寒肢冷等症状,多因阳虚或气虚不能固护肌表、腠理疏松、玄府不密、津液外泄所致。因活动后阳气外散,使气更虚,故出汗加重。因此,自汗多见于气虚证或阳虚证。

患者经常睡则汗出,醒则汗止,称为盗汗。多伴有潮热、颧红、五心烦热、舌红、脉细数等,属阴虚。阴虚则虚热内生,睡时卫阳入里,肌表不密,虚热蒸津外泄,故盗汗。醒后卫阳出表,玄府密闭,故汗止。

患者先恶寒战栗,表情痛苦,辗转挣扎,继而汗出者,称为战汗。多见于外感热病的过程中,邪正相争剧烈之时,是疾病发展的转折点。战汗是邪正交争的表现,多属邪盛正虚,一旦阳气来复,邪正剧争,就可出现战汗。战汗的转归:一为汗出病退、脉静身凉、烦渴顿除,此为正气胜于邪气,病渐转愈,属佳象;二为战汗之后热势不退,症见烦躁、脉来急疾,此为正气虚弱,不能胜邪,而热复内陷,疾病恶化,属危象。

3. 局部汗

(1)头汗,是指患者仅头部或头颈部出汗较多,亦称为但头汗出,头汗多因上焦邪热或中焦湿热上蒸、逼津外泄,或病危虚阳浮越于上所致。

（2）半身汗,是指半侧身体有汗,或半侧身体经常无汗,或上或下,或左或右,可见于中风先兆、中风、痿证、截瘫等病。多因患侧经络闭阻,气血运行不畅所致。

（3）手足汗,是指手心、足心出汗较多,多因热邪郁于内或阴虚阳亢、逼津外出而达于四肢所致。

（三）问周身

问周身,就是询问患者周身有无疼痛与其他不适。临床上可按从头至足的顺序,逐一进行询问。

1. 问疼痛 疼痛是临床上常见的一种自觉症状,各科均可见到。问诊时,应问清疼痛产生的原因、性质、部位、时间、喜恶等。

（1）疼痛的原因:引起疼痛的原因很多,有外感、有内伤,其病机有虚、有实。其中因不通则痛者,属实证;因不荣则痛者,属虚证。

（2）疼痛的性质:由于引起疼痛的病因病机不同,其疼痛的性质亦不同,临床上可见如下几类。

① 胀痛:痛且有胀感,为胀痛。在身体各部位都可以出现,但以胸胁、胃脘、腹部较为多见,多因气机郁滞所致。

② 刺痛:疼痛如针刺,称为刺痛。其特点是疼痛的范围较小、部位固定不移,多因瘀血所致。全身各处均可出现刺痛症状,但以胸胁、胃脘、小腹、少腹最为多见。

③ 绞痛:痛势剧烈如绞割者,称为绞痛。其特点是疼痛,有剜、割、绞结之感,疼痛难以忍受。其多为有形实邪突然阻塞经络、闭阻气机,或寒邪内侵、气机郁闭,导致血流不畅所致。可见于心血瘀阻的心痛、蛔虫上窜或寒邪内侵胃肠引起的脘腹痛等。

④ 走窜:疼痛部位游走不定或走窜攻痛称为走窜痛。其特点是痛处不固定,或者感觉不到确切的疼痛部位。其多为风邪留于机体的经络、关节,阻滞气机,产生疼痛。气无形而喜通畅,气滞为痛,亦多见走窜痛。可见于风湿痹证或气滞证。

⑤ 掣痛:痛处有抽掣感或同时牵引他处而痛,称为掣痛。其特点是疼痛多呈条状或放射状,或有起止点,伴有牵扯感,多由筋脉失养或经脉阻滞不通所致。可见于胸痹、肝阴虚、肝经实热等证。

⑥ 灼痛:痛处有烧灼感,称灼痛。其特点是感觉痛处发热,如病在浅表,有时痛处亦可触之觉热,多喜冷凉。多由火热之邪窜入经络,或阴虚阳亢、虚热灼于经络所致。可见于肝火犯络致两胁灼痛、胃阴不足致脘部灼痛及外科疮疡等证。

⑦ 冷痛:痛处有冷感,称冷痛。其特点是感觉痛处发凉,如病在浅表,有时触之亦觉发凉,多喜温热。多因寒凝筋脉或阳气不足而致。

⑧ 重痛:疼痛伴有沉重感,称重痛,多见于头部、四肢及腰部。多因湿邪困阻气机而致。多见于湿证。

⑨ 空痛:疼痛伴有空虚之感,称空痛。其特点是疼痛有空旷轻虚之感,喜温喜按,多为精血不足而致。可见于阳虚、阴虚、血虚或阴阳两虚等证。

⑩ 隐痛:痛而隐隐,绵绵不休,称隐痛。其特点是痛势较轻,可以耐受,隐隐而痛,持续时间较长。多因气血不足,或阳气虚弱,导致经脉气血运行滞涩所致。

（3）疼痛的部位:询问疼痛的部位,可以判断疾病的位置及相应经络、脏腑的变化情况。

①头痛:整个头部或头的前后、两侧部位的疼痛,皆称头痛。无论外感内伤皆可引起头痛。

外感多由邪犯脑府、经络郁滞不畅所致,属实。内伤多由脏腑虚弱、清阳不升、脑府失养,或肾精不足、髓海不充所致,属虚。脏腑功能失调产生的病理产物如痰饮、瘀血阻滞经络所致的疼痛,则或虚或实,或虚实夹杂。

凡头痛较剧,痛无休止,并伴有外感表现者,为外感头痛。凡头痛较轻,病程较长,时痛时止者,多为内伤头痛。头重如裹,肢体沉重者为风湿头痛。头痛隐隐,过劳则甚,属气虚头痛。头痛隐隐,眩晕面白,属血虚头痛。头脑空痛,腰膝酸软,属肾虚头痛。头痛晕沉,自汗便溏属脾虚头痛。头痛如刺,痛有定处,属血瘀头痛。头痛如裹,泛呕眩晕,属痰浊头痛。头胀痛、口苦咽干,属肝火上炎头痛。头痛、恶心呕吐、心下痞闷、食不下,属食积头痛。

头部不同部位的疼痛,一般与经络分布有关,如头项痛属太阳经病,前额痛属阳明经病,头侧部痛属少阳经病,头顶痛属厥阴经病,头痛连齿属少阴经病。

② 胸痛:胸部正中或偏侧疼痛的自觉症状。胸居上焦,内藏心肺,所以胸病以心肺病变居多。胸病总由胸部气机不畅所致。胸痛、潮热盗汗、咳痰带血者,属肺阴虚,因虚火灼伤肺络所致。胸痛憋闷、痛引肩臂者,为胸痹,多因心脉气血运行不畅所致,可见于胸阳不足、痰浊内阻或气虚血瘀等证。胸背彻痛剧烈、面色青灰、手足青至节者,为真心痛,是因心脉急骤闭塞不通所致。胸痛、壮热面赤、喘促鼻煽者,为热邪壅肺、肺失宣降所致。胸痛、潮热盗汗、咳痰带血者,属肺阴虚,因虚火灼伤肺络所致。胸闷咳喘、痰白量多者,属痰湿犯肺,因脾虚聚湿生痰、痰浊上犯所致。胸胀痛而走窜、太息易怒者,属肝气郁滞,因情志郁结不舒、胸中气机不利所致。胸部刺痛、固定不移者,属血瘀。

③ 胁痛:胁一侧或两侧疼痛。因胁为肝胆所居,又是肝胆经脉循行分布之处。故胁痛多属肝胆及其经脉的病变。胁胀痛、太息易怒者,多为肝气郁结所致。胁肋灼痛,多为肝火郁滞。胁肋胀痛、身目发黄者,多为肝胆湿热蕴结,可见于黄疸。胁部刺痛、固定不移者,为瘀血阻滞、经络不畅所致。胁痛、患侧肋间饱满、咳唾引痛是为饮邪停留于胸胁所致,可见于悬饮病。

④ 胃脘痛:胃脘,包括整个胃体。胃上口贲门称上脘,胃下口幽门称下脘,界于上、下口之间的胃体称中脘。胃脘痛即指胃痛而言。凡寒、热、食积、气滞等病因及机体脏腑功能失调累及于胃,皆可影响胃的气机通畅而出现疼痛症状。胃脘痛的性质不同,其致病原因也不同。

胃脘冷痛、痛势较剧、得热痛减,属寒邪犯胃。胃脘灼痛、多食善饥、口臭便秘,属胃火炽盛。胃脘胀痛、嗳气不舒,属胃腑气滞,多是肝气犯胃所致。胃脘刺痛、固定不移,属瘀血胃痛。胃脘胀痛、嗳腐吞酸、厌食,为食滞胃脘。胃脘隐痛、呕吐清水,属胃阳虚。胃脘灼痛嘈杂、饥不欲食,属胃阴虚。

⑤ 腹痛:腹部范围较广,可分为大腹、小腹、少腹三部分。脐周围称为脐腹,属脾与小肠。脐以上统称大腹,包括脘部、左上腹、右上腹,属脾胃及肝胆。脐以下为小腹,属膀胱、胞宫、大小肠。小腹两侧为少腹,是肝经所过之处。

根据疼痛的不同部位,可以推测疾病所在脏腑。根据疼痛的不同性质可以确定病因、病性的不同。大腹隐痛、便溏、喜温喜按,属脾胃虚寒。小腹胀痛、小便不利,多为癃闭,病在膀胱。小腹刺痛、小便不利,为膀胱蓄血。少腹冷痛、牵引阴部,为寒凝肝脉。绕脐痛、触之有包块、按之可移,为虫积腹痛。腹痛暴急剧烈、胀痛、拒按、得食痛甚,多属实证。腹痛徐缓、隐痛、喜按、得食痛减,多属虚证。腹痛、得热痛减,多属寒证。腹痛、痛而喜冷,多属热证。

⑥ 腰痛:根据疼痛的性质可以判断致病的原因。腰部冷痛,以脊骨痛为主,活动受限,多为寒湿痹证。腰部冷痛、小便清长,属肾虚。腰部刺痛、固定不移,属闪挫跌倒瘀血。

根据疼痛的部位,可判断邪留之处。腰脊骨痛,多病在骨;腰痛以两侧为主,多病在肾;腰脊痛连及下肢者,多病在下肢经脉;腰痛连腹,绕如带状,多病在带脉。

⑦ 背痛:根据疼痛的部位及性质,可以判断疼痛的病位和病因。背痛连及头项,伴有外感表证,是风寒之邪客于太阳经;背冷痛伴畏寒肢冷,属阳虚;脊骨空痛,不可俯仰,多为精气亏虚、督脉受损。

⑧ 四肢痛:多由风寒湿邪侵犯经络、肌肉、关节,阻碍其气血运行所致,亦有因脾虚、肾虚致四肢痛者。根据疼痛的部位及性质可以判断病变的原因、部位。四肢关节痛、窜痛,多为风痹;四肢关节痛,周身困重多为湿痹;四肢关节疼痛剧烈,得热痛减为寒痹。四肢关节灼痛、喜冷,或有红肿,多为热痹;足跟或胫膝隐隐而痛,多为肾气不足。

⑨ 周身痛:四肢、腰背等处皆有疼痛的感觉。根据疼痛的性质及久暂,可判断病属外感或内伤。新病周身酸重疼痛,多伴有外感表证,属外邪束表;久病卧床周身疼痛,属气血亏虚、经脉不畅。

2. 问周身其他不适 针对周身各部,如头、胸胁、腹等处,询问除疼痛以外的其他症状。

常见的周身其他不适症状有头晕、目痛、目眩、目涩、雀目、耳鸣、耳聋、重听、胸闷、心悸、腹胀、麻木等。临床上问诊时,要询问有无其他不适症状及症状产生有无明显诱因、持续时间长短、表现特点、主要兼症等。

(1) 头晕,是指患者自觉视物昏花旋转,轻者闭目可缓解,重者感觉天旋地转,不能站立,闭目亦不能缓解。因外邪侵入或脏腑功能失调引起经络阻滞、清阳之气不升或风火上扰,造成邪干脑府或脑府失养而头晕。临床上常见风火上扰头晕、阴虚阳亢头晕、心脾血虚头晕、中气不足头晕、肾精不足头晕和痰浊中阻头晕等。

(2) 目痛、目眩、目涩、雀目。其具体内容如下。

① 目痛:目痛而赤,属肝火上炎;目赤肿痛,羞明多眵,多属风热;目痛较剧,伴头痛、恶心、呕吐、瞳孔散大,多是青光眼;目隐隐作痛,时作时止,多为阴虚火旺。

② 目眩:视物昏花迷乱,或眼前有黑花闪烁、流萤幻视的感觉,多因肝肾阴虚、肝阳上亢、肝血不足或气血不足,导致目失所养而致。

③ 目涩:目干燥涩滞,或似有异物入目等不适感觉,伴有目赤、流泪,多为肝火上炎所致。若伴久视加重,闭目静养减轻,多属血虚阴亏。

④ 雀目:一到黄昏视物不清,至天明视觉恢复正常称为雀目,又称夜盲。此多因肝血不足或肾阴损耗,导致目失所养而成。

(3) 耳鸣、耳聋、重听。其具体内容如下。

① 耳鸣:患者自觉耳内鸣响,如闻蝉鸣或潮水声,或左或右,或两侧同时鸣响,或时发时止,或持续不停,称为耳鸣。临床上有虚实之分,若暴起耳鸣声大,用手按而鸣声不减,属实证,多因肝胆火盛所致;渐觉耳鸣,声音细小,以手按之,鸣声减轻,属虚证,多由肾虚精亏、髓海不充,导致耳失所养而成。

② 耳聋:患者听觉丧失的症状,常由耳鸣发展而成。新病突发耳聋多属实证,因邪气蒙蔽清窍,导致清窍失养所成;渐聋多属虚证,多因脏腑虚损而成。一般而言,虚证多而实证少,实证易治,虚证难治。

③ 重听:听声音不清楚,往往引起错觉,即出现听力减退的表现,多因肾虚或风邪外入所致。

(4) 胸闷,是指胸部有堵塞不畅、满闷不舒的感觉,亦称胸痞、胸满,多因胸部气机不畅所致。由于可造成胸部气机不畅的原因很多,因此,胸闷可出现于多种病证之中。

（5）心悸，是指在正常的条件下，患者即自觉心跳异常、心慌不安、不能自主。广义的心悸包括惊悸和怔忡。心悸多为自发，惊悸多因惊而悸。怔忡是心中悸动较剧、持续时间较长、病情较重的症状。引起心悸的原因很多，主要为心神浮动所致，如心阳亏虚、鼓动乏力，气血不足、心失所养，阴虚火旺、心神被扰，水饮内停、上犯凌心，痰浊阻滞，心气不调，气滞血瘀、扰动心神等，皆可使心神不宁而出现心悸等症状。

（6）腹胀，是指腹部饱胀、满闷、如有物支撑的感觉，或有腹部增大的表现。引起腹胀的病因很多，其证有虚、有实、有寒、有热。其病机却总以气机不畅为主，虚则气不运，实则气郁滞。实证可见于寒湿犯胃、阳明腑实、食积胃肠、肝气郁滞、痰饮内停等。虚证多见于脾虚。腹部的范围较广，不同部位之腹胀揭示不同病变，如：上腹部胀，多属脾胃病变；小腹部胀，多属膀胱病变；胁下部胀，多属肝胆病变。

（7）麻木，是指知觉减弱或消失的一种病证，多见于头面、四肢部，可因气血不足或风痰湿邪阻络、气滞血瘀等引起。其主要病机为经脉失去气血营养。

（四）问饮食与口味

问饮食与口味包括问饮、问食、问口味等几个方面。应注意有无口渴、饮水多少、喜冷喜热、食欲情况、食量多少、食物的善恶、口中有无异常的味觉和气味等情况。

1. 问饮　询问患者口渴与饮水的情况，可以了解患者津液的盛衰和输布情况以及病证的寒热虚实。

（1）口不渴饮，为津液未伤，见于寒证或无明显热邪之证。

（2）口渴引饮，口渴总由津液不足或输布障碍所致。临床上可见如下情况。

①口渴多饮：患者口渴明显、饮水量多，是津液大伤的表现，多见于实热证、消渴及汗、吐、下后。

②渴不多饮：患者虽有口干或口渴感觉，但又不想饮水或饮水不多，是津液轻度损伤或津液输布障碍的表现。可见于阴虚、湿热、痰饮、瘀血等证。

临床上口渴与饮水的辨证应根据口渴的特点、饮水的多少和有关兼症来加以综合分析。

2. 问食　询问患者的食欲与食量，可以判断患者脾胃功能的强弱、疾病的轻重及预后。

（1）纳呆与纳少，即食欲减退，患者不思进食与厌恶食物，大体上有两种情况：一是不知饥饿、不欲食，二是虽饥亦不欲食或厌恶食物。二者病机均属脾胃不和、消化吸收功能减弱。

①食欲减退、食量减少，多见于脾胃气虚、湿邪困脾等证。

②厌食，多因伤食而致。若妇女在妊娠初期厌食呕吐，为妊娠恶阻。

③饥不欲食，是患者感觉饥饿而又不想进食，或进食很少，亦属食欲减退范畴，可见于胃阴不足等证。

（2）消谷善饥，是指患者食欲亢进，食量较多，食后不久即感饥饿，临床上多伴有身体逐渐消瘦等症状。可见于胃火亢盛、胃强脾弱等证，亦可见于消渴。

（3）偏嗜，是指嗜食某种食物或某种异物。其中偏嗜异物者，又称异嗜。若小儿异嗜，喜吃泥土、生米等异物，多属虫积。若妇女已婚停经而嗜食酸味，多为妊娠。

询问食欲与食量时，还应注意询问进食情况如何。如患者喜进热食，多属寒证；喜进冷食，多属热证；进食后稍安，多属虚证；进食后加重，多属实证或虚中夹实证。在疾病过程中，食欲渐复，表示胃气渐复，预后良好；反之，食欲渐退、食量渐减，表示胃气渐衰，预后多不良。若病重不能食，突然暴食，食量较多，是脾胃之气将绝的危象，称除中，实际上是中气衰败的死亡前兆，属回光返照的一种表现。

3. 问口味 口味，是指患者口中的异常味觉。口淡乏味，多因脾胃气虚而致。口甜，多见于脾胃湿热证。口黏腻，多属湿困脾胃证。口中泛酸，可见于肝胆蕴热证。口中酸腐，多见于伤食证。口苦，属热证的表现，可见于火邪为病和肝胆郁热证。口咸，多属肾病及寒证。

（五）问二便

问二便，是询问患者大小便的有关情况，如大小便的性状、颜色、气味、便量，排便的时间，两次排便的间隔时间，排便时的感觉及排便时的伴随症状等。询问二便的情况可以判断机体消化功能的强弱、津液代谢的状况，同时也是辨别疾病的寒热虚实性质的重要依据。

1. 问大便 健康人一般一日或两日大便一次，为黄色成形软便，排便顺利通畅，如受疾病的影响，其消化功能减退则粪便伴有黏液及未消化食物。气、血、津液失调，脏腑功能失常，即可出现便次和排便感觉等异常。

（1）便次异常，是排便次数增多或减少，超过了正常范围，有便秘与泄泻之分。

①便秘：大便秘结。便秘指粪便在肠内滞留过久，排便间隔时间延长，便次减少，通常在四至七天，甚至七天以上排便一次，称为便秘，多因大肠传导功能失常所致，可见于胃肠积热、气机郁滞、气血津亏、阴寒凝结等证。

②泄泻：又称便溏或溏泻，即大便稀软不成形，甚则呈水样，排便间隔时间缩短，便次增多，每日三四次以上，多因脾胃功能失调、水停肠道、大肠传导功能亢进所致，可见于脾虚、肾阳虚、肝郁乘脾、伤食、湿热蕴结大肠、感受外邪等证。

（2）排便感觉异常，是指排便时有明显不适感觉，其病因、病机不同，产生的感觉亦不同。

①肛门灼热：排便时肛门有烧灼感，其病机为大肠湿热蕴结，可见于湿热泄泻、暑湿泄泻等证。

②排便不爽：腹痛且排便不通畅，有滞涩难尽之感，多由肠道气机不畅所致，可见于肝郁乘脾、伤食泄泻、湿热蕴结等证。

③里急后重：腹痛窘迫，时时欲泻，肛门重坠，便出不爽，紧急而不可耐，称里急；排便时，便量极少，肛门重坠，便出不爽，或欲便又无，称后重，二者合而称之为里急后重，是痢疾中的一个主症。多因湿热之邪内阻、肠道气滞所致。

④滑泻失禁：久泻不愈，大便不能控制，呈滑出之状，多因久病体虚、脾肾阳虚、肛门失约而致。可见于脾阳虚衰、肾阳虚衰、脾肾阳衰等证。

⑤肛门气坠：肛门有重坠向下之感，甚则肛门欲脱出，多因脾气虚衰、中气下陷而致，多见于中气下陷证。

2. 问小便 健康人在一般情况下，一昼夜排尿量为 1000～1800 mL，白天排尿次数为 3～5 次，夜间为 0～1 次。排尿次数、尿量，可受饮水、气温、出汗、年龄等因素的影响而略有不同。若机体的津液营血不足、气化功能失常、水饮停留等，可出现排尿次数异常、尿量异常及排尿异常。

（1）尿量异常，是指昼夜尿量过多或过少，超出正常范围。

①尿量增多：多因寒凝气机、水气不化，或肾阳虚衰、阳不化气，水液外泄而致，可见于虚寒证、肾阳虚证及消渴。

②尿量减少：可因机体津液匮乏、尿液化源不足，或尿道阻滞，或阳气虚衰、气化无权，水湿不能下入膀胱而泛溢于肌肤而致，可见于实热证、汗吐下证、水肿病及癃闭、淋证等。

（2）排尿次数异常。

①排尿次数增多：又称小便频数，总由膀胱气化功能失职而致。多见于下焦湿热、下焦虚

寒、肾气不固等证。

②排尿次数减少：可见于癃闭，将在"排尿异常"中介绍。

（3）排尿异常，是指排尿感觉和排尿过程发生变化，出现异常情况，如小便涩痛、癃闭、余沥不尽、小便失禁、遗尿等。

①小便涩痛：排尿不畅，且伴有急迫灼热、疼痛感，多为湿热流入膀胱、灼伤经脉及气机不畅而致，可见于淋证。

▎知识链接▎

淋证是指小便频急，淋沥不尽，尿道涩痛，小腹拘急，痛引腰腹，为诸淋的症候特征。临床常见以下几类：

1. 热淋　起病多急骤，或伴有发热，小便赤热，溲时灼痛。

2. 石淋　以小便排出砂石为主症，或排尿时突然中断，尿道窘迫疼痛，或腰腹绞痛难忍。

3. 气淋　小腹胀满较明显，小便艰涩疼痛，尿后余沥不尽。

4. 血淋　溺血而痛。

5. 膏淋　淋证而见小便混浊如米泔水或滑腻如膏脂。

6. 劳淋　小便不甚赤涩，但淋沥不已，时作时止，遇劳即发。

②癃闭：小便不畅，点滴而出为癃；小便不通，点滴不出为闭，一般多统称为癃闭。病机有虚、有实。实者多为湿热蕴结，肝气郁结或瘀血、结石阻塞尿道而致。虚者多为年老气虚、肾阳虚衰、膀胱气化不利而致。

③余沥不尽：小便后点滴不尽，多为肾气不固所致。

④小便失禁：小便不能随意识控制而自行遗出，多为肾气不足、下元不固，或下焦虚寒、膀胱失煦、不能制约水液而致。若患者神志昏迷，而小便失禁，则病情危重。

⑤遗尿：睡眠时小便自行排出，俗称尿床，多见于儿童。其基本病机为膀胱失于约束，可见于肾阴、肾阳不足，脾虚气陷等证。

（六）问睡眠

睡眠与人体卫气循行和阴阳盛衰有关。在正常情况下，卫气昼行于阳经，阳气盛，则人醒；卫气夜行于阴经，阴气盛，则入睡。问睡眠时，应了解患者有无失眠或嗜睡、睡眠时间的长短、入睡难易、有梦无梦等。临床上常见的睡眠失常有失眠、嗜睡。

1. 失眠　失眠又称不寐、不得眠，是指经常不易入睡，或睡而易醒、不易再睡，或睡而不酣、易于惊醒，甚至彻夜不眠的表现。其病机是阳不入阴，神不守舍。

气血不足、神失所养，阴虚阳亢、虚热内生，肾水不足、心火亢盛等，皆可扰动心神，导致失眠，属虚证。痰火、食积、瘀血等邪火上扰，心神不宁，亦可出现失眠，属实证。失眠常见证候有心脾两虚、心肾不交、肝阳上亢、痰火扰心、食滞胃腑等证。

2. 嗜睡　嗜睡又称多眠，是指神疲困倦，睡意很浓，经常不自主地入睡。其轻者神志清楚、呼之可醒而应、精神极度疲惫、困倦易睡，或似睡而非睡的状态，称为但欲寐，可为心肾阳衰、阴寒内盛、神气不振所致，可见于心肾阳衰证。若日夜沉睡、呼之可醒、神志朦胧、偶可对答，称为昏睡。湿邪困阻、清阳不升，脾气虚弱、中气不足，不能上荣，皆可使精明之府失于清阳之荣，故出现嗜睡，可见于湿邪困脾、脾气虚弱等证。若邪扰清窍、热蔽心神，即可出现神志朦胧、昏睡不醒,可见于温热病及热入营血、邪陷心包之证,也可见于中风。

大病之后,精神疲惫而嗜睡,是正气未复的表现。

（七）问经带

妇女有月经、带下、妊娠、产育等生理特点,发生疾病时,常能引起上述方面的病理改变。因此,对青春期开始之后的女性患者,除了一般的问诊内容外,还应注意询问其经带等情况。问经带可作为妇科或一般疾病的诊断与辨证依据。

1. 问月经 应注意询问月经的周期,行经的天数,月经的量、色、质,有无闭经或行经腹痛等表现。

（1）经期,即月经的周期,是指每次月经相隔的时间,正常为 28～32 天。经期异常主要表现为月经先期、月经后期和月经先后不定期。

①月经先期:月经周期提前 8 天以上,称为月经先期。多因血热妄行,或气虚不摄血而致。

②月经后期:月经周期推后 8 天以上,称月经后期。多因血寒、血虚、血瘀而致。

③月经先后不定期:月经超前与错后不定,相差时间多在 8 天以上者,称为月经先后不定期,又称月经紊乱。多因情志不舒、肝气郁结、失于条达、气机逆乱,或脾肾虚衰、气血不足、冲任失调,或瘀血内阻、气血不畅、经期错乱而致。

（2）经量,是指月经的出血量,正常平均约为 50 mL,可略有差异。经量的异常主要表现为月经过多和月经过少。

①月经过多:每次月经量超过 100 mL,称为月经过多。多因血热妄行、瘀血内阻、气虚不摄血而致。

②月经过少:每次月经量少于 30 mL,称为月经过少。多因寒凝、经血不至,或血虚、经血化源不足,或血瘀、经行不畅而致。

（3）崩漏,指妇女不规则的阴道出血。临床上以血热、气虚最为多见。血得热则妄行,损伤冲任,经血不止,其势多急骤。气虚冲任不固,血失摄纳,经血不止,其势多缓和。此外,瘀血也可致崩漏。

（4）闭经,是指成熟女性月经未潮,或来而中止,停经三个月以上,又未妊娠者。闭经是由多种原因造成的,其病机为经络不通、经血闭塞,或血虚血枯、经血失其源泉,闭而不行。可见于肝气郁结,瘀血、湿盛痰阻、阴虚、脾虚等证。

闭经应注意与妊娠期、哺乳期、绝经期等生理性闭经,或者青春期、更年期,因情绪、环境改变而致一时性闭经,以及暗经加以区别。

（5）经行腹痛,是在月经期,或行经前后,出现小腹部疼痛的症状,亦称痛经。多因胞脉不利、气血运行不畅,或胞脉失养所致。可见于寒凝、气滞血瘀、气血亏虚等证。若行经腹痛,痛在经前者属实,痛在经后者属虚;按之痛甚为实,按之痛减为虚;得热痛减为寒,得热痛不减或益甚为热。绞痛为寒,刺痛、钝痛、闷痛为血瘀。隐隐作痛为血虚。持续作痛为血滞。时痛时止为气滞,胀痛为气滞血瘀。气滞为主则胀甚于痛,瘀血为主则痛甚于胀。

2. 问带下 应注意量、色、质和气味等。

凡带下色白而清稀、无臭,多属虚证、寒证。带下色黄或赤、黏稠臭秽,多属实证、热证。带下色白量多、淋漓不绝、清稀如涕,多属寒湿下注。带下色黄、黏稠臭秽,多属湿热下注。白带中混有血液,为赤白带,多属肝经郁热。

（八）问小儿

儿科古称"哑科"，不仅问诊困难，而且不一定准确。问诊时，若小儿不能述说，可以询问其亲属。问小儿，除了一般的问诊内容外，还要注意询问出生前后情况、喂养情况、生长发育情况及预防接种情况、传染病史及传染病接触史。

第四节　切　　诊

切诊包括脉诊和按诊两部分内容：脉诊是按脉搏；按诊是在患者身躯上一定的部位进行触、摸、按压，以了解疾病的内在变化或体表反应，从而获得辨证资料的一种诊断方法。

一、脉诊

脉诊，是医生以指腹按一定部位的脉搏来诊察脉象的方法。通过脉诊，诊察患者不同的脉象，以了解病情、诊断疾病。它是中医学一种独特的诊断疾病的方法。

（一）脉象形成的原理

脉象即脉动应指的形象。心主血脉，包括血和脉两个方面，脉为血之府，心与脉相连，心脏有规律地搏动，推动血液在脉管内运行，脉管也随之产生有节律的搏动。血液循行于脉管之中，流布全身，环周不息，心主血，肺朝百脉，即循行全身的血脉，均汇聚于肺，且肺主气，通过肺气的敷布，血液布散全身；脾胃为气血生化之源，脾主统血；肝藏血，主疏泄，调节循环血量；肾藏精，精化气，精为人体阳气的根本、各脏腑组织功能活动的原动力，且精可以化生血，是生成血液的物质基础之一。因此脉象的形成，与脏腑气血密切相关。

（二）脉诊的临床意义

脉象的形成，既然和脏腑气血关系十分密切，那么，脏腑气血发生病变，血脉运行受到影响，脉象就有变化，故通过诊察脉象的变化，可以判断疾病的病位、性质、邪正盛衰并推断疾病的进退预后。

1. 判断疾病的病位、性质和邪正盛衰　疾病的表现尽管极其复杂，但从病位的浅深来说，不在表便在里，而脉象的浮沉，常足以反映病位的浅深。脉浮，病位多在表；脉沉，病位多在里。

疾病的性质可分寒证与热证，脉象的迟数，可反映疾病的性质，如迟脉多主寒证，数脉多主热证。

邪正斗争的消长，产生虚实的病理变化，而脉象的有力无力，能反映疾病的虚实证候，如：脉虚弱无力，是正气不足的虚证；脉实有力，是邪气亢盛的实证。

2. 推断疾病的进退预后　脉诊对于推断疾病的进退预后，有一定的临床意义，如：久病脉见缓和，是胃气渐复、病退向愈之兆；久病气虚、虚劳、失血、久泻久痢而见洪脉，则多属邪盛正衰危候。

外感热病，热势渐退，脉象出现缓和之象，是将愈之候；脉急疾，烦躁，为病进危候。

（三）诊脉的部位

诊脉的部位，有遍诊法、三部诊法和寸口诊法。自晋代以来，普遍选用的切脉部位是寸口。寸口诊法始见于《黄帝内经》，主张独取寸口的是《难经》，但当时这一主张未能普遍推行，直至晋代王叔和所著的《脉经》，才推广了独取寸口的诊脉方法。

寸口又称脉口、气口,其位置在腕后桡动脉搏动处,诊脉独取寸口的理论依据:寸口为手太阴肺经之动脉,为气血会聚之处,而五脏六腑、十二经脉气血的运行皆起于肺而止于肺,故脏腑气血之病变可反映于寸口。另外,手太阴肺经起于中焦,与脾经同属太阴,与脾胃之气相通,而脾胃为后天之本、气血生化之源,故脏腑气血之盛衰都可反映于寸口,所以独取寸口可以诊察全身的病变。

寸口分寸、关、尺三部,以高骨(桡骨茎突)为标志,其稍内方的部位为关,关前(腕端)为寸,关后(肘端)为尺。两手各分寸、关、尺三部,共六部脉。寸、关、尺三部可分浮、中、沉三候,是寸口诊法的三部九候。寸、关、尺三部的分候脏腑见表 4-2。

表 4-2 寸、关、尺三部的分候脏腑

	左	右
寸	心与膻中	肺与胸中
关	肝胆与膈	脾与胃
尺	肾与小腹	肾与小腹

1. 时间 诊脉的时间最好是清晨,因为清晨患者不受饮食、活动等各种因素的影响,体内、外环境都比较安静,气血经脉处于受干扰较小的状态,故容易鉴别病脉。但也不是说其他时间不能诊脉。

总的来说,诊脉时要求有一个安静的内、外环境。诊脉之前,先让患者休息片刻,使气血平静,医生也要平心静气,然后开始诊脉。诊室也要保持安静。在特殊的情况下应随时随地诊察患者而不必拘泥于这些条件。

2. 体位 要让患者取坐位或正卧位,手臂平放,和心脏近于同一水平,直腕仰掌,并在腕关节背侧垫上布枕,这样可使气血运行无阻,以反映机体的真正脉象。

3. 指法 医生和患者侧向而坐,用左手切按患者的右手,用右手切按患者的左手。诊脉下指时,首先用中指按在掌后高骨内侧关脉位置,接着用食指按在关前的寸脉位置,环指按在关后尺脉位置。位置放准之后,三指应呈弓形,指头平齐,以指腹接触脉体。

布指的疏密要和患者的身长相适应,身高臂长者,布指宜疏,身矮臂短者,布指宜密,总以适度为宜。

三指平布同时用力按脉,称为总按;为了重点地体会某一部脉象,也可用一指单按其中一部脉象,如要重点体会寸脉时,微微提起中指和环指,诊关脉则微提食指和环指,诊尺脉则微提食指和中指。临床上总按、单按常配合使用,这样对比的诊脉方法,颇为实用。单按分候寸、关、尺三部,以诊察病在何经、何脏,总按以诊察五脏六腑的病变。

诊小儿脉可用"一指(拇指)定关法",而不细分三部,因小儿寸口部短,不容三指定寸、关、尺三部。

4. 举、按、寻 这是诊脉时运用指力的轻重和挪移,以探索脉象的一种手法。持脉之要有三,就是举、按、寻。

用轻指力按在皮肤上叫举,又叫浮取或轻取;用重指力按在筋骨间,叫按,又称沉取或重取;指力不轻不重,还可亦轻亦重,以委曲求之叫寻。因此诊脉必须注意举、按、寻之间的脉象变化。此外,当三部脉有独异时,还必须逐渐挪移指位,内外推寻。寻是寻找之意,不是中取。

5. 平息 一呼一吸称一息,诊脉时,医生的呼吸要自然均匀,用一呼一吸的时间去计算患者脉搏的至数,如正常脉象及病理性脉象之迟、数、缓、疾等脉,均以息计,现代使用秒表对诊脉有一定的帮助。但平息的意义还不止如此。平是平调的意思,要求医生在诊脉时,思想集中,全神贯注。因此,平息除了以息计脉之外,还要做到虚心而静、全神贯注。

6. 五十动 每次诊脉,必满五十动。即每次诊脉时,每侧脉搏跳动不应少于 50 次。其意义有二:一为了解五十动中有无促、结、代脉,防止漏诊;二为说明诊脉不能草率从事,必须以辨清脉象为目的。

如果第一个五十动仍辨不清楚,可延至第二个或第三个五十动。每次诊脉时间,以 2～3 min为宜。

(四)正常脉象

正常脉象称平脉,是健康无病之人的脉象。正常脉象的形态是三部有脉、一息四至(相当于 72～80 次/分)、不浮不沉、不大不小、从容和缓、柔和有力、节律一致。尺脉沉取有一定力量,并随生理活动和气候环境的不同而有相应的正常变化。

1. 正常脉象有胃、神、根三个特点

(1)有胃:有胃气的脉象,不浮不沉、不快不慢、从容和缓、节律一致。即使是病脉,无论浮沉迟数,只要有徐和之象者,便是有胃气。脉有胃气,则为平脉;脉少胃气,则为病变;脉无胃气,则属真脏脉,或为难治或不治之征象,故脉有无胃气对判断疾病凶吉预后有重要的意义。

(2)有神:有神的脉象形态,即脉来柔和。若见弦实之脉,弦实之中仍带有柔和之象;微弱之脉,微弱之中不至于完全无力者都叫有神脉。神之盛衰,对判断疾病的预后有一定的意义。但必须结合声、色、形三者,才能得出正确的结论。

脉之有胃、有神,都是具有冲和之象,有胃即有神,所以在临床上胃与神的诊法一样。

(3)有根:三部脉沉取有力,或尺脉沉取有力,就是有根的脉象形态。或病中肾气犹存,先天之本未绝,尺脉沉取尚可见,便是有生机。若脉浮大散乱,按之则无,则为无根之脉,为元气离散,标志着病情危笃。

2. 正常脉象随人体内外因素的影响而有相应的生理性变化

(1)四时气候:由于受气候的影响,平脉有春弦、夏洪、秋浮、冬沉的变化。因人与天地相应,人体受自然界四时气候变化的影响,生理功能也相应地变化,故正常人四时平脉也有所不同。

(2)地理环境:地理环境也能影响脉象,如:南方地处低下,气候偏温,空气湿润,人体肌腠缓疏,故脉多细软或略数;北方地势高,空气干燥,气候偏寒,人体肌腠紧缩,故脉多沉实。

(3)性别:妇女脉象较男子濡弱而略快;妇女婚后妊娠,脉常见滑数而冲和。

(4)年龄:年龄越小,脉搏越快。婴儿每分钟脉搏 120～140 次;五六岁的幼儿,每分钟脉搏 90～110 次。年龄渐长则脉象渐和缓,如:青年人体壮,脉搏有力;老年人气血虚弱,精力渐衰,脉搏较弱。

(5)体格:身躯高大的人,脉的显现部位较长;矮小的人,脉的显现部位较短。瘦人肌肉薄,脉常浮;肥胖的人,皮下脂肪厚,脉常沉。凡六脉沉细等同,而无病象的,叫作六阴脉;六脉洪大等同,而无病象的,叫作六阳脉。

(6)情志:受到一时性的精神刺激,脉象也会发生变化,如喜则伤心而脉缓,怒则伤肝而脉急,惊则气乱而脉动等。此说明情志变化能引起脉象的变化,但当情志恢复平静之后,脉象也就恢复正常。

(7)劳逸:剧烈运动或远行,脉多急疾;人入睡之后,脉多迟缓;脑力劳动者,脉多弱于体力劳动者。

（8）饮食：饭后、酒后脉多数而有力；饥饿时脉稍缓而无力。

此外，有一些人，脉不见于寸口，而从尺部斜向手背，称斜飞脉。若脉出现于寸口的背侧，则称反关脉。还有出现于腕部其他位置者，都是生理特异脉位，是桡动脉解剖位置的变异，不属病脉。

（五）病理性脉象

疾病反映于脉象的变化，叫作病理性脉象，简称病脉。

一般来说，除了正常生理变化范围以及个体生理特异之外的脉象，均为病脉。不同的病脉，反映了不同的病证。

脉象是通过位、数、形、势等四个方面来体察的。

位即脉之部位，是指在皮下的深度而言的。脉位分浮沉，浅显于皮下者为浮脉，深沉于筋骨者为沉脉。

数即至数，是指脉动的速率，脉数分迟数。一息不足四至为迟，一息五、六至为数。

形即形态，包括脉管的粗细及其特殊形象，指下予以辨形，如芤脉似葱管、动脉似豆等。

势即脉动的气势或力量，可辨虚实。如脉来势大、有力为实，脉动势小、无力为虚等。

病脉有单一脉与复合脉之别。

有的病脉在位、数、形、势方面仅有单一的变化，如浮脉、沉脉表现为位的变化，迟脉、数脉表现为数的变化。这种单方面变化而形成的脉象，称单一脉。

许多脉象要从位、数、形、势多方面综合体察，才能进行区别。如弱脉由虚、沉、小三脉合成，牢脉由沉、实、大、弦、长五脉合成，浮大有力、势猛为洪脉等，这种由两个或两个以上方面的变化而形成的脉象，称复合脉。

单一脉往往不能全面反映疾病的本质，而复合脉则可以从多方面反映疾病的情况，除了临床上的二十八脉之外，还常出现数种脉象并见的相兼脉，如浮紧、浮缓、沉细、滑数等。

1. 脉象分类与主病

（1）浮脉类：浮脉类的脉象有浮、洪、濡、散、芤、革六脉。因其脉位浅，浮取即得，故归于一类。

①浮脉。

【脉象】轻取即得，重按稍减而不空，举之泛泛而有余，如水上漂木。

【主病】表证、虚证。

【脉理】浮脉主表，反映病邪在经络、肌表部位，邪袭肌腠，卫阳奋起抵抗，脉气鼓动于外，脉应指而浮，故浮而有力。内伤久病体虚，阳气不能潜藏而浮越于外，亦有见浮脉者，此必浮大而无力。

②洪脉。

【脉象】洪脉极大，状若波涛汹涌，来盛去衰。

【主病】里热证。

【脉理】阳气有余、气壅火亢、内热充斥，致使脉道扩张、气盛血涌，故脉见洪象。久病气虚或虚劳、失血、久泻等病证出现洪脉，是正虚邪盛的危险证候或为阴液枯竭、孤阳独亢，或为虚阳亡脱。此时，浮取洪盛，沉取无力、无神。

③濡脉。

【脉象】浮而细软，如帛在水中。

【主病】虚证、湿证。

【脉理】濡脉主诸虚,若精血两伤、阴虚不能维阳,则脉浮软;精血不充,则脉细。若气虚阳衰、虚阳不敛,脉亦浮软,浮而细软,则为濡脉。若湿邪阻压脉道,亦见濡脉。

④散脉。

【脉象】浮散无根、至数不齐,如杨花散漫之象。

【主病】元气离散。

【脉理】散脉主元气离散、脏腑之气将绝的危重证候。因心力衰竭、阴阳不敛、阳气离散,故脉浮散而不紧,稍用重力则按不着,漫无根蒂;因阴衰阳消,心气不能维系血液运行,故脉来时快时慢、至数不齐。

⑤芤脉。

【脉象】浮大中空,如按葱管。

【主病】失血、伤阴之证。

【脉理】芤脉多见于失血、伤阴之证,故芤脉的出现与阴血亡失、脉管失充有关,因突然失血过多,血量骤然减少,营血不足,无以充脉,或津液大伤,血不得充,血失阴伤则阳气无所附而浮越于外,故形成浮大中空之芤脉。

⑥革脉。

【脉象】浮而搏指,中空外坚,如按鼓皮。

【主病】亡血、失精、半产、漏下。

【脉理】革脉为弦芤相合之脉,由于精血内虚,气无所附而浮越于外,而阴寒之气收束,故形成外强中空之象。

(2)沉脉类:沉脉类的脉象,有沉、伏、弱、牢四脉。脉位较深,重按乃得,故归于一类。

①沉脉。

【脉象】轻取不应,重按乃得,如石沉水底。

【主病】里证,亦可见于无病之正常人。

【脉理】病邪在里,正气相搏于内,气血内困,故脉沉而有力,为里实证;若脏腑虚弱,阳气衰微,气血不足,无力统运营气于表,则脉沉而无力,为里虚证。

②伏脉。

【脉象】重手推筋按骨始得,甚则伏而不见。

【主病】邪闭、厥证、痛极。

【脉理】因邪气内伏,脉气不能宣通,脉道潜伏不显而出现伏脉;若阳气衰微欲绝,不能鼓动血脉亦见伏脉。前者多见于实邪暴病,后者多见于久病正衰。

③弱脉。

【脉象】极软而沉细。

【主病】气血阴阳诸虚之证。

【脉理】阴血不足,不能充盈脉道,阳衰气少,无力推动血行,故脉沉而细软,而形成弱脉。

④牢脉。

【脉象】沉按实大弦长,坚牢不移。

【主病】阴寒凝结、内实坚积之证。

【脉理】牢脉的形成,是由于病气牢固,阴寒内积,阳气沉潜于下,故脉来沉而实大弦长,坚牢不移。牢脉主实有气血之分:癥瘕有形肿块,是实在血分;无形痞结,是实在气分。若牢脉见于失血、阴虚等病证,是阴血暴亡之危候。

（3）迟脉类：迟脉类的脉象，有迟、缓、涩、结四脉。脉动较慢，一息不足四到五至，故归于一类。

①迟脉。

【脉象】脉来迟慢，一息不足四至（相当于每分钟脉搏 60 次以下）。

【主病】寒证。迟而有力为寒痛冷积，迟而无力为虚寒。久经锻炼的运动员，脉迟而有力，则不属病脉。

【脉理】迟脉主寒证，由于阳气不足，鼓动血行无力，故脉来一息不足四至。若阴寒冷积阻滞，阳失健运，血行不畅，则脉迟而有力。若阳虚而寒，则脉多迟而无力。邪热结聚，阻滞气血运行，也见迟脉，但必迟而有力，按之必实，不可概认为迟脉主寒证，当脉症合参。

②缓脉。

【脉象】一息四至，来去怠缓。

【主病】湿证、脾胃虚弱证。

【脉理】湿邪黏滞，气机为湿邪所困；脾胃虚弱，气血乏源，气血不足以充盈鼓动，故脉见怠缓。平缓之脉，为气血充足，百脉通畅。若病中脉转缓和，是正气恢复之征象。

③涩脉。

【脉象】迟细而短，往来艰涩，极不流利，如轻刀刮竹。

【主病】精血亏少、气滞血瘀、挟痰、挟食。

【脉理】精伤、血少、津亏，不能濡养经脉，血行不畅，脉气往来艰涩，故脉涩而无力；气滞血瘀，痰、食胶固，气机不畅，血行受阻，则脉涩而有力。

④结脉。

【脉象】脉来怠缓，时而一止，止无定数。

【主病】阴盛气结、寒痰血瘀、癥瘕积聚。

【脉理】阴盛气结、阳气受阻、血行瘀滞，故脉来怠缓，脉气不相顺接，时而一止，止后复来，止无定数，常见于寒痰血瘀所致的心脉瘀阻证。结脉见于虚证，多为久病虚劳，气血衰，脉气不继，故断而时一止，气血续则脉复来，止无定数。

（4）数脉类：数脉类的脉象，有数、疾、促、动四脉。其脉动较快，一息超过五至，故归于一类。

①数脉。

【脉象】一息脉来五至以上。

【主病】热证。有力为实热，无力为虚热。

【脉理】邪热内盛，气血运行加速，故见数脉。因邪热盛，正气不虚，正邪交争剧烈，故脉数而有力，主实热证。若久病耗伤阴血，阴虚内热，则脉虽数而无力。若脉浮数，重按无根，是虚阳外越之危候。

②疾脉。

【脉象】脉来急疾，一息七八至。

【主病】阳极阴竭、元阳将脱。

【脉理】实热证阳亢无制，真阴垂危，故脉来急疾而按之益坚。若阴液枯竭，阳气外越欲脱，则脉疾而无力。

③促脉。

【脉象】脉来数，时而一止，止无定数。

【主病】阳热亢盛、气血痰食郁滞之证。

【脉理】阳热亢盛或气血痰食郁滞化热,正邪相搏,血行急速,故脉来急数。邪气阻滞,阴不和阳,脉气不续,故时而一止,止后复来,指下有力,止无定数。促脉亦可见于虚证,若元阴亏损,则数中一止,止无定数,脉促而无力,为虚脱之象。

④动脉。

【脉象】脉形如豆,厥厥动摇,滑数有力。

【主病】痛证、惊证。妇女妊娠反应期可出现动脉,这对临床上诊断早孕有一定价值。

【脉理】阴阳相搏、升降失和,使其气血冲动,故脉道随气血冲动而呈动脉。痛则阴阳不和、气血不通,惊则气血紊乱、心突跳,故脉亦应之而突跳,故痛证与惊证可见动脉。

(5)虚脉类:虚脉类的脉象,有虚、细、微、代、短五脉,脉动应指无力,故归于一类。

①虚脉。

【脉象】三部脉会之无力,按之空虚。

【主病】虚证。

【脉理】气虚不足以运其血,故脉来无力,血虚不足以充盈脉道,故按之空虚。由于气虚不敛而外张,血虚气无所附而外浮,脉道松弛,故脉形大而势软。

②细脉。

【脉象】脉细如线,但应指明显。

【主病】气血两虚、诸虚劳损、湿证。

【脉理】细为气血两虚所致,营血亏虚不能充盈脉道,气不足则无力鼓动血液运行,故脉体细小而无力。湿邪阻压脉道,损伤阳气也见细脉。

③微脉。

【脉象】极细极软,按之欲绝,似有若无。

【主病】阴阳气血诸虚、阳气衰微之证。

【脉理】阳气衰微,无力鼓动,血虚则无以充脉道,故见微脉。浮以候阳,轻取之似无为阳气衰微。沉以候阴,重取之似无为阴气衰竭。久病正气受损,气血被耗,故久病脉微,为气将绝之兆;新病脉微,为阳气暴脱,亦可见于阳虚邪微。

④代脉。

【脉象】脉来时而一止,止有定数,良久方来。

【主病】脏气衰微、风证、痛证。

【脉理】脏气衰微、气血亏损,以致脉气不能衔接而歇止,且脉气不能自还,良久复动。风证、痛证见代脉,因邪气所犯,阻于经脉,致脉气阻滞、不相衔接。

代脉亦可见于妊娠初期的妇女,因五脏精气聚于胞宫,以养胎元,脉气一时不相接续,故见代脉。然代脉非妊娠必见之脉,若母体素弱、脏气不充,更加恶阻,气血尽以养胎,脉气暂不接续可出现代脉。

⑤短脉。

【脉象】首尾俱短,不能满部。

【主病】气病。有力为气滞,无力为气虚。

【脉理】气虚不足以帅血,则脉体不及寸、关、尺三部,脉来短而无力。亦有因气郁血瘀或痰滞食积,阻碍脉道,以致脉气不伸而见短脉,但必短而有力,故短脉不可一概作为不足之脉,应注意其是否有力。

（6）实脉类：实脉类脉象，有实、滑、弦、紧、长等五脉，脉动应指有力，故归于一类。

①实脉。

【脉象】三部举按均有力。

【主病】实证。

【脉理】邪气亢盛而正气不虚，邪正相搏，气血壅盛，脉道紧满，故脉来应指坚实有力。

平人亦可见实脉，这是正气充足、脏腑功能良好的表现。平人实脉应是静而和缓，与主病之实脉躁而坚硬不同。

②滑脉。

【脉象】往来流利，如珠走盘，应指圆滑。

【主病】痰饮、食积、实热之证。

【脉理】邪气壅盛于内，正气不衰，气实血涌，故脉往来甚为流利，应指圆滑。若滑脉见于平人，必滑而和缓，因气血充盛，气充则脉来流畅，血盛则脉道充盈，故脉来滑而和缓。妇女妊娠见滑脉，是气血充盛而调和的表现。

③弦脉。

【脉象】端直以长，如按琴弦。

【主病】肝胆病、痰饮、痛证、疟疾。

【脉理】弦是脉气紧张的表现。肝主疏泄，调畅气机，以柔和为贵。若邪气滞肝，疏泄失常，气郁不利则见弦脉。痛证、痰饮致气机阻滞、阴阳不和，脉气因而紧张，故见弦脉。疟邪为病，伏于半表半里，少阳枢机不利而见弦脉。虚劳内伤，中气不足，肝病及脾，亦见弦脉。若脉弦而细劲，如循刀刃，便是胃气全无，病多难治。

④紧脉。

【脉象】脉来绷急，状若牵绳转索。

【主病】寒证、痛证。

【脉理】寒邪侵袭人体，与正气相搏，以致脉道紧张而拘急，故见紧脉。痛而见紧脉，也是寒邪积滞与正气激搏之故。

⑤长脉。

【脉象】首尾端长，超过本位。

【主病】肝阳有余、火热邪毒等有余之证。

【脉理】健康人正气充足，百脉畅通无损，气机升降调畅，脉来长而和缓；若肝阳有余，阳盛内热，邪气方盛，充斥脉道，加上邪正相搏，脉来长而硬直，或有兼脉，为病脉。

（7）相兼脉与主病：相兼脉是指数种脉象并见的脉象。徐灵胎称之为合脉，有二合脉、三合脉、四合脉之分。

相兼脉的主病，往往等于各个脉所主病的总和，如浮为表，数为热，浮数主表热，以此类推。现将常见的相兼脉及主病列于下。

①浮紧脉。

【主病】表寒之证、风痹。

②浮缓脉。

【主病】伤寒表虚之证。

③浮数脉。

【主病】表热之证。

④浮滑脉。

【主病】风痰之证、表证挟痰。

⑤沉迟脉。

【主病】里寒之证。

⑥弦数脉。

【主病】肝热、肝火之证。

⑦滑数脉。

【主病】痰热、内热食积之证。

⑧洪数脉。

【主病】气分热盛之证。

⑨沉弦脉。

【主病】肝郁气滞、水饮内停之证。

⑩沉涩脉。

【主病】血瘀之证。

⑪弦细脉。

【主病】肝肾阴虚、肝郁脾虚之证。

⑫沉缓脉。

【主病】脾虚、水湿停留之证。

⑬沉细脉。

【主病】阴虚、血虚之证。

⑭弦滑数脉。

【主病】肝火挟痰、痰火内蕴之证。

⑮沉细数脉。

【主病】阴虚、血虚有热之证。

⑯弦紧脉。

【主病】寒痛、寒滞肝脉之证。

（六）诊小儿脉

诊小儿脉，与诊成人脉有所不同，因小儿寸口部位狭小，难分寸、关、尺三部。此外，小儿临诊时容易惊哭，惊则气乱，脉气亦乱，故难以掌握，后世医家多以一指总候三部。操作方法是医生用左手握小儿手，再用右手大拇指按小儿掌后高骨桡动脉上，分三部以定息数。对四岁以上的小儿，则以高骨中线为关，以一指向两侧滚转寻三部；对七八岁的小儿可以挪动拇指诊三部；九至十六岁的小儿，可以次第下指依寸、关、尺三部诊脉；十六岁以上者，则按成人三部诊脉法进行。

小儿脉象主病，以浮、沉、迟、数定表、里、寒、热，以有力、无力定虚、实，不详求二十八脉。还需指出，小儿肾气未充，脉气止于中候，不论脉素浮、素沉，重按多不见，若重按乃见，便与成人的牢实脉同论。

（七）脉症顺逆与从舍

1. 脉症顺逆　脉症顺逆是指从脉与症的相应与不相应来判断疾病的顺与逆。在一般情况下，脉与症是一致的，即脉症相应，但有时候脉与症也不一致，也就是脉症不相应，甚至还会出现相反的情况。从判断疾病的顺逆来说,脉症相应者主病顺,不相应者逆,逆则主病凶。一般来说:凡有余病证,脉见洪、数、滑、实则谓脉症相应,为顺,表示邪实正盛,正气足以抗邪;若反见细、微、弱的脉象,则为脉症相反,为逆,说明邪盛正虚,易致邪陷。再如:暴病脉来浮、洪、数、实为顺,反映正气充盛能抗邪;久病脉来沉、微、细、弱为顺,说明有邪衰正复之机;若新病脉见沉、细、微、弱为逆,说明正气已衰;久病脉见浮、洪、数、实为逆,则表示正衰而邪不退。

2. 脉症从舍 既然有脉症不相应的情况,其中必有一真一假,或为症真脉假,或为症假脉真,所以临证时必须辨明脉症的真假以决定从舍,或舍脉从症,或舍症从脉。

(1)舍脉从症:在症真脉假的情况下,必须舍脉从症。例如,症见腹胀满、疼痛拒按、大便燥结、舌红苔黄厚焦燥,而脉迟细者,则症所反映的是实热内结肠胃,是真象;脉所反映的是因热结于里、阻滞血液运行,故出现迟细脉,是假象,此时当舍脉从症。

(2)舍症从脉:在症假脉真的情况下,必须舍症从脉。例如,伤寒热闭于内,症见四肢厥冷而脉滑数,脉所反映的是真热,症所反映的是由于热邪内伏、格阴于外,故出现四肢厥冷,此为假寒,此时当舍症从脉。

二、按诊

按诊,就是医生用手直接触摸、按压患者体表某些部位,以了解局部的异常变化,从而推断疾病的部位、性质和病情的轻重等情况的一种诊病方法。

(一)按诊的方法和意义

1. 方法

(1)体位:按诊时患者取坐位或仰卧位。一般按胸腹时,患者应采取仰卧位,全身放松,两腿伸直,两手放在身旁。医生站在患者右侧,用右手或双手对患者进行按诊。在按诊腹内肿块或检查腹肌紧张度时,可再令患者屈起双膝,使腹肌松弛,便于按诊。

(2)手法:按诊的手法大致可分为触、摸、推、按四类。触是以手指或手掌轻轻接触患者局部,如额部及四肢皮肤等,以了解凉、热、润、燥等情况。摸是以手抚摸局部,如肿胀部位等,以探明局部的感觉情况及肿物的形态、大小等。推是以手稍用力在患者局部做前后或左右移动,以探测肿物的移动度及局部同周围组织的关系等情况。按是以手按压局部,如胸腹或肿物部位,以了解深部有无压痛,肿物的形态、质地、肿胀的程度、性质等。在临床上,各种手法是综合运用的,常常是先触摸,后推按,由轻到重,由浅入深,逐层了解病变的情况。

按诊时,医生手法要轻巧,要避免突然用力,天冷时要事先把手暖和后再进行检查。一般先触摸,后按压,指力由轻到重,由浅入深。同时要嘱咐患者主动配合,随时反映自己的感觉,还要边检查边观察患者的表情变化以了解其痛苦所在。按诊时要认真、仔细,不放过任何一个与疾病有关的部位。

2. 意义 按诊是切诊的一部分,是四诊中不可忽略的一环。它在望诊、闻诊、问诊的基础上,更进一步地深入探明疾病的部位和性质等情况。对于胸腹部的疼痛、肿胀、痰饮、痞块等病变,通过触按,更可以充实诊断与辨证所必需的资料。

(二)按诊的内容

按诊的应用范围较广,临床上以按肌肤、按手足、按胸腹、按腧穴等为常用。

1. 按肌肤 按肌肤是为了探明全身肌表的寒热、润燥以及肿胀等情况。

凡阳气盛者身多热,阳气衰者身多寒。凡身热初按甚热,久按热反转轻的,是热在表;若久按其热反甚,热自内向外蒸发者,为热在里。肌肤濡软而喜按,为虚证;患处硬痛拒按,为实证。轻按即痛,为病在表浅;重按方痛,为病在深部。皮肤干燥,为尚未出汗或津液不足;皮肤干瘪,为津液不足;皮肤湿润,为身已汗出或津液未伤。肌肤甲错,为伤阴或内有干血。

按肌肤可辨别水肿和气肿。按之凹陷,放手即留手印,不能即起的,为水肿;按之凹陷,举手即起的,为气肿。

按肌肤还可辨别病证属阴或属阳和是否成脓。肿起而硬且不热,属寒证;肿处烙手、压痛,为热证。根盘平塌、漫肿属虚证;根盘收束而高起属实证。患处坚硬,多属无脓;边硬顶软,内必成脓。至于肌肉深部的脓肿,则以应手或不应手来判断有脓无脓。方法是两手分别放在肿物的两侧,一手时轻时重地加以压力,一手静候深处感觉有无波动感。若有波动感应手,即为有脓,根据波动范围的大小,即可测知脓液的多少。

2. 按手足 按手足主要是探明寒热,以判断病证性质属虚或属实,在内或在外,及预后情况。凡疾病初起,手足俱冷,是阳虚寒盛,属寒证。手足俱热,多为阳盛热炽,属热证。

诊手足寒热,还可以辨别外感病或内伤病。手足的背部较热,为外感发热;手足心较热,为内伤发热。额上热甚于手心热,为表热;手心热甚于额上热,为里热。

小儿指尖冷主惊厥。中指独热主外感风寒。中指末端独冷,为麻痘将发之象。

阳虚之证,四肢尤温,是阳气尚存,尚可治疗;若四肢厥冷,其病多凶,预后不良。

3. 按胸腹 按胸腹就是根据病情的需要,有目的地对胸前区、胁肋部和腹部进行触摸、按压,必要时进行叩击,以了解其局部的病变情况。

按胸腹可分为按虚里、按胸胁和按腹部三部分。

(1)按虚里:虚里位于左乳下心尖搏动处,为诸脉所宗。探索虚里搏动的情况,可以了解宗气的强弱、疾病的虚实、预后的吉凶。古人对此非常重视。

虚里按之应手,动而不紧,缓而不急,为健康之征象。其动微弱无力,为不及,是宗气内虚。若动而应衣,为太过,是宗气外泄之征象。若按之弹手,洪大而搏,属于危重的证候。

若按之太过,多见于孕妇胎前产后或痨瘵病者,应当提高警惕。至于惊恐,大怒或剧烈运动后,虚里搏动虽强,但静息片刻即平复如常人,是生理现象。如果其搏动已绝,他处脉搏也停止,便是死候。按虚里对于指下无脉、欲决死生的证候,诊断意义颇大。

(2)按胸胁:前胸高起,按之气喘,为肺病。胸胁按之胀痛,可能是痰热气结或水饮内停。

肝脏位于右胁内,上界在锁骨中线处平第五肋,下界与右肋弓下缘一致,故在肋下一般不能扪及。若扪及肿大之肝脏,或软或硬,多属气滞血瘀;若扪及表面凹凸不平,则要警惕肝癌。

右胁胀痛,摸之觉热,手不可按,为肝痈。疟疾日久,胁下出现肿块,称为疟母。

(3)按腹部:主要了解凉热、疼痛、腹胀、痞满、肿块等情况,以协助疾病的诊断与辨证。

① 辨凉热:通过探测腹部的凉热,可以辨别疾病的寒热虚实。腹壁冷,喜暖喜按,属虚寒证;腹壁灼热,喜冷拒按,属实热证。

② 辨疼痛:凡腹痛,喜按者属虚,拒按者属实;按之局部灼热,痛不可忍者,为内痈。

③ 辨腹胀:腹部胀满,按之有充实感觉,并有压痛,叩之声音重浊,为实满;腹部膨满,但按之不实,无压痛,叩之声空,为气胀,多属虚满。

腹部高度胀大,如鼓状,称为臌胀,是一种严重的病证,可分水臌与气臌。以手分置腹之两侧,一手轻拍,另一手可触到波动感。按之如囊裹水,且腹壁有凹痕者,为水臌;以手叩之如鼓,无波动感,按之亦无凹痕者,为气臌。一些高度肥胖的人,亦见腹大如鼓,但按之柔软,且无脐突及其他重病征象,当与臌胀鉴别。

④ 辨痞满:痞满是自觉心下或胃脘部痞塞不适和胀满的一种症状。按之柔软,无压痛者,属虚证;按之较硬,有抵抗感伴压痛者,为实证。胃脘部按之有形而胀痛,推之辘辘有声者,为胃中有水饮。

⑤ 辨肿块:肿块的按诊要注意其大小、形态、硬度、压痛等情况。

积聚是指腹内的结块或胀或痛的一种病证。但积和聚不同,痛有定处,按之有形而不移的为积,病属血分;痛无定处,按之无形而聚散不定的为聚,病属气分。

左小腹作痛,按之累累有硬块者,肠中有宿粪。右小腹作痛,按之疼痛,有包块应手者,为肠痈。

腹中若有虫块,按诊有三大特征:一是形如筋结,久按会转移;二是细心诊察,感觉指下如蚯蚓蠕动;三是腹壁凹凸不平,按之起伏聚散、往来不定。

4. 按腧穴 按腧穴是按压身体上某些特定腧穴,通过这些腧穴的变化与反应,来推断内脏的某些疾病。

腧穴的变化主要是出现结节或条索状物,或者出现压痛及敏感反应。如:肺病患者,有些可在肺俞和中府摸到结节或有压痛;肝病患者可出现肝俞或期门压痛;胃病患者在胃俞和足三里有压痛。

第五节 八 纲

八纲,即阴、阳、表、里、寒、热、虚、实,是辨证论治的理论基础之一。通过四诊,掌握了辨证资料之后,根据病位的深浅、病邪的性质、人体正气的强弱等多方面的情况,进行分析综合,归纳为八类不同的证候,称为八纲辨证。

疾病的表现尽管极其复杂,但基本上都可以用八纲加以归纳:阴与阳说明疾病的类别;表与里说明病位的浅深;寒与热说明疾病的性质;实与虚说明邪正的盛衰。这样,运用八纲辨证就能将错综复杂的临床表现,归纳为表里、寒热、虚实、阴阳四对纲领性证候,从而找出疾病的关键,掌握其要领,确定其类型,预判其趋势,为治疗指出方向。其中,阴阳又可以概括其他六纲,即表、热、实为阳;里、寒、虚属阴,故阴阳又是八纲中的总纲。

一、表里

表里是辨别疾病病位内外和病势深浅的一对纲领,是一个相对的概念。广义上来说:就肌肉与内脏而言,肌肉为表,内脏为里;就脏与腑而言,腑为表,脏为里;就经络与脏腑而言,经络为表,脏腑为里等。从病势深浅而论,外感病者,病邪入里一层,病深一层;出表一层,病轻一层。这种相对概念的认识,在六经辨证和卫气营血辨证中尤为重要。狭义上来说:身体的皮毛、肌腠、经络为外,这些部位受邪,属于表证;脏腑、气血、骨髓为内,这些部位发病,统属里证。

表里辨证,在外感病辨证中有重要的意义,可以察知病情的轻重,明确病变部位的深浅,预测病理变化的趋势。表证病浅而轻,里证病深而重。表邪入里为病进,里邪出表为病退。了解疾病的轻重进退,就能掌握疾病的演变规律,从而就能取得治疗上的主动权。

(一)表证

表证是指六淫、疠气经皮毛、口鼻侵入时所产生的证候,多见于外感病的初期,一般起病急,病程短。

表证有两个明显的特点：一是多因外感时邪，邪气入侵人体所引起；二是病情轻。

表证的病位在皮毛肌腠，病轻易治。

【临床表现】恶寒发热，头身疼痛，鼻塞流涕，咳嗽，打喷嚏，咽喉痒痛，舌苔薄白，脉浮。

【证候分析】由于六淫邪气客于肌表，阻遏卫气的正常宣发，郁而发热。卫气受遏，失去温养肌表的功能。肌表得不到正常的温煦，故见恶寒。邪气郁滞经络，使气血运行不畅，致头身疼痛。肺主皮毛，鼻为肺窍，邪气从皮毛、口鼻而入肺，肺系皆受邪气，肺气失宣，故鼻塞流涕、咳嗽，打喷嚏、咽喉痒痛等亦常常并见。邪气在表，未伤及里，故舌苔可无变化，仍以薄白为主。正气奋起抗邪，脉气鼓动于外，故脉浮。

（二）里证

里证是疾病深在于里（脏腑、气血、骨髓）的一类证候。它是与表证相对而言的，多见于外感病的中、后期或内伤疾病。里证的形成，大致有三种情况：一是表邪内传入里，侵犯脏腑所致；二是外邪直接侵犯脏腑而成；三是七情刺激、饮食不节、劳逸过度等因素，损伤脏腑，引起功能失调、气血逆乱而致病。

里证的范围甚广，除了表证以外，其他疾病都可以是里证。里证的特点也可归纳为两点：一是病位深在；二是里证的病情一般较重。

里证病因复杂，病位广泛，症状繁多，常以或寒或热、或虚或实的形式出现，故详细内容见各章辨证，现仅举几类常见脉症分析如下。

【临床表现】壮热恶热或微热潮热，烦躁神昏，口渴引饮，或畏寒肢冷，倦卧神疲，口淡多涎，大便秘结，小便短赤，或便溏，或小便清长，腹痛呕恶，苔厚脉沉。

【证候分析】以上所列仅是寒、热、虚、实各里证中可能出现的一些常见症状。就热型与寒象看，里证当是但热不寒或但寒不热，热可以是壮热恶热、微热潮热。壮热恶热是由热邪入里、里热炽盛所致。微热潮热常见于内伤阴虚、虚火上炎。寒象表现为畏寒，得衣被可以缓解，此乃机体自身阳气不足或寒邪内侵，损伤阳气，导致阳虚生寒。烦躁神昏是实热扰乱心神的表现。口渴引饮、小便短赤是实热耗伤津液的表现。大便秘结是由于热结肠道，津液枯竭，传导失司所致。阳气不足者，多见蜷卧神疲，虚寒者多见口淡多涎，脾虚不运者可见便溏。腹属阴，为脏腑所居之处，腹痛呕吐、便秘或便溏、小便短赤或清长，都是里证的标志。苔厚脉沉均为疾病在内之征象。

（三）半表半里证

外邪由表内传，尚未入于里，或里邪透表，尚未至于表，邪正相搏于表里之间，称为半表半里证。其表现为寒热往来，胸胁苦满，心烦喜呕，默默不欲饮食，口苦，咽干，目眩，脉弦等。这种关于半表半里的认识，基本上类同六经辨证的少阳病证。

（四）表证和里证的关系

人体的肌肤与脏腑，是通过经络的联系、沟通而表里相通的。疾病发展过程中，在一定的条件下，可以出现表、里证错杂和相互转化现象，如表里同病、表邪入里、里邪出表等。

1. 表里同病 表证和里证在同一时期出现，称表里同病。这种情况的出现，除初病即见表证又见里证外，多因表证未罢，又及于里，或本病未愈，又加标病，如本有内伤，又加外感，或先有外感，又伤饮食之类。

表里同病的出现，往往与寒热、虚实互见。常见的有表寒里热、表热里寒、表虚里实、表实里虚等，详见寒热虚实辨证。

2．表里出入

（1）表邪入里：凡病表证，表邪不解，内传入里，称为表邪入里。多因机体抗邪能力降低，或邪气过盛，或护理不当，或误治、失治等因素所致。例如，凡病表证，本有恶寒发热，若恶寒自罢，不恶寒反恶热，并见口渴欲饮、尿赤、舌红苔黄等症，便是表邪入里的证候。

（2）里邪出表：某些里证，病邪从里透达于外，称为里邪出表。这是治疗与护理得当，机体抵抗力增强的结果。例如，内热烦躁、咳逆胸闷，继而发热汗出，或斑疹外透，这是病邪由里达表的证候。

表邪入里表示病势加重，里邪出表反映邪有去路、病势减轻，掌握表里出入的变化，对于推断疾病的发展、转归有重要意义。

（五）表证和里证的鉴别

辨别表证和里证，主要是审察其寒热、舌象、脉象等变化。一般来说：外感病中，发热与恶寒同时并见的属表证，但热不寒、但寒不热的属里证；表证舌苔不变化，里证舌苔多有变化；脉浮主表证，脉沉主里证。

二、寒热

寒热是辨别疾病性质的两个纲领。寒证与热证反映机体阴阳的偏盛与偏衰。阴盛或阳虚表现为寒证；阳盛或阴虚表现为热证。寒热辨证在治疗上有重要意义。中医治则"寒者热之""热者寒之"中，两者治法正好相反。所以寒热辨证，必须确切无误。

（一）寒证

寒证，是指疾病的本质属于寒性的证候。可以由感受寒邪而致，也可以由机体自身阳虚阴盛而致。

由于寒证的病因与病位不同，又可分别出现几种不同的证型。如感受寒邪，有侵犯肌表，有直中内脏，故有表寒、里寒之别。里寒的成因有寒邪入侵，有自身阳虚，故又有实寒、虚寒之分。这里先就寒证的共性进行分析。

【临床表现】各类寒证的临床表现不尽一致，但常见的如下：恶寒喜暖，面色㿠白，肢冷蜷卧，口淡不渴，痰、涕清稀，小便清长，便溏，舌淡苔白润滑，脉迟或紧等。

【证候分析】阳气不足或阳气为外寒所伤，不能发挥其温煦形体的作用，故见恶寒喜暖、肢冷蜷卧、面色㿠白。阴寒内盛，津液不伤，所以口淡不渴。阳虚不能温化水液，以致痰涎、涕、尿等排出物皆澄澈清冷。寒邪伤脾，或脾阳久虚，则运化失司而见便溏。阳虚不化，寒湿内生，则舌淡苔白润滑。阳气虚弱，鼓动血脉运行之力不足，故脉迟；寒主收引，受寒则脉道收缩而拘急，故见脉紧。

（二）热证

热证，是指疾病的本质属于热性的证候。可以由感受热邪而致，也可以由机体自身阴虚阳亢而致。

根据热证的病因与病位的不同，亦可分别出现几种不同的证型。如外感热邪或热邪入里，便有表热、里热之别。里热中，有由实热之邪入侵或由自身虚弱造成，则有实热和虚热之分。这里仅就热证的共性进行分析。

【临床表现】各类热证的证候表现也不尽一致，但常见的如下：恶热喜冷，口渴喜冷饮，面红目赤，烦躁不宁，痰、涕黄稠，吐血衄血，小便短赤，大便秘结，舌红苔黄而干燥，脉数等。

【证候分析】阳热偏盛,则恶热喜冷。火热伤阴,津液被耗,故小便短赤,津伤则需引水自救,所以口渴喜冷饮。火性上炎,则见面红目赤。热扰心神,则烦躁不宁。津液被阳热煎熬,则痰、涕等分泌物黄稠。火热之邪灼伤血络,迫血妄行,则吐血衄血。肠热津亏,传导失司,则大便秘结。舌红苔黄为热证,舌干燥为伤阴,阳热亢盛、血行加速故见脉数。

（三）寒证和热证的鉴别

辨别寒证与热证,不能孤立地根据某一症状进行判断,应对疾病的全部表现进行综合观察、分析,尤其是寒热的喜恶、口渴与不渴、面色的赤白、四肢的凉温,以及二便、舌象、脉象等方面更应细致观察。

（四）寒证和热证的关系

寒证和热证虽有本质的不同,但又相互联系,它们既可以在同一患者身上同时出现,表现为寒热错杂的证候,又可以在一定的条件下互相转化,出现寒证化热、热证化寒。在疾病发展过程中,特别是危重阶段,有时还会出现假寒或假热的现象。

1. 寒热错杂 在同一患者身上同时出现寒证和热证,呈现寒热交错的现象,称为寒热错杂。寒热错杂有上下寒热错杂和表里寒热错杂的不同。

（1）上下寒热错杂:患者身体上部与下部的寒热性质不同,称为上下寒热错杂。其包括上寒下热和上热下寒两种情况。上下是一个相对的概念,如:以膈为界,则胸为上,腹为下;而腹部本身上腹胃脘又为上,下腹膀胱、大小肠等又为下。

① 上寒下热:患者在同一时间内,上部表现为寒、下部表现为热的证候。例如,胃脘冷痛,呕吐清涎,同时又兼见尿频、尿痛、小便短赤,此为寒在胃而热在膀胱之证候。此即中焦有寒,下焦有热,就其相对位置而言,中焦在下焦之上,所以属上寒下热的证型。

② 上热下寒:患者在同一时间内,上部表现为热、下部表现为寒的证候。例如,患者胸中有热,肠中有寒,既见胸中烦热、咽痛口干的上热证,又见腹痛喜暖、便溏的下寒证,就属上热下寒的证型。

（2）表里寒热错杂:患者表里同病而寒热性质不同,称为表里寒热错杂,包括表寒里热和表热里寒两种情况。

① 表寒里热:患者表里同病,寒在表、热在里的一种证候。常见于本有内热,又外感风寒,或外邪传里化热而表寒未解的病证。例如恶寒发热、无汗、头痛身痛、气喘、烦躁、口渴、脉浮紧即是寒在表而热在里的证候。

② 表热里寒:患者表里同病,表有热、里有寒的一种证候。常见于素有里寒而复感风热,或表热证未解,误下以致脾胃阳气损伤的病证。如平素脾胃虚寒,又感风热,临床上既能见到发热、头痛、咳嗽、咽喉肿痛的表热证,又可见到便溏、小便清长、四肢不温的里寒证。

寒热错杂的辨证,除了要辨别上下表里的部位之外,关键在于分清寒热的多少。寒多热少者,应以治寒为主,兼顾热证;热多寒少者,应以治热为主,兼顾寒证。

2. 寒热转化

（1）寒证转化为热证:患者先有寒证,后来出现热证,热证出现后,寒证便渐渐消失,这就是寒证转化为热证。此多因机体阳气偏盛,寒邪从阳化热所致,也可见于治疗不当,过服温燥药物的患者。例如感受寒邪,开始为表寒证,见恶寒发热、身痛无汗、苔白、脉浮紧,病情进一步发展,寒邪入里化热,恶寒症状消退,而壮热、心烦口渴、苔黄、脉数等症状相继出现,这就表示其证候由表寒而转化为里热。

（2）热证转化为寒证：患者先有热证，后来出现寒证，寒证出现后，热证便渐渐消失，这就是热证转化为寒证。此多因邪盛或正虚，正不胜邪，机能衰败所致，也见于误治、失治，致阳气损伤的患者。这种转化可缓可急，如：热痢日久，阳气日耗，转化为虚寒痢，这是缓慢转化的过程；高热患者，由于大汗不止，阳从汗泄，或吐泻过度，阳随津脱，出现体温骤降、四肢厥冷、面色苍白、脉微欲绝的虚寒证（亡阳），这是急骤转化的过程。

寒热转化，反映了邪正盛衰的情况。寒证转化为热证，是人体正气尚盛，寒邪郁而化热；热证转化为寒证，多属邪盛正虚、正不胜邪。

3. 寒热真假 当寒证或热证发展到极点时，有时会出现与疾病本质相反的一些假象，如寒极似热、热极似寒，即所谓真寒假热、真热假寒。这些假象常见于病情危笃的严重关头，如不细察，往往容易贻误生命。

（1）真寒假热，是内有真寒、外见假热的证候。其产生机理是由于阴寒内盛格阳于外，阴阳寒热格拒而成，故又称阴盛格阳，阴盛于内，格阳于外，形成虚阳浮越、阴极似阳的现象，可出现身热、面色浮红、口渴、脉大等似热证表现，但患者身虽热却反欲盖衣被，渴欲热饮而饮不多，面红时隐时现、浮嫩如妆，不像实热之满面通红，脉大却按之无力。同时还可见到四肢厥冷、下利清谷、小便清长、舌淡苔白等症状。所以，热象是假，阳虚寒盛才是疾病的本质。

（2）真热假寒，是内有真热而外见假寒的证候。其产生机理是由于阳热内盛，阳气闭郁于内，不能布达于四末而形成，或者阳盛于内，拒阴于外，故也称为阳盛格阴，根据其阳热闭郁而致手足厥冷的特点习惯上又把它叫作阳厥或热厥。其内热越盛则肢冷越严重，即所谓的热深厥亦深。可出现手足冷、脉沉等似寒证表现，但四肢冷而身热不恶寒反恶热、脉沉数而有力，更见烦渴喜冷饮、咽干、口臭、谵语、小便短赤、大便秘结或热痢下重、舌质红、苔黄而干等症。这种情况的手足厥冷、脉沉是假，而内热才是疾病的本质。

辨别寒热真假的要领，除了了解疾病的全过程外，还应从以下两个方面注意体察。

① 假象的出现，多在四肢、皮肤和面色方面，而脏腑、气血、津液等方面的内在表现则常常如实反映着疾病的本质，故辨证时应以里证、舌象、脉象等方面表现为主要依据。

② 假象毕竟和真象不同，如假热之面赤，是面色白而仅在颧颊上见浅红娇嫩之色，时隐时现，而真热的面红却是满面通红。假寒常表现为四肢厥冷，而胸腹部却是大热、按之灼手，或周身寒冷而反不欲近衣被，而真寒则是身蜷卧，欲得衣被。

（五）寒热与表里的关系

寒热与表里相互联系可形成多种证候，除上述表寒里热、表热里寒外，尚有表寒证、表热证、里寒证、里热证。现分述如下。

1. 表寒证 表寒证是寒邪侵袭肌表所致的一种病证。

【临床表现】恶寒重，发热轻，头身疼痛，无汗，苔薄白而润，脉浮紧。

【证候分析】寒邪袭表，卫阳受伤，不能温煦肌表而恶寒，正与邪争，阳气被遏则发热，寒为阴邪，故恶寒重而发热轻。寒邪凝滞经脉，经气不利则头身疼痛。寒邪收敛，腠理闭塞，故无汗、脉浮紧是寒邪束表之象。表寒证是表证的一种，其特点是恶寒重、发热轻、无汗、脉浮紧。

2. 表热证 表热证是热邪侵袭肌表所致的一种病证。

【临床表现】发热，微恶风寒，头痛，口干微渴，或有汗，舌边尖红赤，脉浮数。

【证候分析】热邪犯表，卫气被郁，故发热恶寒。热为阳邪，故发热重而恶寒轻且伴口干微渴。热性升散，腠理疏松则有汗，热邪上扰则头痛。舌边尖红赤、脉浮数均为热邪在表之象。表热证也是表证的一种，其特点是发热重、恶寒轻、有汗、脉浮数。

3. 里寒证　里寒证是寒邪内侵脏腑或阳气虚衰的病证。

【临床表现】形寒肢冷，面色㿠白，口淡不渴，或口渴喜热饮，静而少言，小便清长，便溏，舌淡苔白润，脉沉迟。

【证候分析】寒邪内侵脏腑损伤阳气，或脏腑机能减退，阳气虚衰，均不能温煦形体，故形寒肢冷、面色㿠白。阴寒内盛，津液不伤，故口淡不渴或口渴喜热饮。寒属阴主静，故静而少言。小便清长、便溏、舌淡苔白润、脉沉迟，均为里寒之象。

4. 里热证　里热证是热邪内侵脏腑或阴液亏损致虚热内生的病证。

【临床表现】面红身热，口渴喜冷饮，烦躁多言，小便短赤，大便干结，舌红苔黄，脉数。

【证候分析】里热亢盛，蒸腾于外，故见面红身热。热伤津液，故口渴喜冷饮。热属阳，阳主动，故烦躁多言。热伤津液，故小便短赤。肠热液亏，传导失司，故大便干结。舌红苔黄、脉数，均为里热之象。

三、虚实

虚实是辨别邪正盛衰的两个纲领。虚指正气不足，实指邪气盛实。虚证反映人体正气虚弱而邪气也不太盛。实证反映邪气太盛，而正气尚未虚衰，邪正相争剧烈。通过虚实辨证，可以掌握患者邪正盛衰的情况，为治疗提供依据，实证宜攻，虚证宜补。只有辨证准确，才能攻补适宜，免犯虚虚实实之戒。

（一）虚证

虚证是对人体正气虚弱的各种临床表现的病理概括。虚证的形成，有先天不足、后天失养和疾病耗损等多种原因。

【临床表现】各种虚证的表现极不一致，难以全面概括，常见的表现如下：面色淡白或萎黄、精神萎靡、神疲乏力、心悸气短、形寒肢冷、自汗、大便滑脱、小便失禁、舌淡胖嫩、脉虚沉迟，或为五心烦热、消瘦颧红、口咽干燥、盗汗潮热、舌红少苔、脉细数。

【证候分析】虚证病机主要表现在伤阴或伤阳两个方面。若伤阳者，以阳气虚的表现为主。由于阳失温运与固摄无权，所以见面色淡白、形寒肢冷、神疲乏力、心悸气短、大便滑脱、小便失禁等症状。若伤阴者，以阴精亏损的表现为主。由于阴不制阳，失去濡养、滋润的功能，故见五心烦热、心悸、面色萎黄、消瘦颧红、盗汗潮热等症状。阳虚则阴寒盛，故舌淡胖嫩、脉虚沉迟；阴虚则阳偏亢，故舌红少苔、脉细数。

（二）实证

实证是对人体感受外邪，或体内病理产物堆积而产生的各种临床表现的病理概括。实证的成因有两个方面：一是外邪侵入人体；二是脏腑功能失调以致痰饮、水湿、瘀血等病理产物停积于体内。因外邪性质的差异，致病的病理产物的不同而有各自不同的证候表现。

【临床表现】由于病因不同，实证的表现亦不一致，而常见的表现如下：发热、腹胀痛拒按、胸闷、烦躁，甚至神昏谵语、喘息气粗、痰涎壅盛、大便秘结，或下利、里急后重、小便不利、淋沥涩痛、舌质苍老、舌苔厚腻、脉实有力。

【证候分析】邪气过盛，正气与之抗争，阳热亢盛，故发热。实邪扰心，或蒙蔽心神，故烦躁甚至神昏谵语。邪阻于肺，则宣降失常而胸闷、喘息气粗。痰盛者尚可出现痰涎壅盛。

实邪积于肠胃则腑气不通，出现大便秘结、腹胀痛拒按。湿热下攻，可见下利、里急后重。水湿内停，不得气化，所以小便不利。湿热下注膀胱，致小便淋沥涩痛。邪正相争，搏击于血脉,故脉实有力。湿热蒸腾则舌苔厚腻。

（三）虚证和实证的鉴别

虚证与实证的证候表现已分别介绍如上,但从临床来看,有一些症状,可出现于实证,也可见于虚证。例如,腹痛,虚证、实证均可出现。因此,要鉴别虚实,必须四诊合参,通过望形体、望舌、闻声音、问起病、按胸腹、脉诊等多方面进行综合分析。一般来说,虚证者多身体虚弱,实证者多身体粗壮。虚证声息低微,实证声高息粗。久病多虚,暴病多实。舌质淡嫩、脉象无力为虚;舌质苍老、脉象有力为实。

（四）虚证和实证的关系

疾病是一个复杂的发展过程,由于体质、治疗、护理等诸多因素的影响,虚证与实证常发生虚实错杂、虚实转化、虚实真假等证候表现。若不加以细察,容易误诊。现分述如下。

1. 虚实错杂 凡虚证中夹有实证,实证中夹有虚证,以及虚实齐见的,都是虚实错杂,例如表虚里实、表实里虚、上虚下实、上实下虚等。虚实错杂的证候,由于虚和实错杂互见,所以在治疗上便有攻补兼施法。但在攻补兼施法中还要辨别虚实的孰多孰少,因而用药就有轻重主次之分。虚实错杂中根据虚实的多少有实证夹虚、虚证夹实、虚实并重三种情况。

（1）实证夹虚,常常发生于实证过程中正气受损的患者,亦可见于原来体虚而新感外邪的患者。它的特点是以邪实为主,正虚为次。例如《伤寒论》中的白虎加人参汤证,本来是阳明经热盛,可见壮热、口渴、汗出、脉洪大。由于热炽伤及气阴,又出现口渴、心烦、背微恶寒等气阴两伤的症状,这就是实证夹虚。治疗以白虎汤攻邪为主,再加人参兼扶正气。

（2）虚证夹实,往往见于实证深重、拖延日久、正气大伤、余邪未尽的患者,亦可见于素体大虚、复感邪气的患者。其特点是以正虚为主,邪实为次。例如春温病的肾阴亏损证,出现在温病的晚期,是邪热动灼肝肾之阴而呈现邪少虚多的证候,可见低热不退、口干、舌质干绛,此时治法以滋阴养液、扶正为主,兼清余热。

（3）虚实并重,见于以下两种情况:一是原为严重的实证,迁延时日,正气大伤,而实邪未减者;二是原来正气甚弱,又感受较重邪气者。其特点是正虚与邪实均十分明显,病情比较重。例如小儿疳积,便溏、贪食不厌、苔厚浊、脉细稍弦,病起于饮食积滞而损伤脾胃,虚实并见,故治应消食化积与健脾同用。

2. 虚实转化 疾病的发展过程往往是邪正斗争的过程,邪正斗争在证候上的反映,主要表现为虚实的变化。在疾病发展过程中,有些本来是实证,由于病邪久留,损伤正气,而转为虚证;有些由于正虚,脏腑功能失常,而致痰、食、血、水等凝结阻滞为患,成为因虚致实证。例如高热、口渴汗出、脉洪大之实热证,因治疗不当,日久不愈,可导致津气耗伤,而见肌肉消瘦、面色枯白、不欲饮食、虚羸少气、舌苔光剥、脉细无力等,证已由实转虚。又如病本心脾气虚,常见心悸气短,久治未愈,突然心痛不止,这是气虚血滞导致的心脉瘀阻:虚证已转变为实证,治当活血化瘀、止痛。

3. 虚实真假 虚证和实证,有真假之分,辨证时要从错杂的证候中,辨别真假,以去伪存真,才不致犯虚虚实实之戒。辨虚实真假与虚实错杂绝不相同,应注意审察鉴别。

（1）真实假虚,指疾病本质属实,但又出现一些似乎是虚的现象。如热结肠胃、痰食壅滞、大积大聚之实证,却见神情沉静、身寒肢冷、脉沉伏或迟涩等表现。若仔细辨别则可以发现:神情虽沉静,但语出则声高气粗;脉虽沉伏或迟涩,但按之有力;虽然形寒肢冷,但胸腹久按灼手。导致这类似虚证表现的原因并不是病体虚弱,而是实邪阻滞经络,气血不能外达,因此称这类表现为假象,古称之为"大实有羸状"。此时治疗仍然应专力攻邪。

(2)真虚假实,指疾病本质属虚证,但又出现一些似乎是实的现象。如素体脾虚、运化无力,因而出现腹部胀满而痛、脉弦等表现。若仔细辨别可以发现,腹部胀满,有时减轻,不似实证的常满不减;虽有腹痛,但喜按;脉虽弦,但重按则无力。导致这类似实证表现的原因并不是实邪,而是身体虚弱,故亦为假象。古人所谓"至虚有盛候",就是指此而言的。治疗应用补法。

虚实真假的鉴别,可概括为以下四点,作为辨别虚实真假的要点,指导临床辨证。

① 脉象的有力无力、有神无神、浮候如何、沉候如何。

② 舌质的胖嫩与苍老。

③ 言语发声的洪亮与低怯。

④ 患者体质的强弱、发病的原因、疾病的新久以及治疗经过等。

(五)虚实与表里寒热的关系

虚实常通过表里寒热几个方面反映出来,形成多种证候,临床上常见的有表虚证、表实证、里虚证、里实证、虚寒证、虚热证、实寒证、实热证等。

1. 表虚证 表虚证有两种:一是指感受风邪而致的表证,以恶风、自汗为特征,为外感表虚;二是肺脾气虚、卫气不能固密、肌表疏松、经常自汗、易被外邪侵袭的表证,属内伤表虚。

【临床表现】外感表虚:头痛、项强、发热、自汗、恶风、脉浮缓。内伤表虚:平时经常自汗,容易感冒,兼有面色淡白、气短、动则气喘、倦怠乏力、纳少便溏、舌淡苔白、脉细弱等气虚表现。

【证候分析】表证之表虚证,是感受风邪所致的一种表证。由于风邪外束于太阳经,所以头痛、项强。正气卫外,阳气浮盛而发热。肌表疏松,玄府不固,故自汗、恶风。风邪在表,故脉浮缓。

里证之表虚证,主要因肺脾气虚。肺主皮毛,脾主肌肉,其气虚则肌表疏松,卫气不固而自汗。卫外力差,故容易感冒。肺脾气虚,必见气虚的一般表现,如面色淡白、气短、动则气喘、倦怠乏力、纳少便溏、舌淡苔白、脉细弱等。

2. 表实证 表实证是寒邪侵袭肌表所致的一种证候。

【临床表现】发热恶寒,头身疼痛,无汗,脉浮紧。

【证候分析】感受外邪,阳气向上、向外抗邪,便出现发热。邪客于肌表,阻遏卫气的正常宣发,肌得不到正常的温煦而恶寒。邪阻经络,气血流行不畅而致头身疼痛。寒主收引,营气不能通于表,玄府不通,则无汗。脉浮紧是寒邪束表之象。

3. 里虚证 里虚证的内容较多,各脏腑、经络的阴阳气血亏损,都属里虚证的范围,里虚证若按其寒热划分,则可分为虚寒证、虚热证两类。

4. 里实证 里实证包括的内容也较多,不但有脏腑、经络之分,而且还有各种不同邪气之别。里实证若按寒热划分,亦可分为实寒证、实热证两大类。

5. 虚寒证 虚寒证是由于体内阳气虚衰所致的一种证候。

【临床表现】精神不振,面色淡白,畏寒肢冷,腹痛喜温喜按,便溏,小便清长,少气乏力,舌质淡嫩,脉微或沉迟无力。

【证候分析】本证的病机是阳气虚衰。阳气推动和气化功能不足,则精神不振、面色淡白、少气乏力、舌质淡嫩、脉微或沉迟无力。阳气温煦不足,则畏寒肢冷、腹痛喜温喜按、便溏、小便清长。

6. 虚热证 虚热证是由于体内阴液亏虚所致的一种证候。

【临床表现】两颧红赤,形体消瘦,潮热盗汗,五心烦热,咽干口燥,舌红少苔,脉细数。

【证候分析】人体阴液耗损,故形体消瘦。阴虚,则不能制阳,虚火内扰故五心烦热、潮热盗汗。虚火上升,则见两颧红赤、咽干口燥、舌红少苔。阴血不足故脉细,内有虚热,故脉数。

7. 实寒证 实寒证是寒邪(阴邪)侵袭人体所致的一种证候。

【临床表现】畏寒喜暖,面色苍白,四肢欠温,腹痛拒按,肠鸣腹泻,或痰鸣喘嗽,口淡多涎,小便清长,舌苔白润,脉迟或紧。

【证候分析】寒邪客于体内,阻遏阳气,故畏寒喜暖、四肢不温。阴寒凝聚,经脉不通,不通则痛,故见腹痛拒按。阳气不能上荣于面,则面色苍白。寒邪困扰中阳,运化失职,故肠鸣腹泻。若为寒邪客肺,则痰鸣喘嗽。口淡多涎、小便清长、舌苔白润,皆为阴寒之象。脉迟或紧,是寒凝血行迟滞的表现。

8. 实热证 实热证是阳热之邪侵袭人体,由表入里所致的一种证候。

【临床表现】壮热喜凉,口渴饮冷,面红目赤,烦躁或神昏谵语,腹满胀痛拒按,大便秘结,小便短赤,舌红苔黄而干,脉洪滑数实。

【证候分析】热邪内盛,故身见壮热喜凉。火热上炎,而见面红目赤。热扰心神,轻者烦躁,重者神昏谵语。热结胃肠,则腹满胀痛拒按、大便秘结。热伤阴液,则小便短赤、口渴饮冷。舌红苔黄为热邪之征,舌干说明津液受伤。热为阳邪,鼓动血脉,所以脉象洪滑数实。

四、阴阳

阴阳是八纲辨证的总纲。在诊断上,可根据临床上证候表现的病理性质,将一切疾病分为阴阳两个主要方面。阴阳,实际上是八纲的总纲,它可概括其他六个方面的内容,即表、热、实属阳,里、寒、虚属阴。故有人称八纲为"二纲六要"。

在临床上,由于表里、寒热、虚实之间有时是相互联系交织在一起的,不能截然划分。因此,阴证和阳证之间有时也不是截然分开的,往往出现阴中有阳、阳中有阴的复杂证候。如上文所说的表里同病、寒热错杂、虚实夹杂等就属这类情况。

以阴阳命名的除了阴证、阳证以外,还有真阴不足、真阳不足及亡阴与亡阳等证,现分述如下。

(一)阴证和阳证

1. 阴证 凡符合阴的一般属性的证候,称为阴证,如里证、寒证、虚证属于阴证范围。

【临床表现】不同的疾病所表现的阴性证候不尽相同,各有侧重,一般常见的如下:面色暗淡,精神萎靡,身重蜷卧,形寒肢冷,倦怠无力,语声低怯,纳差,口淡不渴,便溏,小便清长,舌淡胖嫩,脉沉迟或弱,或细涩。

【证候分析】精神萎靡、倦怠乏力、语声低怯是虚证的表现。形寒肢冷、口淡不渴、便溏、小便清长是里寒的表现。舌淡胖嫩、脉沉迟或弱,或细涩均为虚寒舌脉。

2. 阳证 凡符合阳的一般属性的证候,称为阳证,如表证、热证、实证属于阳证范围。

【临床表现】不同的疾病,所表现的阳性证候也不尽相同。一般常见的如下:面色红赤,恶寒发热,肌肤灼热,心烦,躁动不安,语声粗浊或骂詈无常,呼吸气粗,喘促痰鸣,口渴欲饮,大便秘结,小便涩痛、短赤,舌质红绛,苔黄黑生芒刺,脉数、洪大、滑实。

【证候分析】阳证是表证、热证、实证的归纳。恶寒发热为表证的特征。面色红赤、心烦、躁动不安、肌肤灼热、口渴欲饮为热证的表现。语声粗浊、呼吸气粗、喘促痰鸣、大便秘结等,又是实证的表现。舌质红绛,苔黄黑生芒刺,脉数、洪大、滑实均为实热之征象。

3. 阴证和阳证的鉴别　阴证和阳证的鉴别,按四诊对照如下。

(1)阴证

① 望诊:面色苍白或暗淡,身重蜷卧,倦怠无力,萎靡不振,舌淡胖嫩,苔润滑。

② 闻诊:语声低怯,静而少言,呼吸怯弱,气短。

③ 问诊:大便气腥臭,饮食减少,口中无味,不烦不渴或喜热饮,小便清长。

④ 切诊:腹痛喜按,身寒足冷,脉沉迟或弱,或细涩。

(2)阳证

① 望诊:面色潮红或通红,喜凉,躁动不安,口唇燥裂,舌质红绛,苔黄或老黄,甚则燥裂,或黑而生芒刺。

② 闻诊:语声粗浊,烦而多言,呼吸气粗,喘促痰鸣,骂詈无常。

③ 问诊:大便或硬或秘,或有奇臭,恶食,口渴欲饮,小便涩痛、短赤。

④ 切诊:腹痛拒按,身热足暖,脉数、洪大、滑实。

阴阳消长是相对的,阳盛则阴衰,阴盛则阳衰。如脉洪大、舌红苔燥,兼见口渴、壮热等,便可知阳盛阴衰。如脉象沉迟、舌白苔润,兼见腹痛、下利等,便可知其阴盛阳衰。此外,阴阳错综复杂的变化,具体表现于表里、寒热、虚实等六纲中,已在前文述及,不再重复。

(二)真阴不足与真阳不足

阴虚证也叫虚热证,阳虚证也叫虚寒证,前面已详述。肾为人体阴阳之根本,当阴虚、阳虚日久,或久病,会耗伤肾阴肾阳而致肾阴不足或肾阳不足,即真阴不足、真阳不足。

1. 真阴不足

【临床表现】虚火上炎,面白颧赤,唇若涂丹,口燥咽干,五心烦热,头晕眼花,耳鸣如蝉,腰腿酸软无力,骨蒸盗汗,发梦遗精,大便秘结,小便短少,舌红干少苔,脉细数无力。

【证候分析】病程日久,损伤阴精,累及真阴,阴不制阳,致虚火上炎,出现阴虚,故见面白颧赤、唇若涂丹、口燥咽干、五心烦热、盗汗、大便秘结、小便短少、舌红干少苔、脉细数无力。同时由于病已伤及肾阴,故出现肾功能异常的症状,如:肾生髓、主骨的功能失常,见头晕眼花、腰腿酸软无力、骨蒸,耳失肾阴濡养则耳鸣如蝉;肾主生殖,虚热内扰精室,故发梦遗精。

2. 真阳不足

【临床表现】面色㿠白,形寒肢冷,唇舌色淡,口淡多涎,喘咳身肿,自汗,头眩,不欲食,腹大胫肿,便溏或五更泄泻,阳痿早泄,精冷不育,或宫冷不孕,舌淡胖嫩,苔白滑,脉沉迟无力。

【证候分析】病程日久,损伤阳气,累及真阳,阳不制阴,致阴寒内盛,出现阳虚,故见面色㿠白、形寒肢冷、唇舌色淡、口淡多涎、自汗、不欲食、舌淡胖嫩、苔白滑、脉沉迟无力。同时由于病已伤及肾中之阳,故出现肾功能异常的症状,如:肾主纳气、主水的功能失常,则喘咳身肿、腹大胫肿;肾主生殖功能失常,则阳痿早泄、精冷不育,或宫冷不孕;肾虚火衰,主二便的功能失常则五更泄泻。

(三)亡阴与亡阳

亡阴与亡阳是疾病的危险证候,辨证出现差错,或救治稍迟,死亡立见。亡阴与亡阳是两个性质不同的病证,亡阴的根本原因是机体大量脱失津液,从而导致亡阴。亡阳的主要病因是阳气亡脱。因为气可随液脱,可随血脱,所以亡阳也常见于汗、吐、下太过以及大出血之后,同时,许多疾病的危笃阶段也可出现亡阳。由于阴阳是依存互根的,所以亡阴可导致亡阳,而亡阳也可以使阴液耗损。在临床上,宜分辨亡阴、亡阳之主次,及时救治。

1. 亡阴

【临床表现】身热肢暖,烦躁不安,口渴咽干,唇干舌燥,肌肤皱瘪,小便极少,舌红干,脉细数无力。通常还以大汗淋漓作为亡阴的特征,其汗温、咸而稀(吐、下之亡阴,有时可无大汗出)。

【证候分析】阴液耗竭,失去濡润之功,故口渴咽干、唇干舌燥、肌肤皱瘪。津液化生枯竭,故小便极少。阴虚则内热,故身热肢暖。虚热上扰则烦躁不安。舌红干、脉细数无力为津枯虚热之象。大汗淋漓多发生于原来为热病的患者,热邪逼迫则汗液外泄,也可见于治疗不当、发汗太过的患者。此时,大汗出既是亡阴之因,又是亡阴之症。

2. 亡阳

【临床表现】大汗出,汗冷、味淡、微黏,身凉恶寒,四肢厥冷,蜷卧神疲,口淡不渴,或喜热饮,舌淡白,脉微欲绝。

【证候分析】亡阳发生在各种原因所致的阳气虚弱甚至亡脱的阶段。阳虚固摄无权,故腠理开而大汗出,汗冷、味淡、微黏乃亡阳的必见症状。阳虚则寒,故身凉恶寒、四肢厥冷。人体机能活动低下,则见蜷卧神疲。口淡不渴、舌淡白、脉微欲绝均为阳微虚寒之象。

3. 亡阴、亡阳证的鉴别

(1)亡阴证。

汗:汗温,味咸,不黏。

四肢:温和。

舌象:红干。

脉象:细数无力。

其他:身热,烦躁不安,口渴咽干,喜冷饮。

(2)亡阳证。

汗:汗冷,味淡,微黏。

四肢:厥冷。

舌象:淡白。

脉象:脉微欲绝。

其他:身凉,蜷卧神疲,口淡不渴,或喜热饮。

第六节 辨 证

辨证,就是分析、辨认疾病的证候。中医学中的症、证、病的概念是不同的,但三者之间又有着密切的联系。

所谓症,是指疾病的单个症状,以及舌象、脉象等体征。如发热、畏寒、口苦、胸闷、便溏、苔黄、脉弦等。

证,是指证候,即疾病发展过程中,某一阶段所出现若干症状的概括。例如,感冒患者有风寒证、风热证的不同。所谓风寒证是患者出现恶寒发热、无汗、头身疼痛、舌苔薄白、脉浮紧,或鼻塞流清涕、咳嗽等症状的概括。它表示疾病在这一阶段的病因是感受风寒之邪,病位在表,病性属寒,邪正力量的对比处于邪盛正未衰的局面等。

由此可见,症是疾病的现象,证则反映疾病的本质,病是对疾病全过程特点与规律的概括。

辨证是以脏腑、经络、病因、病机等基本理论为依据,通过对望诊、闻诊、问诊、切诊所获得的一系列症状进行综合分析,辨明其病变部位、性质和邪正盛衰,从而做出诊断的过程。而临床上根据疾病的主要表现和特征来确定病名的过程则称为辨病。

综上所述,病与证的确定,都是以症状为依据的。一病可以出现多证,一证可见于多病之中。因此,临床上必须将辨证与辨病相结合,才能使诊断更加全面、准确。

古人通过长期临床实践,逐渐发展形成病因辨证,气、血、津液辨证,经络辨证,脏腑辨证,六经辨证,卫气营血辨证,三焦辨证等。

一、病因辨证

病因辨证是以中医学病因理论为依据,通过对临床资料的分析,识别疾病属于何种因素所致的一种辨证方法。

病因辨证的主要内容,概括起来可分为六淫疠气、七情、饮食劳逸以及外伤四个方面,其中六淫疠气属外感性病因,为人体感受自然界的致病因素而患病。七情为内伤性病因,常使气机失调而致病。饮食劳逸则是通过影响脏腑功能,使人患病。外伤属于人体受到外力损害而出现的病变。

二、气、血、津液辨证

气、血、津液辨证,是运用脏腑学说中气、血、津液的理论,分析气、血、津液所反映的各科病证的一种辨证方法。

由于气、血、津液都是脏腑功能活动的物质基础,而它们的生成及运行又有赖于脏腑的功能活动。因此,在病理上,脏腑发生病变,可以影响到气、血、津液的变化;而气血津液的病变,也必然要影响到脏腑的功能。所以,气、血、津液的病变,是与脏腑密切相关的。气、血、津液辨证应与脏腑辨证互相参照。

三、脏腑辨证

脏腑辨证,是根据脏腑的生理功能、病理表现,对疾病证候进行归纳,借以推究病机,判断病变的部位、性质、正邪盛衰情况的一种辨证方法,是临床各科的诊断基础,是辨证体系中的重要组成部分。

脏腑辨证,包括脏病辨证、腑病辨证及脏腑兼病辨证。其中脏病辨证是脏腑辨证的主要内容。

本章小结

望诊,是医生运用视觉观察患者的神色、形态、局部表现、舌象、分泌物和排泄物色与质的变化等来诊察病情的方法。本章重点讨论了望神、望色以及舌诊,但临床诊断时还应与望诊其他内容相结合,综合运用。

闻诊也是一种不可缺少的诊察方法,是医生获得客观体征的一个重要途径。

问诊的目的在于充分收集其他三诊无法取得的与辨证关系密切的资料。如疾病发生的时间、地点、原因或诱因以及治疗的经过,自觉症状,既往健康情况等。这些常是辨证中不可缺少的重要依据之一,掌握了这些情况有利于对疾病的病因、病位、病性做出正确的判断。因而问诊在疾病的诊察中具有重要意义。

切诊是通过按脉搏或在患者身躯上一定的部位进行触、摸、按压,以了解疾病的内在变化或体表反应,从而获得辨证资料的一种诊断方法。

八纲是分析疾病共性的辨证方法,是各种辨证的总纲。在八纲的基础上,结合脏腑病变的特点,则分支为脏腑辨证;结合气、血、津液病变的特点,则分支为气、血、津液辨证;结合温病的病变特点,则分支出卫气营血辨证等。任何一种辨证,都离不开八纲,所以说八纲辨证是各种辨证的基础。

进行八纲辨证,不仅要熟练地掌握各类证候的特点,还要注意它们之间的相兼、转化、夹杂、真假,只有这样才能正确而全面地认识疾病、诊断疾病。

课后练习题

一、选择题

【A1/A2 型题】

1. 肌肤初扪之不觉很热,稍久即感灼手,谓之（ ）。
   A. 五心烦热　　　　　　B. 骨蒸潮热　　　　　　　C. 身热不扬
   D. 日晡潮热　　　　　　E. 阴虚潮热

2. 望色中青色所主疾病不包括以下哪项?（ ）
   A. 寒证　　　B. 肾虚　　　C. 瘀血　　　D. 惊风　　　E. 疼痛

3. 下列哪项不属于中医问诊的内容?（ ）
   A. 问汗　　　B. 问寒热　　　C. 问痛　　　D. 问心情　　　E. 问饮食

4. 小儿指纹纹色鲜红多属（ ）。
   A. 寒证　　　B. 痛证　　　C. 外感风寒　　　D. 惊风　　　E. 脾虚

5. 头痛隐隐多见于（ ）。
   A. 肝阳上亢　　　B. 血虚　　　C. 瘀血　　　D. 外感　　　E. 内伤

6. 切脉时用较轻指力诊寸口称（ ）。
   A. 举　　　B. 按　　　C. 寻　　　D. 浮　　　E. 切

7. 察神,突出表现于（ ）。
   A. 目光　　　B. 面色　　　C. 言语　　　D. 脉象　　　E. 舌象

8. 恶寒发热并见,多为（ ）。
   A. 疟疾　　　B. 少阳证　　　C. 表证入里　　　D. 外感表证　　　E. 里虚证

9. 小便不能随意识控制而自行遗出为（ ）。
   A. 癃闭　　　B. 余沥不尽　　　C. 小便失禁　　　D. 遗尿　　　E. 淋证

10. 舌淡胖而嫩,苔白而润,见于（ ）。
    A. 气虚　　　B. 阳虚　　　C. 血虚　　　D. 阴虚　　　E. 气血两虚

【A3 型题】

(11～12 题共用题干)

患者冒雨受凉,全身酸痛、怕冷、头痛、打喷嚏、流清涕,考虑风寒感冒。

11. 风寒感冒之怕冷谓（ ）。

A. 畏寒　　　　B. 阳虚　　　　C. 恶寒　　　　D. 虚寒　　　　E. 假寒

12. 风寒感冒可见（　　）。

A. 沉紧脉　　　B. 浮紧脉　　　C. 浮数脉　　　D. 濡脉　　　　E. 细脉

【B 型题】

（13～15 题共用备选答案）

A. 淡白舌、厚白苔　　　　B. 淡红舌、薄白苔　　　　C. 红绛舌、深黄苔

D. 青紫舌、灰黑苔　　　　E. 鲜红舌、厚腻苔

13. 正常舌象是（　　）。

14. 热毒炽盛、阴血受灼，可见（　　）。

15. 饮食不节、湿浊内蕴、入里化热，可见（　　）。

二、简答题

1. 试述各种舌色所主疾病。

2. 望诊的基本内容和具体方法有哪些？

（黄　萍　杨　赟）

第五章　中医护理原则

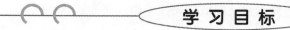

学习目标

掌握：中医护理的基本原则。

熟悉：中医护理、养生的常用方法。

了解："治未病"的内涵。

能应用中医护理和养生的基本原则和方法，开展健康教育，指导养生防病。

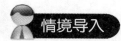 情境导入

《黄帝内经·上古天真论》曰：余闻上古之人，春秋皆度百岁而动作不衰，今时之人，年半百而动作皆衰者，时世异耶？人将失之耶？

中医护理原则是在对护理对象施护过程中应遵循的基本原则，是中医"治疗原则"在护理学中的具体运用和进一步延伸。中医护理强调整体护理与辨证施护，在此基础上确立了预防为主、护病求本、扶正祛邪、三因施护等的护理原则。

第一节　预防为主

预防，就是采用一定的措施，防止疾病的发生与发展。中医学自古非常重视对疾病的预防，早在《黄帝内经》中就明确提出了"治未病"的预防思想，强调"防患于未然"。

一、未病先防

未病先防，就是在疾病发生之前，做好各种预防工作，以防止疾病的发生。疾病的发生，关系到邪正两个方面。治未病，必须从这两方面着手：一是要调养身体、扶助正气，提高机体的抗病能力，即"正气存内，邪不可干"；二是要防止病邪侵害。

（一）养生

古时又称"摄生""保生"，是指在中医基本理论指导下，通过一定的方法增强体内的正气，使气血旺盛而通畅，阴阳调和，脏腑功能健全，达到强身健体、预防疾病、增进健康、延年益寿的目的。

1. 顺应自然养生　人体的生理活动和自然界的变化规律是相适应的。只有顺应四时变

化、顺应地域特点、顺应社会发展而摄生,才能强身健体,减少疾病的发生。

2. 情志调摄养生 情志因素和人体的生理、病理有密切的关系。调摄情志既要提高自身品德修养,提高自我控制能力,心态淡定地对待生活,又要及时疏泄或转移不良情绪。保持心情舒畅,精神愉快,可使机体气血运行通畅,维持正常的脏腑功能活动,达到预防疾病,健康长寿的目的。

3. 合理饮食养生 既要饮食有节,不可暴饮暴食,不食不洁食物,克服饮食偏嗜,又要饮食有方,养成良好的饮食习惯和进食方法,注意饮食气味,五味兼顾,合理搭配。这样才能避免损伤脾胃,使气血生化有源,生机旺盛,延年益寿。

4. 适量运动养生 "生命在于运动",适度锻炼身体可使气血流畅,经络通达,筋骨强劲,肌肉健壮,关节灵活,脏腑功能旺盛,体质增强。但锻炼要注意因人而异,因病而异,不可强求,贵在循序渐进,持之以恒。

5. 起居养生 科学、合理地安排作息时间,养成良好的生活习惯,可以提高人体对自然环境的适应能力和对疾病的抵抗能力。日出而作,日落而息。春季宜晚卧早起,夏季宜晚卧早起,秋季宜早卧早起,冬季宜早卧晚起。建立良好的生活秩序,规律生活,保持脏腑气血调和,阴阳平衡,促进机体健康长寿。

6. 药膳养生 药膳调补可以增强机体的免疫和抗病能力。

（二）防御邪气

通过一定的措施和方法防御病邪侵害,减少疾病的发生。如平时注意讲究卫生,顺应四时,避免意外,加强消毒和隔离以防止传染,这些都可在一定程度上减少疾病发生或避免疾病发生。

二、既病防变

既病防变,是指疾病已经发生后,要做到早期诊治,以防传变。

（一）早期诊治

病邪侵入人体往往是由表入里,由浅入深,病情也会逐步加重,因此抓住时机早期发现、早期诊断、早期治疗,对疾病的早日康复具有十分重要的意义。如果病邪深入,病情已重,治疗起来就越来越困难。

（二）防止传变

主要是通过先安"未受邪之地"来预防性治疗或调理还未发生病变的脏腑,以防止疾病传变发展。疾病的发展传变有一定的规律,一般外感热病多按照六经、卫气营血以及三焦传变,内伤杂病多按照脏腑五行的生克制化规律或经络传变。因此,应按照疾病传变规律,提前治疗,防止病情传变恶化。

第二节　护病求本

护病求本,是中医理论中"治病求本"的思想在护理学中的应用。护病求本就是在护理工作中要抓住疾病的本质,进行相应护理的一种原则。疾病的变化是错综复杂的,一般情况下,疾病的本质和反映出来的现象是一致的,但有时也会出现疾病的本质和现象不一致的情况。

因此根据病人的具体情况,追寻疾病的本质,找出发病的原因或病变的机理,制订出具体的护理原则,包括急则护其标与缓则护其本和正护与反护。

一、急则护其标,缓则护其本

在护理疾病时,根据疾病的具体情况有标本主次之不同。本就是本质,是指疾病的主要矛盾;标就是现象,是指疾病的次要矛盾。标本是相对的,一般来说,正气为本,邪气为标;病因(病机)为本,症状为标;缓证为本,急证为标;先病为本,后病为标;原发病为本,继发病为标。故在运用时,应抓住主要矛盾,以确定护理上的先后主次。标本缓急的原则是急则护其标,缓则护其本,标本同护。

(一)急则护其标

急则护其标是指标证甚急,可能危及生命时,护理应先紧急配合抢救,迅速采取措施以解除危急症状,以免造成生命危险。

(二)缓则护其本

缓则护其本是指在病情平稳和缓的情况下,或标证经处理后已缓解的情况下,针对疾病本质,从根本上解除疾病的治疗与护理原则。

(三)标本同护

标本同护是指在标本俱急或标本俱缓的情况下,采用标本同护的原则。

二、正护与反护

(一)正护

正护,是采用与病变本质相反的药物或措施来治疗和护理的法则,又称"逆护法"。适用于疾病的本质和现象相一致的病证。具体有以下几种方法:

1. 寒者热之 寒者热之即寒邪所致的寒病,采用温热法护理的方法。如风寒表证的病人,在使用辛温解表药治疗的同时,还可采用喝热粥或热汤的护理方法,以协助发汗而加强药物的治疗效果。

2. 热者寒之 热者寒之即热邪所致的热病,用寒凉法护理的方法。如气分热盛而口渴的病人,在使用清热泻火药治疗的同时,还可采用喝凉开水或冷饮的护理方法,以协助药物清热止渴。

3. 虚则补之 虚则补之是指对虚证的病人,由于机体气血阴阳亏虚,采用补益的方法进行护理的方法。如血虚的病人在服用补血药的同时,可多吃大枣或增加饮食的营养以增强补血的作用等。

4. 实则泻之 实则泻之是指对实证的病人,用攻逐泻实的方法进行护理的方法。如食积的病人除用消食导滞药物治疗外,还可用催吐、针灸、按摩等护理方法进行调理等。实则泻之指实性病证表现的实证,其本质和疾病的现象均为实,用攻逐泻实药治疗及攻下护理法护理实证的方法。

(二)反护

反护法,就是采用与病变假象一致的药物来护理疾病的法则,又称"从护法"。适用于疾病的现象与本质不一致的病证,多见于一些比较复杂或危重的疾病。需要注意的是,虽然本法是

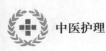

顺从疾病的现象而用,但究其本质,仍然是逆病性而用的,具体有以下几种方法:

1. 热因热用 热因热用是指用温热性药物治疗及用热护法护理具有假热征象的病证的方法。如患者出现戴阳证,运用温热护理法。

2. 寒因寒用 寒因寒用是指用寒凉性药物治疗及用寒护法护理具有假寒征象的病证的方法。如患者出现热厥证,运用寒凉护理法。

3. 塞因塞用 塞因塞用是指用补益药物治疗及用补益法护理具有闭塞不通的虚证的方法。如中气不足,脾虚不运,所致的腹胀便秘,运用补中益气、温运脾阳的治法和护理。

4. 通因通用 通因通用是指用通利的药物治疗及用通利法护理具有通泻症状的实证的方法。如对于食滞所致的腹泻,不仅不能用止泻药,反而需要消导泻下以去其积滞。

第三节　扶 正 祛 邪

疾病的发生、发展与转归取决于正邪双方的盛衰变化,正能胜邪则病退,邪能胜正则病进,因此,治疗和护理疾病的关键,就是扶助正气,祛除邪气,促使疾病早日好转和痊愈。

一、扶正和祛邪的含义

扶正,即扶助正气,增强体质,以提高机体抗邪、抗病能力的一种治疗和护理方法。主要适用于虚证,即所谓"虚则补之"。

祛邪,即祛除邪气,以消除或削弱病邪对机体侵害或损伤的一种治疗和护理方法。主要适用于实证,即所谓"实则泻之"。

二、扶正与祛邪的运用原则

(1) 攻补应用要合理,虚证宜补,实证宜泻。

(2) 掌握虚实的主次关系,决定攻、补的先后与轻重缓急。

(3) 扶正不留邪,祛邪不伤正。

三、扶正和祛邪的关系

扶正是为了祛邪,正气充足则能抗邪外出;祛邪是为了扶正,消除致病因素对机体正气的损伤,机体的正气自然会逐渐恢复。因此,扶正与祛邪是相辅相成的两个方面,根据不同情况,可采用先祛邪后扶正,或先扶正后祛邪,或扶正与祛邪并用的方法。

第四节　同病异护、异病同护

由于疾病在发展过程中,一种病可能有多种证,一种证也可能存在于多种疾病当中。故在护理中,要掌握同病异护与异病同护的原则。

一、同病异护

同病异护,是指同一种病,由于发病的时间、地域的不同,或疾病所处的阶段不同,或病人体质的差异,反映出的证候亦不同,因而采用不同的护理措施。

二、异病同护

异病同护,是指某些不同病证,在其发展的过程中出现了大致相同的病机和证候,故可采用大致相同的护理措施。

第五节　三 因 施 护

人的生理活动、病理变化与时令气候、地域环境、心理状态、体质等因素是密切相关的。因此,在护理疾病时,必须考虑这些因素,做到因时、因地、因人而采用不同的护理原则和方法,称"三因施护"。

一、因时施护

根据发病的不同季节或某一季节的气候特点,制订适宜的护理原则和方法。如夏季宜凉,冬季宜暖等。

二、因地施护

根据不同地区的地理特点、气候条件的差异,来制订适宜的护理原则和方法。

三、因人施护

由于病人的年龄、性别、心理状态、体质、生活行为习惯等不同,则生理功能不同,病理反应也各不相同,应根据不同病人来制订适宜的护理原则和方法。

课后练习题

一、选择题

【A1/A2 型题】

1. 中医护理学诊断和护理疾病的原则是(　　)。
   A. 整体观念　　B. 辨证施护　　C. 辨病施护　　D. 对症施护　　E. 以上均不是
2. 下列属于治则的是(　　)。
   A. 攻下　　　　B. 发汗　　　　C. 扶正　　　　D. 活血　　　　E. 以上均不是
3. 用寒性药治疗热性疾病是属于下列方法中的(　　)。
   A. 热因热用　　B. 寒因寒用　　C. 热者寒之　　D. 寒者热之　　E. 以上均不是
4. "见肝之病,知肝传脾,当先实脾"体现了下列哪项护理原则?(　　)
   A. 因人制宜　　B. 因地制宜　　C. 既病防变　　D. 未病先防　　E. 以上均不是
5. 气虚病人,因气不摄血引起大出血,护理人员应先配合医生止血,体现了下列哪项护理原则?(　　)
   A. 既病防变　　B. 同病异护　　C. 急则护其标　　D. 缓则护其本　　E. 以上均不是

【A3 型题】

(6～7 题共用题干)

三因制宜是中医护理原则之一,包括因人制宜、因地制宜、因时制宜。

6. 因人制宜的应用要点不包括(　　)。

A. 年龄　　　　B. 性别　　　　C. 体质　　　　D. 胖瘦　　　　E. 生活习惯

7. 下列选项中体现因时制宜的是(　　)。

A. 春夏养阳　B. 南暖北寒　C. 老虚少壮　D. 虚补实泄　E. 以上均不是

(8～10 题共用题干)

中医养生总则包括养生基本原则和养生方法两大部分内容。

8. 养生基本原则不包括(　　)。

A. 天人合一　B. 因人而异　C. 起居有常　D. 动静结合　E. 以上均不是

9. 调理脏腑,脾肾为先主要是因为(　　)。

A. 肾藏精　　　　　　　　B. 脾统血　　　　　　　　C. 脾主运化

D. 肾为先天之本　　　　　E. 脾为先天之本

10. 某老年人,在特定季节喜食温热之品,晚睡早起,坚持晨练,呼吸吐纳,体现了顺时养生中的哪一季节养生?(　　)

A. 春季养生　B. 夏季养生　C. 秋季养生　D. 冬季养生　E. 以上均不是

【B 型题】

(11～15 题共用备选答案)

A. 热因热用　　　　　　　B. 寒因寒用　　　　　　　C. 通因通用

D. 塞因塞用　　　　　　　E. 反佐法

11. 真热假寒证可用(　　)。

12. 真寒假热证可用(　　)。

13. 寒凉方药中加入少量温热药体现的是(　　)。

14. 用补中益气丸治疗气虚便秘体现的是(　　)。

15. 用大黄、石膏等通利作用的药治疗泄泻实证体现的是(　　)。

二、简答题

1. 举例说说三因施护的具体方法。

2. 如何利用"治未病"的中医思想,对老年人进行健康知识教育?

(徐文海　汪　芹)

第六章　中药与方剂

学习目标

掌握：中药的四气、五味；方剂的一般理论。

熟悉：中药的升降浮沉、归经及毒性；中药的配伍禁忌。

了解：常用的中药、方剂。

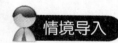 情境导入

《神农本草经》曰：神农尝百草，一日而遇七十二毒，得茶而解之。

在中医理论指导下，用于防治疾病的药物，称为中药。传统药物包括植物、动物、矿物等，由于以植物为主，故又称本草。药物通过一定的组方原则配伍组合，形成方剂，若再加工炮制成特定的剂型，称为中成药。

第一节　中　　药

一、中药药性

中药药性，又称为中药性能，即药物的性味和功效。中药药性理论是中药理论的核心，主要内容包括四气、五味、升降浮沉、归经及毒性等。

（一）四气与五味

1. 四气　四气（表6-1）又称四性，即寒、热、温、凉四种不同的药性。

表6-1　四气简表

四　气	属　性	功　　效	适用范围
寒凉	阴	减轻或消除热证，具有清热、泻火、解毒等作用	阳热证
温热	阳	减轻或消除寒证，具有温里、散寒、助阳等作用	阴寒证

此外，还有一些药物，寒、热性质不明显，药性平和，称之为平性药，如党参、山药、茯苓等。

2. 五味　五味（表6-2）指药物具有辛、甘、酸、苦、咸五种不同的味。此外，还有淡、涩。中药药性理论中的味，不仅代表药物具体的味道，更代表药物的功效。

表 6-2　五味简表

五　味	功　　效	适用范围
辛	能散、能行，具有发散、行气、活血、开窍、化湿等作用	表证、气滞、血瘀、窍闭神昏、湿阻等
甘	能补、能和、能缓，具有补益和中、缓急止痛、缓和药性、调和药味等作用	虚证、拘挛疼痛及调和药性等
酸	能收、能涩，具有收敛、固涩等作用	虚汗、久泻、久痢、遗精、滑精、遗尿、尿频、久咳等
苦	能泻、能燥，具有清热、燥湿、降逆、泻下等作用	实热证、实证咳喘、呕恶、便秘及湿证等
咸	能软、能下，具有软坚散结和泻下等作用	瘰疬、瘿瘤、便秘等

另有淡味附于甘，能渗、能利，具有渗湿利水作用，用于水肿、小便不利等；涩味附于酸，作用基本与酸相同，常酸涩并称。

每种药物都具有气和味两个方面，它是论述和运用中药的主要依据，二者有着密切的关系。因此，要将药物的气和味综合起来进行全面的理解，才能正确地认识药性。

（二）升降浮沉

升降浮沉（表 6-3），指药物在机体内四种不同的作用趋向。

表 6-3　升降浮沉简表

作用趋向	功　　效	适用范围
升浮（能上行向外）	升阳、举陷、解表、散寒、祛风、开窍	病位在表、在上及病势下陷等病证
沉降（能下行向内）	潜阳、降逆、平喘、收敛、泻下、渗利	病位在里、在下及病势上逆等病证

药物升降浮沉的作用趋势，与药物的气味、质地有着密切的关系。一般来讲：凡花、叶、皮、枝等质地轻，味辛、甘、淡，气属温热的药物，多为升浮药；果实、种子、矿物、贝壳等质地重，味苦、酸（涩）、咸，气属寒凉的药物，多为沉降药。此外，炮制和配伍也可以改变药物的升降浮沉之性，如酒制则升、姜制则散、醋制收敛、盐制下行等。

（三）归经

归经是指药物对机体某些脏腑、经络的病变起主要和特殊的选择性治疗作用。由于药物归经不同，性味相同的药物，其作用范围与部位也有区别，如黄芩、黄连、黄柏同属于清热药，性味均为苦、寒，但黄芩入肺经而长于清肺热，黄连入心、胃经而能泻心火、清胃热，黄柏入肾经而重于泻肾火、退虚热。掌握归经有助于临床辨证的用药选择。

（四）毒性

毒性是指药物对机体的损害作用。某些药物具有一定毒性，用法不当，就可能导致中毒，造成器官损伤、功能障碍，并使机体发生病理变化，甚至死亡。

根据中药中毒表现的程度，将有毒中药分为大毒、有毒及小毒三类。

二、中药的应用

（一）配伍

配伍是根据病情需要和药性特点，选择两种或两种以上的药物配合使用。前人在长期的临床实践中，根据药物配伍使用的变化，总结为药物"七情"。

1. 单行 单行即用单味药物治疗疾病。如独参汤用人参治疗气虚欲脱证。

2. 相须 相须是指将两种以上性能、功效相似的药物合用，以增强疗效。如石膏配知母，可增强清热泻火的作用。

3. 相使 相使是指以一种药物为主，另一种药物为辅，以提高主药的疗效。如黄芪配茯苓治疗脾虚水肿，茯苓能提高黄芪补气利水的功效。

4. 相畏 相畏是指一种药物的毒性或副作用被另一种药物减轻或消除。如半夏的毒性可以用生姜消除，即半夏畏生姜。

5. 相杀 相杀是指一种药物能降低或消除另一种药物的毒性或副作用。如生姜能消除半夏的毒性，即生姜杀半夏。

6. 相恶 相恶是指一种药物能降低另一种药物的功效，甚至使其丧失药效。如莱菔子能削弱人参的补气作用，即人参恶莱菔子。

7. 相反 相反是指两种药物同用后，能产生剧烈的毒副作用。详见用药禁忌中的"十八反""十九畏"。

（二）禁忌

1. 配伍禁忌 配伍禁忌是指某些药物合用会产生剧烈的毒副作用或降低、消除药物的疗效，因而应该避免配合使用，包括"十八反"和"十九畏"。

"十八反"：乌头反半夏、瓜蒌、贝母、白蔹、白及；甘草反海藻、大戟、甘遂、芫花；藜芦反人参、沙参、玄参、丹参、苦参、细辛、芍药。

"十九畏"：硫黄畏朴硝，水银畏砒霜，狼毒畏密陀僧，巴豆畏牵牛，丁香畏郁金，川乌、草乌畏犀角，牙硝畏三棱，人参畏五灵脂，官桂（肉桂）畏赤石脂。

2. 妊娠用药禁忌 妇女在妊娠期间，某些药物具有损害胎元以致堕胎的副作用，应作为妊娠用药禁忌。根据药物对于胎元损害程度的不同，一般将妊娠禁忌药分为禁用药和慎用药两类。禁用药多系毒性较强、药性峻猛的药物，如巴豆、乌头、大戟、斑蝥、蟾酥、三棱、莪术等。慎用药则是通经活血、行气破滞或辛热滑利的药物，如桃仁、红花、大黄、枳实、干姜、附子、肉桂等。

3. 服药禁忌 服药禁忌是指服药期间对某些食物的禁忌，又称忌口。一般在服药期间，应忌食生冷、辛热、油腻、腥膻、有刺激性的食物。根据病情不同，饮食禁忌也有区别，如：热证患者忌食辛辣、油腻、煎炸食物；寒证患者忌食生冷之物；胸痹患者应忌动物脂肪、动物内脏及烟、酒；肝阳上亢者应忌胡椒、辣椒、大蒜、白酒等辛热助阳之品；脾胃虚弱者忌食生冷、煎炸、黏腻之品；疮疡、皮肤病患者忌食鱼、虾、蟹等腥膻发物及辛辣刺激性食品。

（三）剂量

剂量，即中药的用量，一般是指干燥后的药材饮片，在汤剂中的成人每日用量。

中药的计量单位，现在采用公制。剂量大小的选择可以根据中药的药性峻缓、作用强弱、有毒无毒、配伍、剂型以及患者年龄、体质、病情轻重等因素确定。

（四）中药煎服法

1. 中药汤剂的煎法

（1）煎药用具：用砂锅和搪瓷器具。不可用铜、铁、铝等金属器具，以免发生化学反应而影响疗效。

（2）煎药用水：以水质纯净为原则。用水量以将中药饮片适当按压，液面高出饮片 2～3 cm 为宜。质地坚硬、黏稠或需久煎的药物加水量可略多；质地疏松或有效成分容易挥发、煎煮时间较短的药物，加水量可略少。煎药前，一般用冷水浸泡 20～30 min。

（3）煎药火候：一般煎煮 2～3 次。先用武火（大火）煮沸，再改用文火（小火）煎煮 30 min 左右，第二次煎煮的时间略短，滤出药液，混合后分 2～3 次服用。通常解表药及芳香类药物不宜久煎，武火煮沸后改用文火煎 10～15 min 即可；滋补类、矿物类和贝壳类药物，煮沸后宜文火久煎 30～60 min，以使有效成分充分溶出。

（4）特殊煎法：包括如下内容。

先煎：矿物类、贝壳类药物，质地坚硬，有效成分难以溶出，应打碎先煎 30 min 左右，如磁石、龙骨、牡蛎等。毒性较强的药物，久煎可以降低毒性，应先煎 30～60 min，如附子、川乌等。

后下：药物气味芳香，久煎易挥发失效，如薄荷、木香、砂仁等；有些药物久煎后有效成分会被破坏，如大黄、青蒿、钩藤等，宜在其他药物煎好前 4～5 min 时入煎。

包煎：粉末状的药物、细小种子、有绒毛的药物，宜用纱布包煎，以免使药液成糊状或使锅底焦煳难以过滤，也可减少对咽喉及消化道的刺激，如滑石、车前子、蒲黄、海金沙、辛夷、旋覆花等。

另煎：某些贵重药物，应另煎取汁兑服，以免煎出的有效成分被其他药渣吸附而造成浪费，如人参、西洋参等。

烊化：胶质、黏性大的药物，宜另行单独溶化后，再与煎好的药汁兑服，如阿胶、饴糖、鹿角胶等。

冲服：某些贵重药、细料药、量少或不耐高温煎煮的药物，应研末，兑入煎好的药液或开水冲服，如三七粉、雷丸、沉香等。

2. 服药方法

（1）服药时间：一般来说，驱虫药和泻下药宜在清晨空腹时服；补益药宜在饭前服；健脾药和对胃肠道刺激性较大的药宜在饭后服；安神药宜在睡前服；止呕药宜少量频服；小儿服中药，每次不能多服者，可多次分服。无论饭前或饭后服药，服药与进食都应间隔 1 h 左右，以免影响疗效。

（2）服药次数：一般汤剂每日一剂，每剂分 2～3 次服用。重症患者可 1 日多剂，以加强疗效。呕吐患者宜少量频服；咽喉肿痛患者可频频含咽；小儿服药可适当增加次数；使用发汗药、泻下药、催吐药应中病即止，以免损伤正气。

（3）服药温度：一般汤剂多宜温服。辛温解表药宜热服，寒证用热药宜热服，热证用寒药宜冷服，热在胃肠的患者欲饮冷时可凉服。

三、常用中药

常见中药列举见表 6-4。

表 6-4　常用中药

分类	药名	性味、归经	功效	临床应用
辛温解表药	麻黄	辛、微苦，温；归肺、膀胱经	发汗解表、宣肺平喘、利水消肿	风寒表实证，咳喘实证，风水水肿
	桂枝	辛、甘，温；归肺、心、膀胱经	发汗解肌、温经通脉、通阳化气	外感风寒表证，寒凝血滞证、胸痹、痰饮、水肿及心动悸、脉结代
	荆芥	辛、微温；归肺、肝经	祛风解表、透疹止痒、止血	外感表证，麻疹透发不畅，风疹瘙痒，疮疡初起兼有表证，吐衄下血
	防风	辛、甘，微温；归膀胱、肝、脾经	祛风解表、胜湿止痛、止痉	外感表证，风寒湿痹证，破伤风
	白芷	辛，温；归肺、胃经	祛风散寒、通窍止痛、消肿排脓、燥湿止带	风寒感冒之头痛、牙痛、鼻塞、鼻渊，疮疡肿毒，寒湿带下
辛凉解表药	薄荷	辛，凉；归肺、肝经	发散风热、清利咽喉、透疹解毒、疏肝解郁	外感风热及温病初起，头痛目赤、咽喉肿痛，肝气郁滞之胸闷、胸痛等
	桑叶	甘、苦，寒；归肺、肝经	发散风热、润肺止咳、平肝明目	外感风热及温病初起，肺热或燥热伤肺，肝阳眩晕、目赤昏花
	菊花	辛、甘、苦，微寒；归肺、肝经	发散风热、清肝明目、平抑肝阳、清热解毒	外感风热及温病初起之发热、头痛、目疾，肝阳上亢之头痛、眩晕，疔疮中毒
	柴胡	苦、辛，微寒；归肝、胆经	疏风退热、疏肝解郁、升举阳气、清胆截疟	少阳证、外感发热，肝郁气滞之胸胁疼痛、月经不调，气虚下陷，久泻脱肛，胃下垂、子宫下垂，疟疾
清热泻火药	石膏	辛、甘，大寒；归肺、胃经	清热泻火、除烦止渴、收敛生肌	气分实热证，肺热咳喘，胃火牙痛，疮疡溃后不敛、湿疹、水火烫伤
	知母	苦、甘，寒；归肺、胃、肾经	清热泻火、滋阴润燥	气分实热证，肺热咳嗽、阴虚燥咳、阴虚消渴，骨蒸潮热
	天花粉	甘、微苦，微寒；归肺、胃经	清热生津、消肿排脓	热病口渴、内热消渴，肺热咳嗽或燥咳，痈肿疮疡
	栀子	苦，寒；归心、肝、肺、胃、三焦经	泻火除烦、清热利湿、凉血解毒	热病烦闷，湿热黄疸，血热出血，热毒疮疡
	夏枯草	辛、苦，寒；归肝、胆经	清肝明目、消肿散结	目赤肿痛，头痛眩晕，目珠疼痛，瘰疬、瘿瘤

分类	药名	性味、归经	功效	临床应用
清热燥湿药	黄芩	苦,寒;归肺、胃、胆、大肠经	清热燥湿、泻火解毒、止血、安胎	黄疸,泻痢,热淋涩痛,肺热咳嗽,咽喉肿痛,血热出血,胎动不安
	黄连	苦,寒;归心、肝、胃、大肠经	清热燥湿、泻火解毒	湿热中阻,热病高热,心烦失眠,胃热呕吐,痈肿疮毒,血热出血
	黄柏	苦,寒;归肾、膀胱、大肠经	清热燥湿、泻火解毒	湿热下注之黄疸、疮疡肿毒、湿疹湿疮,阴虚发热、遗精盗汗
清热解毒药	金银花	甘,寒;归肺、心、胃经	清热解毒、疏散风热	疮痈疔肿,外感风热、温病初起,热毒血痢
	连翘	苦,微寒;归肺、心、胆经	清热解毒、消痈散结、疏散风热	痈肿疮毒、瘰疬、结核,外感风热、温病初起
	板蓝根	苦,寒;归心、胃经	清热解毒、凉血利咽	温病之发热、头痛、喉痛或身发斑疹,大头瘟、丹毒、痄腮
	蒲公英	苦、甘,寒;归肝、胃经	清热解毒、利湿	疮痈、乳痈、内痈、热淋、黄疸
	菊花	苦、辛,微寒;归肺、肝经	清热解毒	疮痈疔肿、咽喉肿痛、风火赤眼
清热凉血药	生地	甘、苦,寒;归心、肝、肾经	清热凉血、养阴生津	热入营血证,热毒湿疹,热病口渴、内伤消渴、肠燥便秘
	玄参	甘、苦、咸,寒;归肺、胃、肾经	清热凉血、滋阴解毒	热入营血证,咽喉肿痛、瘰疬痰核、劳嗽咳血、阴虚发热、消渴便秘
	丹皮	苦、辛,微寒;归心、肝、肾经	清热凉血、活血化瘀	血热斑疹、吐衄,虚热证,闭经痛经、癥瘕积聚、跌打损伤、疮痈、肠痈
	赤芍	苦,寒;归肝经	清热凉血、化瘀止痛	血热斑疹、吐衄,闭经痛经、癥瘕积聚、跌打损伤、疮痈肿痛、目赤肿痛
清虚热药	青蒿	苦、辛,寒;归肝、胆、肾经	清虚热、凉血、解暑、截疟	热病伤阴之夜热早凉、阴虚发热、暑热外感、疟疾
	地骨皮	甘,寒;归胃、肝、肾经	清虚热、清热凉血、清肺降火	阴虚发热、血热出血、肺热咳嗽
攻下药	大黄	苦,寒;归脾、胃、大肠、肝、心经	泻下攻积、清热泻火、止血、解毒、活血化瘀、清泻湿热	胃肠积滞之大便秘结,血热出血,热毒疮疡、丹毒及烧烫伤,瘀血诸证,黄疸、淋证
	芒硝	咸、苦,寒;归胃、大肠经	泻下、软坚、清热	实热积滞之大便燥结,口疮、咽痛、目赤及疮痈肿痛,外敷尚可回乳

续表

分类	药名	性味、归经	功效	临床应用
润下药	火麻仁	甘,平;归脾、大肠经	润肠通便	肠燥便秘
	郁李仁	辛、苦、甘,平;归大肠、小肠经	润肠通便、利水消肿	肠燥便秘,水肿腹满、脚气浮肿
峻下逐水药	甘遂	苦,寒;有毒;归肺、肾、大肠经	泻下逐饮、消肿散结	水肿、臌胀、胸胁停饮等证,风痰痫证,痈肿疮毒
	大戟	苦、辛,寒;有毒;归肺、肾、大肠经	泻下逐饮、消肿散结	水肿、臌胀、胸胁停饮等证,痈肿疮毒、瘰疬痰核
	芫花	辛、苦,温;有毒;归肺、肾、大肠经	泻水逐饮、祛痰止咳、杀虫疗疮	胸胁停饮、水肿、臌胀等证,咳嗽痰喘,痈肿疮毒、秃疮、顽癣
祛风湿药	独活	辛、苦,温;归肾、膀胱经	祛风湿、止痹痛、解表	风寒湿痹证,头风头痛、风寒表证及表证夹湿
	防己	苦、辛,寒;归膀胱、肾、脾经	祛风湿、止痛、利水消肿	风湿痹证,水肿、小便不利、脚气肿痛
	川乌	辛、苦,热;有大毒;归心、脾、肝、肾经	祛风除湿、散寒止痛	风寒湿痹证之拘急疼痛,寒湿诸痛
	桑寄生	苦、甘,平;归肝、肾经	祛风湿、益肝肾、强筋骨、安胎	风湿痹证、腰膝酸软等,胎漏下血、胎动不安
化湿药	藿香	辛,微温;归脾、胃、肺经	化湿、解暑、止呕	湿滞中焦证,外感暑湿及湿温初起呕吐
	佩兰	辛,平;归脾、胃、肺经	化湿、解暑	湿滞中焦证,外感暑湿或湿温初起
	苍术	辛、苦,温;归脾、胃经	燥湿健脾、祛风湿、解表	湿滞中焦证,风湿痹证,外感表证夹湿
	厚朴	苦、辛,温;归脾、胃、肺、大肠经	燥湿、行气、消积、平喘	湿滞中焦证,肠胃积滞,痰饮喘咳
	砂仁	辛,温;归脾、胃经	化湿开胃、温脾止泻、理气安胎	湿滞中焦证、脾胃气滞证,脾胃虚寒吐泻,妊娠气滞恶阻及胎动不安
利水渗湿药	茯苓	甘、淡,平;归心、脾、胃经	利水渗湿、健脾安神	水肿、小便不利,脾虚诸证,心悸、失眠
	猪苓	甘、淡,平;归肾、膀胱经	利水渗湿	水肿、小便不利,泄泻,淋浊,带下
	泽泻	甘、淡,寒;归肾、膀胱经	利水渗湿、泻热	水肿、小便不利、痰饮、泄泻、湿热带下、淋浊
	车前子	甘,寒;归肾、肝、肺经	利尿通淋、渗湿止泻、清肝明目、清肺化痰	热淋、水肿、小便不利,暑湿泄泻,目赤肿痛、目暗昏花,热痰咳嗽

续表

分类	药名	性味、归经	功效	临床应用
利水渗湿药	滑石	甘、淡，寒；归膀胱、胃经	利尿通淋、清热解暑、祛湿敛疮	热淋、石淋，暑热烦渴、湿温初起，湿疮
	茵陈蒿	苦，寒；归脾、胃、肝、胆经	清利湿热、利胆退黄	黄疸，湿温，湿疮，湿疹
温里药	附子	辛、甘，大热；有毒；归心、肾、脾经	回阳救逆、补火助阳、散寒止痛	亡阳证，阳虚证，寒痹证
	肉桂	辛、甘，热；归肾、脾、心、肝经	补火助阳、散寒止痛、温经通脉	肾阳虚证，寒凝血滞的腹痛、痛经、闭经，寒湿痹证、胸痹，阴疽
	干姜	辛，热；归脾、胃、心、肺经	温中散寒、回阳通脉、温肺化饮	脾胃寒证、亡阳证、寒饮伏肺喘咳
理气药	陈皮	辛、苦，温；归脾、肺经	理气健脾、燥湿化痰	脾胃气滞证、痰湿阻滞证
	枳实	苦、辛，微寒；归脾、胃、大肠经	破气消积、化痰除痞	食积气滞之脘腹痞满，痰湿阻滞之胸脘痞满
	木香	辛、苦，温；归脾、胃、大肠、胆经	行气、调中、止痛	脾胃气滞诸证，大肠气滞之泻下后重，肝胆气滞证
	香附	辛、微苦、微甘，平；归肝、三焦经	疏肝理气、调经止痛	肝郁气滞诸痛证、月经不调诸证
	川楝子	苦，寒；有小毒；归肝、胃、小肠、膀胱经	行气止痛、疏肝泻热、杀虫疗癣	肝郁化火之胁肋胀痛、虫积腹痛
消食药	山楂	酸、甘，微温；归脾、胃、肝经	消食化积、行气散瘀	肉食积滞证，泻痢腹痛，瘀阻肿痛
	神曲	甘、辛，温；归脾、胃经	消食和胃	饮食积滞证
	麦芽	甘，平；归脾、胃、肝经	消食和中、回乳消胀	食积不化，妇女断乳后乳汁郁积，乳房胀痛
	鸡内金	甘，平；归脾、胃、小肠、膀胱经	消食健胃、固精止遗	饮食积滞证或小儿疳积，遗精、遗尿，结石癥块
驱虫药	使君子	甘，温；归脾、胃经	驱虫消积	蛔虫病、蛲虫病，小儿疳积
	苦楝皮	苦，寒；有毒；归肝、脾、胃经	杀虫、疗癣	蛔虫病、蛲虫病、钩虫病，疥癣湿疮
	槟榔	苦、辛，温；归大肠、胃经	驱虫消积、行气利水	多种肠道寄生虫病，食积气滞，泻痢后重，小儿疳积，水肿、脚气肿痛

续表

分类	药名	性味、归经	功效	临床应用
止血药	大蓟	苦、甘,凉;归心、肝经	凉血止血、散瘀解毒消痈	血热出血,热毒疮痈,黄疸
	小蓟	苦、甘,凉;归心、肝经	凉血止血、散瘀解毒消肿	血热出血,热毒疮痈
	地榆	苦、酸,微寒;归肝、胃、大肠经	凉血止血、解毒敛疮	血热出血,痈肿疮毒,水火烫伤、湿疹、皮肤溃烂
	三七	甘、微苦,温;归肝、胃经	化瘀止血、消肿定痛	体内外各种出血证,跌倒瘀肿疼痛
	茜草	苦,寒;归肝经	凉血止血、活血通经	血热夹瘀出血,血瘀闭经、跌打损伤、风湿痹痛
	蒲黄	甘、微辛,平;归肝、心经	化瘀、止血、利尿	体内外各种出血证,瘀滞心腹疼痛,血淋
	五灵脂	苦、甘,温;归肝、脾经	化瘀止血、活血止痛	瘀血内阻之出血证,瘀血内阻诸痛证,小儿疳积
	白及	苦、甘、涩,微寒;归肺、胃、肝经	收敛止血、消肿生肌	体内外各种出血证,疮疡、烫伤及肛裂、手足皲裂等
活血化瘀药	川芎	辛,温;归肝、胆、心包经	活血行气、祛风止痛	血瘀气滞证、头痛、风湿痹痛、肢体麻木
	延胡索	辛、苦,温;归心、肝、脾经	活血、行气、止痛	血瘀气滞诸痛证
	郁金	辛、苦,寒;归肝、心、胆经	活血止痛、行气解郁、凉血清心、利胆退黄	血瘀气滞之胸胁、腹痛,肝胆湿热证,肝郁化火、气火上逆之出血
	乳香	辛、苦,温;归心、肝、脾经	活血止痛、消肿生肌	血瘀诸痛证,痈肿疮疡、瘰疬
	没药	苦、辛,平;归心、肝、脾经	活血止痛、消肿生肌	血瘀证
	丹参	苦,微寒;归心、肝经	活血调经、凉血消痈、清心安神	血瘀证,疮疡痈肿,湿热病热入营血之烦躁不安及心悸、失眠等
	红花	辛,温;归心、肝经	活血通经、祛瘀止痛	血瘀证,癥瘕积聚、跌打损伤、心腹瘀阻疼痛,血热瘀滞之斑疹紫暗
	桃仁	苦、甘,平;有小毒;归心、肝、大肠经	活血化瘀、润肠通便、止咳平喘	血瘀证,肺痈、肠痈、肠燥便秘,咳喘
	益母草	苦、辛,微寒;归肝、心、膀胱经	活血化瘀、利水消肿、清热解毒	妇人经产诸证,水肿,小便不利,痈肿疮毒、皮肤瘙痒

续表

分类	药 名	性味、归经	功 效	临 床 应 用
活血化瘀药	牛膝	苦、酸、甘、平;归肝、脾经	活血通经、补肝肾、强筋骨、引火(血)下行、利尿通淋	血瘀证之痛经闭经、产后腹痛、胞衣不下等,肝肾不足之腰膝酸软无力,上部火热证,淋证、水肿、小便不利
止咳化痰平喘药	半夏	辛,温;有毒;归脾、胃、肺经	燥湿化痰、降逆止呕、消痞散结,外用可消肿止痛	湿痰、寒痰证,胃气上逆之呕吐,胸痹、结胸、心下痞、梅核气、瘰疬、瘿瘤、痈肿疮毒及毒蛇咬伤
	天南星	苦、辛,温;有毒;归肺、肝、脾经	燥湿化痰、祛风解痉,外用可消肿止痛	湿痰、寒痰证,风痰所致的眩晕、中风、痹证及破伤风;疮痈肿痛、瘰疬痰核、毒蛇咬伤
	旋覆花	苦、辛、咸,微温;归肺、脾、胃、大肠经	降气化痰、降逆止呕	痰饮壅肺或痰饮蓄结证,嗳气,呕吐
	白前	辛、苦,微温;归肺经	降气、消痰、止咳	肺气壅实、肺气上逆之咳嗽痰多,或咯痰不爽、胸满喘急
	前胡	苦、辛,微温;归肺经	降气化痰、宣散风热	痰热阻肺证、外感风热之咳嗽有痰
	桔梗	苦、辛,平;归肺经	开宣肺气、祛痰排脓、利咽	肺气不宣的咳嗽痰多、胸闷不畅,热毒壅肺之肺痈,咽喉肿痛、失音
	浙贝母	苦,寒;归肺、心经	清热散结、化痰止咳	风热、痰热咳嗽、瘰疬、瘿瘤、疮痈、肺痈
	瓜蒌	甘、微苦,寒;归肺、胃、大肠经	清热化痰、利气宽胸、散结消痈、润燥滑肠	痰热咳喘,胸痹结胸,肺痈、肠痈、乳痈,肠燥便秘
	紫菀	苦、甘,微温;归肺经	润肺下气、化痰止咳	咳嗽有痰
	款冬花	辛,温;归肺经	润肺下气、止咳化痰	咳嗽
	桑白皮	甘,寒;归肺经	泻肺平喘、利水消肿	肺热咳喘、水肿
重镇安神药	朱砂	甘,寒;有毒;归心经	镇惊安神、清热解毒	心神不宁、心悸、失眠,惊风、痫证,痈肿疮毒、咽喉肿痛、口舌生疮
	磁石	咸,寒;归心、肝、肾经	镇惊安神、平肝潜阳、聪耳明目、纳气定喘	心神不宁、心悸、痫证,肝阳眩晕,肝肾亏虚之目暗耳聋,肾虚喘促
	龙骨	甘、涩,平;归心、肝、肾经	镇惊安神、平肝潜阳、收敛固涩	心悸失眠、痫证、癫狂,肝阳眩晕,滑脱诸证,湿疮痒疹、疮疡久溃不愈

分类	药 名	性味、归经	功 效	临床应用
养心安神药	酸枣仁	甘、酸,平;归心、肝、胆经	养心益肝、安神、敛汗	心悸失眠、体虚多汗
	柏子仁	甘,平;归心、肾、大肠经	养心安神、润肠通便	心悸失眠、肠燥便秘
	远志	苦、辛,微温;归心、肾、肺经	宁心安神、祛痰开窍、消散痈肿	心悸、失眠、健忘,痰阻心窍之痫证发狂,咳嗽痰多,痈肿疮毒、乳房肿痛
平抑肝阳药	石决明	咸,寒;归肝经	平肝潜阳、清肝明目	肝阳上亢之头晕目眩,目赤、翳障、视物昏花
	珍珠母	咸,寒;归肝、心经	平肝潜阳、清肝明目、镇心安神	肝阳上亢之头晕目眩,目赤、视物昏花,惊悸失眠,心神不宁
	牡蛎	咸、涩,微寒;归肝、肾经	平肝潜阳、软坚散结、收敛固涩	肝阳上亢之头晕目眩,瘰疬痰核、癥瘕积聚等,滑脱诸证,胃痛泛酸
息风止痉药	羚羊角	咸,寒;归肝、心经	平肝息风、清肝明目、清热解毒	肝风内动之惊痫抽搐,肝阳上亢之目赤头痛,热病壮热神昏、热毒发斑
	钩藤	甘,微寒;归肝、心包经	息风止痉、清热平肝	肝风内动之惊痫抽搐,头痛、眩晕
	天麻	甘,平;归肝经	息风止痉、平抑肝阳、祛风通络	肝风内动之惊痫抽搐,肝阳上亢之头痛眩晕、肢麻痉挛抽搐、风湿顽痹
	地龙	咸,寒;归肝、脾、膀胱经	清热、息风、通络、平喘、利尿	高热惊痫、癫狂,半身不遂、痹证,热结膀胱之小便不利或不通
	僵蚕	咸、辛,平;归肝、肺经	息风止痉、祛风止痛、化痰散结	惊痫抽搐,风中经络,风热头痛、目赤咽肿、风疹瘙痒,瘰疬痰核
开窍药	麝香	辛,温;归心、脾经	开窍醒神、活血通经、止痛、催产	闭证神昏,血瘀闭经、癥瘕、跌打损伤、风寒湿痹,难产、胞衣不下
	冰片	辛、苦,微寒;归心、脾、肺经	开窍醒神、清热止痛	闭证神昏、目赤肿痛、疮痈肿痛之溃后不敛
	石菖蒲	辛、苦,温;归心、胃经	开窍宁神、化湿和胃	痰湿蒙蔽清窍之神昏、痫证、头晕、耳鸣,湿阻中焦之脘腹痞塞疼痛
补气药	人参	甘、微苦,微温;归心、肺、脾经	大补元气、补脾益肺、生津止渴、安神益智	气虚欲脱的重症、肺气虚弱、脾气不足、热病气津两伤、气血亏虚
	党参	甘,平;归脾、肺经	补中益气、生津、养血	中气不足,肺气亏虚,气血两亏

续表

分类	药 名	性味、归经	功 效	临床应用
补气药	黄芪	甘，微温；归脾、肺经	补气升阳、益卫固表、利水消肿、托疮生肌	脾胃气虚及中气下陷诸证，肺气虚及表虚自汗、气虚外感诸证，气血不足之疮疡内陷，气虚诸证
	白术	苦、甘、温；归脾、胃经	补气健脾、燥湿利水、固表止汗、安胎	脾胃气虚，脾虚气弱之自汗、胎动不安
	山药	甘，平；归脾、肺、肾经	益气养阴、补脾肺肾、固精止遗	脾胃虚弱，肺肾虚弱，阴虚内热、口渴多饮、小便频数的消渴
补阳药	鹿茸	甘、咸，温；归肾、肝经	壮肾阳、益精血、强筋骨、调冲任、固带脉、托疮毒	肾阳不足之精血亏虚，肝肾不足，冲任虚寒之带脉不固，疮疡久溃不敛、脓出清稀，或阴疽内陷不起
	补骨脂	辛、苦，温；归肾、脾经	补肾助阳、固精缩尿、暖脾止泻、纳气平喘	肾阳不足之命门火衰，脾肾阳虚之泄泻，肾不纳气之虚喘
	益智仁	辛，温；归肾、脾经	补肾助阳、固精缩尿、温脾止泻、开胃摄唾	肾气虚寒之遗精滑精、遗尿、尿频等，脾寒泄泻、腹中冷痛、口多涎唾等
	蛤蚧	咸，平；归肺、肾经	助肾阳、益精血、补肺气、定喘嗽	肾阳不足、精血亏虚之阳痿，肺肾两虚、肾不纳气之虚喘久嗽
	菟丝子	甘，温；归肝、肾、脾经	补肾固精、养肝明目、止泻、安胎	肾虚腰痛、阳痿遗精，目昏目暗、视力减退，脾肾虚泻，胎动不安
	杜仲	甘，温；归肝、肾经	补肝肾、强筋骨、安胎	肝肾不足之腰膝酸痛、下肢痿软，妊娠下血、胎动不安、习惯性流产
	续断	苦、甘、辛，微温；归肝、肾经	补肝肾、强筋骨、止血安胎、疗伤续折	肝肾不足之腰痛脚弱、风湿痹痛，跌打损伤、骨折，胎动欲坠或崩漏、月经量多
补血药	当归	甘、辛，温；归肝、心、脾经	补血、活血、调经、止痛、润肠	血虚诸证，跌打损伤、风湿痹痛，痈疽疮疡，血虚肠燥便秘
	熟地	甘，微温；归肝、肾经	补血滋阴、益精填髓	血虚，肾阴不足，肝肾精血亏虚
	白芍	苦、酸、甘，微寒；归肝、脾经	养血调经、平肝止痛、敛阴止汗	血虚或阴虚有热，肝阴不足、肝气不舒，阴虚盗汗、表虚自汗
	何首乌	甘、涩，微温；归肝、肾经	补益精血、固肾乌须	血虚，肝肾精血亏虚，体虚久疟，肠燥便秘
	阿胶	甘，平；归肺、肝、肾经	补血、止血、滋阴润燥	血虚，多种出血证，阴虚及燥证

续表

分类	药名	性味、归经	功效	临床应用
补阴药	南沙参	甘,微寒;归肺、胃经	养阴清肺、祛痰、益气	肺阴虚的燥热咳嗽、热病后气津不足或脾胃虚弱
	麦冬	甘、微苦,微寒;归心、肺、胃经	养阴润肺、益胃生津、清心除烦	肺阴不足之燥热,胃阴虚或热伤胃阴,心阴虚及温病热邪扰及心营
	天冬	甘、苦,寒;归肺、肾经	养阴润燥、清火生津	阴虚肺热,肾阴不足,阴虚火旺,内热消渴
	龟甲	甘、咸,寒;归肝、肾、心经	滋阴潜阳、益肾健骨、固经止血、养血补心	阴虚内热、热病阴虚风动,肾虚骨痿,阴虚血热、冲任不固,心悸、失眠
	鳖甲	咸,寒;归肝、肾经	滋阴潜阳、软坚散结	阴虚发热、阴虚阳亢、阴虚风动,癥瘕积聚、疟母等
止汗药	麻黄根	甘,平;归肺经	收敛止汗	自汗,盗汗
	浮小麦	甘,凉;归心经	止汗、益气、除热	自汗,盗汗,骨蒸潮热
敛肺涩肠药	五味子	酸、甘,温;归肺、肾、心经	敛肺滋肾、生津敛汗、涩精止泻、宁心安神	久咳虚喘,津伤口渴、消渴,自汗、盗汗,遗精滑精,久泻不止,心悸、失眠、多梦
	乌梅	酸、涩,平;归肝、脾、肺、大肠经	敛肺止咳、涩肠止泻、生津止渴、安蛔止痛	肺虚久咳,久泻久痢,虚热消渴,蛔厥腹痛、呕吐
固精缩尿止带药	山茱萸	酸(涩),微温;归肝、肾经	补益肝肾、收敛固涩	肝肾亏虚,遗精滑精、遗尿、尿频,崩漏下血,大汗不止、体虚欲脱证
	桑螵蛸	甘、咸,平;归肝、肾经	回精缩尿、补肾助阳	遗精滑精、遗尿尿频,肾虚阳痿
	芡实	甘、涩,平;归脾、肾经	补脾止泻、益肾固精、除湿止带	脾虚止泻,肾虚遗精滑精、遗尿、白浊,带下
杀虫止痒药	蛇床子	辛、苦,温;归肾经	杀虫止痒、祛风燥湿、温肾壮阳	阴部湿痒、湿疹、疥癣,寒湿带下、湿痹腰痛,阳痿、宫冷不孕
	樟脑	辛,热;有毒;归心、脾经	外用可除湿杀虫、温散止痛,内服可开窍辟秽	疥癣、湿疮,牙痛,跌打损伤,痧胀腹痛、吐泻、神昏
	炉甘石	甘,平;归肝、胃经	解毒明目退翳、收湿生肌敛疮	目赤翳障、烂弦风眼,溃疡不敛、皮肤湿疮

第二节　方　剂

方剂是在中医理论的理、法指导下,有目的、有法度地运用药物,以防治疾病的工具,即处方。方剂是按照一定的组方原则,选择适宜的药物,酌定恰当的用量,妥善配伍而成。方剂通过对药物的合理配伍,能够增强和综合药物原有功效,并能调和偏性,制其毒性,消除或缓和不良反应,使其能发挥更好的治疗效果。方剂组成既有其规律性,又有其灵活性。

一、方剂理论

(一)组方原则

方剂的组成是根据病情需要,在辨证立法的基础上,按照一定的组方原则,选择适当的药物,组合成方。方剂的组成原则可概括为"君、臣、佐、使"。

1. 君药　君药是针对主病或主证起主要治疗作用的药物,又称主药。

2. 臣药　臣药是协助君药加强疗效,并对兼病或兼证起治疗作用的药物,又称辅药。

3. 佐药　佐药有三个含义:一是治疗兼证或次要症状的药物;二是用以消除或减缓君、臣药的毒性与烈性;三是根据病情需要,用与君药性味相反而又能在治疗中起相辅相成作用的药物。

4. 使药　使药有两种意义:一是引经药,即能引导它药直达病所的药物,如治上部疾病用桔梗为引,治下部疾病以牛膝为引;二是调和药,即调和方中的药物,如方剂中常用甘草、大枣以调和药性。

(二)方剂组成变化

方剂的组成既有严格的原则性,又有一定的灵活性,临床用药时,应结合患者具体病情、体质、年龄、气候和环境等情况,予以灵活运用,才能收到预期的治疗效果。

1. 药味加减变化　在主证及主药不变的情况下,随着次要症状或兼证的变化,增减某些佐、使药,以适应新的病情需要,亦称随症加减。如桂枝汤由桂枝、芍药、生姜、大枣、甘草五味药组成,具有解肌发表、调和营卫的作用,主治外感表虚证。若加入厚朴以下气除满,加入杏仁以降逆平喘,方剂即变为桂枝加厚朴杏子汤。

2. 药量增减变化　方剂中药味不变,但对药物用量加以调整,导致方剂的配伍关系发生改变,功用、主治亦不相同。如小承气汤与厚朴三物汤,均由大黄、枳实、厚朴三味药物组成。但小承气汤重用大黄为君,辅以厚朴、枳实,功能是轻下热结,主治阳明腑实轻证;厚朴三物汤重用厚朴为君,辅以大黄、枳实,功能是行气消满,主治实热内积、气滞之腹满而痛。

3. 剂型更换变化　方剂的药味完全相同,但由于剂型不同,其作用有药力大小和峻缓的差异。如治疗脾胃虚寒的理中汤和理中丸:汤剂作用快而力峻,适用于病情较急重者;丸剂作用慢而力缓,适用于病情较轻缓者。

二、常用方剂

常用方剂有解表剂(表6-5)、清热剂(表6-6)、泻下剂(表6-7)、和解剂(表6-8)、祛湿剂(表6-9)、治燥剂(表6-10)、治风剂(表6-11)、化痰止咳剂(表6-12)、理气剂(表6-13)、理血剂(表

6-14)、补益剂(表 6-15)、固涩剂(表 6-16)、温里剂(表 6-17)、安神剂(表 6-18)。

表 6-5 解表剂

方　名	组　　成	功　　效	主　　治
麻黄汤	麻黄、桂枝、杏仁、甘草	解表发汗、宣肺平喘	恶寒发热、头痛身痛、无汗而喘
银翘散	金银花、连翘、薄荷、桔梗、淡竹叶、荆芥、淡豆豉、牛蒡子、芦根、甘草	辛凉解表、清热解毒	发热、微恶风寒、无汗或有汗不多、头痛口渴、咳嗽咽痛
桑菊饮	桑叶、菊花、杏仁、连翘、薄荷、桔梗、甘草、芦根	疏风清热、宣肺止咳	风热咳嗽、身热不甚、口渴

表 6-6 清热剂

方　名	组　　成	功　　效	主　　治
白虎汤	生石膏、知母、炙甘草、粳米	清热生津	壮热面赤，烦渴多饮，大汗，便结
黄连解毒汤	黄连、黄芩、黄柏、栀子	泻火解毒	三焦火毒热盛证。热病吐衄、热甚发斑、湿热痢疾、黄疸、痈疮
龙胆泻肝汤(丸)	龙胆草、黄芩、栀子、泽泻、木通、当归尾、生地、甘草、车前子、柴胡	清肝胆实火、泻肝胆湿热	肝胆实火上炎证、肝胆湿热下注证

表 6-7 泻下剂

方　名	组　　成	功　　效	主　　治
大承气汤	大黄、厚朴、枳实、芒硝	峻下热结	大便秘结，脘腹痞满，疼痛拒按或下利腹痛

表 6-8 和解剂

方　名	组　　成	功　　效	主　　治
小柴胡汤(丸)	柴胡、黄芩、半夏、人参、甘草、生姜、大枣	和解少阳	少阳证。寒热往来、胸胁苦满、心烦口苦、咽干目眩

表 6-9 祛湿剂

方　名	组　　成	功　　效	主　　治
藿香正气散(水)	藿香、紫苏、白术、白芷、茯苓、大腹皮、厚朴、半夏、陈皮、桔梗、炙甘草	解表化湿、理气和中	外感风寒、内伤湿滞。发热恶寒、头痛、恶心呕吐、腹痛腹泻等

续表

方　名	组　成	功　效	主　治
茵陈蒿汤	茵陈蒿、栀子、大黄	清热利湿退黄	湿热黄疸。面目俱黄、大便不畅

表 6-10　治燥剂

方　名	组　成	功　效	主　治
杏苏散	紫苏叶、杏仁、半夏、茯苓、陈皮、桔梗、枳壳、甘草、生姜、大枣、前胡	轻宣凉燥、宣肺化痰	外感凉燥。头微痛、恶寒无汗、咳嗽痰稀、鼻塞咽干
麦门冬汤	麦冬、半夏、人参、甘草、粳米、大枣	滋养肺胃、降逆和中	肺痿。咳唾涎沫、气急喘促、口渴咽干

表 6-11　治风剂

方　名	组　成	功　效	主　治
川芎茶调散（丸）	川芎、荆芥、白芷、羌活、甘草、细辛、防风、薄荷	疏风止痛	外感风邪头痛、偏正头痛或巅顶作痛，或有恶寒发热、目眩鼻塞
天麻钩藤饮	天麻、钩藤、石决明、栀子、黄芩、川牛膝、杜仲、益母草、桑寄生、夜交藤、茯神	平肝息风、清热活血、补益肝肾	肝阳偏亢、肝风上扰证。头痛、眩晕、失眠

表 6-12　化痰止咳剂

方　名	组　成	功　效	主　治
二陈汤（丸）	半夏、橘红、茯苓、炙甘草	燥湿化痰、理气和中	湿痰证。咳嗽、痰多易咯、胸膈胀满、恶心呕吐
贝母瓜蒌散	浙贝母、瓜蒌、天花粉、茯苓、橘红、桔梗	润肺清热、理气化痰	燥痰咳嗽。干咳、痰黏难咯，或胸闷气急，咽喉干燥、苔黄而干、脉弦

表 6-13　理气剂

方　名	组　成	功　效	主　治
越鞠丸	香附、川芎、苍术、神曲、栀子	行气解郁	郁证。胸膈痞闷，或脘腹胀痛，嗳腐吞酸、饮食不消
柴胡疏肝散	柴胡、陈皮、川芎、香附、枳壳、芍药、甘草	疏肝解郁、行气止痛	肝气郁结证。胁肋胀痛、胸闷易怒、脘腹胀满

表 6-14 理血剂

方　名	组　成	功　效	主　治
血府逐瘀汤	当归、桃仁、红花、生地、川芎、赤芍、牛膝、桔梗、柴胡、枳壳、甘草	活血化瘀、行气止痛	胸中血瘀。胸痛、头痛或内热烦闷、心悸失眠、急躁易怒

表 6-15 补益剂

方　名	组　成	功　效	主　治
四君子汤	人参、白术、茯苓、炙甘草	益气健脾	脾胃气虚证。面色萎白、语音低微、食少便溏
补中益气汤（丸）	黄芪、甘草、人参、当归、陈皮、升麻、柴胡、白术	补中益气、升阳举陷	脾胃气虚证、气虚下陷证、气虚发热证
四物汤	熟地、当归、白芍、川芎	补血、活血、调经	营血虚滞。心悸失眠、头晕目眩、面色无华、月经不调
六味地黄丸	熟地、山药、山茱萸、泽泻、丹皮、茯苓	滋阴补肾	肾阴虚。腰膝酸软、头晕目眩、耳聋耳鸣、盗汗遗精、消渴、手足心热等

表 6-16 固涩剂

方　名	组　成	功　效	主　治
四神丸	肉豆蔻、补骨脂、五味子、吴茱萸	温肾暖脾、涩肠止泻	五更泄泻、不思饮食，或久泻不止，腹痛肢冷、神疲乏力

表 6-17 温里剂

方　名	组　成	功　效	主　治
理中汤（丸）	人参、干姜、白术、炙甘草	温中散寒、补气健脾	脘腹疼痛，喜温欲按，呕吐便溏，食少

表 6-18 安神剂

方　名	组　成	功　效	主　治
酸枣仁汤	酸枣仁、茯苓、知母、川芎、甘草	养血安神、清热除烦	失眠心悸，虚烦盗汗，头晕目眩，咽干口燥
朱砂安神丸	朱砂、黄连、甘草、生地、当归	镇心安神、泻火养阴	心烦神乱，失眠多梦，惊悸怔忡，胸中烦热

[附]　　　　　　　　　　　　　中成药剂型

中成药是在中医药理论指导下，以中药材为原料，按照规定的处方、生产工艺和质量标准生产的制剂，具有便于携带、使用方便等特点。中成药分内服和外用两种。内服中成药的常用剂型为丸剂、散剂、冲剂、片剂、膏剂、胶囊剂等,主要适用于脏腑杂病。外用中成药常用的剂型有膏贴剂、搽剂、栓剂等,主要适用于疮疡、外伤、皮肤科及五官科疾病等。

中成药常用剂型简介如下:

（一）丸剂

丸剂习称丸药或药丸,是将药物粉碎成细粉或提取成浸出液和浸膏,用水、炼蜜或其他赋形剂,制成大小不同的圆粒剂型。一般可分为水丸、蜜丸、糊丸、蜡丸、浓缩丸等。丸剂吸收缓慢,药力持久,便于储存和携带使用,是一种常用的剂型,一般适用于慢性、虚弱性疾病,如理中丸、六味地黄丸等;但也有用于急性病的,如安宫牛黄丸、苏合香丸等。

（二）散剂

散剂亦称粉剂,是将药物粉碎成细粉,均匀混合的干燥粉末。散剂有内服和外用两种。内服散剂可以直接吞服如猴枣散、行军散等;外用散剂一般用于外敷或掺撒疮面或患病部位,如金黄散等。

（三）冲剂

冲剂是指药材经浸出、浓缩制得的浸膏与适量辅料（糖粉、酒精、糊精或淀粉）混合制成的干燥颗粒或块状制剂。用时以开水冲服,可适用于多种疾病,如板蓝根冲剂等。

（四）片剂

片剂系一种或多种药材经加工制取粉末、浓缩液或干浸膏与辅料混合后压制成片状的固体剂型,如桑菊感冒片、牛黄解毒片等。

（五）煎膏剂

煎膏剂习称膏滋药,是将药物用水煎后取澄清液,经浓缩后加入熬炼过的食糖或蜂蜜而制成的稠膏。适用于慢性疾病或滋养补益之用,如枇杷叶膏、十全大补膏等。

（六）胶囊剂

胶囊剂系指药物装于空胶囊中而制成的内服固体制剂,如养血生发胶囊。

（七）酒剂

酒剂古名"酒醴",习称药酒,是以白酒作溶媒,浸出药材中有效成分所取得的含醇澄清浸出液,如虎骨木瓜酒等。

（八）外用膏贴剂

按其形态与用法的不同,可分为软膏与硬膏两种。

1. 软膏 习称药膏,系用适宜的基质与药物均匀混合制成的软膏。其又可分为油脂性软膏、乳剂型软膏和水溶性软膏。软膏在常温下为半固体,涂于皮肤和黏膜上能渐渐软化或融化,有效成分被缓慢吸收而呈现疗效。适用于外科疮疡、烫伤和五官科的眼疾、鼻疾和耳疾等病症,如华佗膏、灼伤膏等。

2. 硬膏 习称膏药,根据硬膏的基质不同,又分为黑膏药和橡皮膏两种。

（1）黑膏药是以铅硬膏为基质,混有或溶有药料,经适当加热软化后,摊涂于布、纸等裱褙材料上而制成的外用膏药剂型,黑膏药有大、中、小不同类型,常温时呈固体状,用时需加热软化,贴于患处,在体温下释放药力,发挥疗效。多用于跌打损伤、风湿麻痹、痈疡等疾病,如宝珍膏、磠砂膏等。

（2）橡皮膏是以橡胶为基础，并混有氧化锌、松香以及油脂性基质等辅料，与药物混合后，涂布于裱褙材料上而制成的，用治跌打损伤、风湿痹痛等症，如伤湿止痛膏等。

（九）搽剂

搽剂是指药物，用乙醇、油或适宜的溶剂制成的混悬液，供无破损皮肤揉擦用的外用液体制剂，如松节油搽剂等。

（十）栓剂

栓剂系指将药物溶解或混悬于脂肪性或水溶性基质中制成的可纳入人体肛门、阴道等腔道内的固体制剂。对于一些人体下焦疾病或下部腔道的疾病可直接发挥作用，如消痔栓等。

本章小结

中药剂型很多，有汤剂、丸剂、散剂、膏剂、片剂等，皆为临床上所常用。中药用药禁忌包括配伍禁忌、妊娠用药禁忌和服药禁忌三个方面。其中配伍禁忌以"十八反"和"十九畏"为主。方剂是在理、法指导下，有目的、有法度地运用药物以防治疾病的工具，即处方。方剂是按照一定的组方原则，选择适宜的药物，酌定恰当的用量，妥善配伍而成。方剂通过对药物的合理配伍，能够增强和综合药物原有功效，并能调和偏性，制其毒性，消除或缓和不良反应，使其能发挥更好的治疗效果。

课后练习题

一、选择题

【A1/A2 型题】

1. 在一个方剂中不可缺少的药物是（　　）。
A. 君药　　　B. 臣药　　　C. 佐药　　　D. 使药　　　E. 引经药
2. 半夏的化痰作用主要为（　　）。
A. 温化痰饮　　　B. 温肺化痰　　　C. 燥湿化痰
D. 清热化痰　　　E. 润燥化痰
3. 中药性能和功效的内容不包括（　　）。
A. 形色　　　B. 性味　　　C. 升降浮沉　　　D. 归经　　　E. 毒性
4. 为配伍禁忌的药物组合是（　　）。
A. 细辛与芍药　　　B. 苦参与芍药　　　C. 细辛与丹参
D. 乌头与甘草　　　E. 甘草与大戟
5. 苍术的功效是（　　）。
A. 祛风湿，和中止呕　　　B. 燥湿健脾，祛风湿　　　C. 祛风湿，利尿
D. 祛风湿，补肝肾　　　E. 行气化湿
6. 桃仁的功效为（　　）。
A. 活血行气，润肠通便　　　B. 活血化瘀，润肠通便
C. 活血止痛，解毒消痈　　　D. 活血消痈，化痰平喘

E. 活血通经,利水消肿

7. 具有发汗解表、宣肺平喘、利水消肿作用的药物是(　　)。

A. 桂枝　　　　　B. 麻黄　　　　　C. 香薷　　　　　D. 紫苏　　　　　E. 荆芥

8. 治湿滞中焦及外感风寒表证宜选(　　)。

A. 紫苏　　　　　B. 生姜　　　　　C. 厚朴　　　　　D. 藿香　　　　　E. 防己

9. 六味地黄丸主治(　　)。

A. 肾气虚证　　　　　　　　B. 肾阴虚证　　　　　　　　C. 肾阳虚证

D. 脾肾阳虚证　　　　　　　E. 诸虚劳损证

10. 酸枣仁汤的功用是(　　)。

A. 滋阴清热,养心安神　　　　　　　　　B. 滋阴养血,补心安神

C. 养血安神,清热除烦　　　　　　　　　D. 镇心安神,清热养血

E. 养心安神,滋养心血

【A3 型题】

(11～12 题共用题干)

陈某,突然昏厥,四肢震颤,自汗肢冷,呼吸微弱,面色苍白,口唇无华,舌质淡,脉细无力。医生开方参附汤。

11. 下列煎药指导,不正确的是(　　)。

A. 病情危急,可用温水煎药　　B. 病情危急,仍应文火煎药　　C. 人参应另煎

D. 可用玻璃杯煎药　　　　　　E. 煎药应用含矿物质少的水

12. 下列服药指导,错误的是(　　)。

A. 可用灌服　　　　　　　　　B. 可多次服药　　　　　　　　C. 应温服

D. 可配补气血的食物　　　　　E. 患者神志清醒后即停止服药

【B 型题】

(13～16 题共用备选答案)

A. 睡前服药　　　　　　　　　B. 清晨空腹服　　　　　　　　C. 饭前服

D. 空腹服　　　　　　　　　　E. 不拘泥时间服

13. 安神药服药时间为(　　)。

14. 咽喉疼痛患者服药时间为(　　)。

15. 驱虫药服药时间为(　　)。

16. 补益药服药时间为(　　)。

二、简答题

1. 中药的性能和功效包括哪些方面?

2. 简述中药汤剂的煎、服法。

3. 方剂的组成原则及变化规律有哪些?

(邓　岩　连轩琪)

第七章　针灸与推拿疗法

学习目标

掌握：十四经脉的循行及常用腧穴的定位、主治；重点腧穴的针刺操作及各种针刺手法；正确处理及预防针刺异常情况的方法；常用推拿手法。

熟悉：灸法、拔罐法的操作方法、适用范围及注意事项；常用推拿手法的操作要领。

了解：针灸治疗原则、常见病针灸治疗的处方配穴；常用推拿手法的临床应用。

情境导入

《灵枢·经脉》：黄帝曰经脉者，所以能决死生，处百病，调虚实，不可不通。

第一节　针灸与护理

一、腧穴

"腧"，转输、输注；"穴"，空隙、空穴。腧穴是穴位的统称，是人体脏腑经络之气输注于体表的特殊部位，既是疾病的反应点，又是针灸和推拿的施术部位。

（一）腧穴的分类

1. 十四经穴　简称经穴，指分布于十二经脉和任、督二脉上的腧穴，共 361 个穴名，670 个穴位。这些腧穴具有固定穴名、穴位、归经，是腧穴的主要部分。

2. 经外奇穴　经外奇穴又称"奇穴""经外穴"，是指有穴名、定位，但尚未列入十四经脉系统的腧穴。这些腧穴的主治范围较单纯，多数对某些病证有特殊疗效。

3. 阿是穴　又称"天应穴""不定穴""压痛点"等。这类腧穴既无定名，又无定位，而是以压痛点或反应点作为腧穴的。多位于病变部位附近，也可在与病变部位距离较远处。

（二）腧穴的作用

1. 近治作用　指所有腧穴都能够治疗该腧穴所在部位及邻近组织、器官的病证。这是一切腧穴共有的主治特点。

2. 远治作用　指十四经腧穴主治作用的基本规律。在经穴中，尤其是十二经脉在四肢肘、膝关节以下的腧穴，不仅能治疗局部病证，而且对本经循行所及的远隔部位的组织、器官和

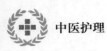

脏腑的病证也有较好的治疗作用。

3. 特殊作用 指某些腧穴对机体具有双向良性调节、整体调节和相对的特异治疗作用，如：针刺天枢能止泻，又能治疗便秘；针刺至阴能矫正胎位等。

（三）腧穴的定位方法

1. 体表解剖标志定位法 体表解剖标志定位法是以人体解剖学的各种体表标志为依据来确定腧穴位置的方法，俗称自然标志定位法。其可分为固定标志法和活动标志法两种。

（1）固定标志法：是利用五官、爪甲、乳头、脐窝和骨节凸起及凹陷、肌肉隆起等不受人体活动影响而固定不移的标志进行取穴的方法。如脐中旁开2寸取天枢。

（2）活动标志法：是利用关节、肌肉、皮肤随活动而出现的凹陷、空隙、皱纹等活动标志进行取穴的方法。如张口取听宫，屈肘90°取曲池等。

2. 骨度折量定位法 指以体表骨节为主要标志测量周身各部的长短，并依其尺寸按比例折算作为定穴标准的方法。全身常用骨度折量尺寸表见表7-1。

表7-1 全身常用骨度折量尺寸表

部 位	起 止 点	折量寸	度量寸	说 明
头	前发际至后发际	12寸	直寸	用于确定头部经穴的纵向距离（眉间至前发际正中为3寸，后发际正中至大椎为3寸）
	前额两发角之间	9寸	横寸	用于确定头前部经穴的横向距离
	耳后两完骨之间	9寸	横寸	用于确定头后部经穴的横向距离
胸腹胁	天突至岐骨	9寸	直寸	用于确定胸部任脉经穴的纵向距离
	岐骨至脐中	8寸	直寸	用于确定上腹部经穴的纵向距离
	脐中至横骨上廉	5寸	直寸	用于确定腹部任脉经穴的纵向距离
	两乳头之间	8寸	横寸	用于确定胸部经穴的横向距离
	腋以下至季胁	12寸	直寸	用于确定胸胁部经穴的纵向距离
腰背	大椎至尾骶	21椎	直寸	腰背部腧穴以脊椎棘突为定位标志
	两肩胛骨脊柱缘之间	6寸	横寸	两肩胛骨下角连线平第7胸椎棘突
上肢	腋前纹头至肘横纹	9寸	直寸	用于确定手经的骨度分寸
	肘横纹至腕横纹	12寸	直寸	用于确定足经的骨度分寸
下肢	横骨上廉至内辅骨上廉	18寸	直寸	用于确定下肢足三阴经穴的纵向距离
	内辅骨上廉至内踝尖	13寸	直寸	
	髀枢至膝中	19寸	直寸	用于确定下肢足三阳经穴的纵向距离
	膝中至外踝尖	16寸	直寸	

3. 指寸定位法 指以患者手指为尺寸折量标准来量取腧穴的定位方法，共有三种。

（1）中指同身寸：以患者中指屈曲时，中节内侧两端纹头之间作为1寸。

（2）拇指同身寸：以患者拇指指间关节的宽度作为1寸。

（3）横指同身寸：当患者将第2～5指并拢，并以中指近侧指间关节横纹处的四指宽度作为3寸。

4. 简便取穴法 简便取穴法是临床中一种简便易行的方法，如取立正姿势，垂手中指端取风市;两手虎口自然平直交叉,在食指端到达处取列缺等。

二、常用的十四经穴

(一)手太阴肺经

1. 经脉循行 起于胃部,络于大肠,绕回沿胃上口,过膈肌,属肺脏。从肺系(气管、喉咙)横出腋下,下循上臂内侧,过肘中,沿前臂内侧桡骨边缘,进入寸口(桡动脉搏动处),上大鱼际,沿鱼际边,出大拇指的末端。其支脉从腕后(列缺穴)走向食指桡侧,出其末端,接手阳明大肠经。

2. 常用经穴

尺泽

[定位]在肘横纹中,肱二头肌腱桡侧凹陷处。

[主治]咳嗽、气喘、咳血、咽喉肿痛、胸部胀满、吐泻、潮热、小儿惊风、肘臂疼痛不可举。

[操作]直刺 0.5~0.8 寸,或点刺出血。

列缺

[定位]在前臂桡侧缘,桡骨茎突上方,腕横纹上 1.5 寸,当肱桡肌与拇长展肌腱之间。

[主治]伤风、头痛、项强、咳嗽、气喘、咽喉肿痛、口眼㖞斜、牙痛。

[操作]向上斜刺 0.3~0.5 寸。

少商

[定位]在拇指末节桡侧,距指甲角 0.1 寸(指寸)处。

[主治]咽喉肿痛、鼻衄、发热、癫狂、中风、昏迷。

[操作]直刺 0.1 寸,或点刺出血。

手太阴肺经的循行及穴位见图 7-1。

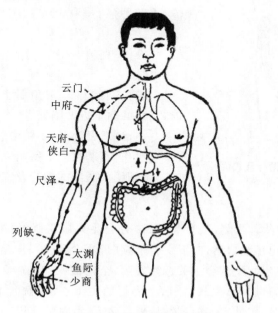

图 7-1　手太阴肺经的循行及穴位

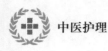

（二）手阳明大肠经

1. 经脉循行 起于食指末端（商阳），沿食指桡侧缘，出第一、二掌骨间，进入两筋（拇长伸肌腱和拇短伸肌腱）之间，沿前臂桡侧，进入肘外侧，经上臂外侧前缘，上走肩端（肩髃），沿肩峰前缘，向上出颈部（会大椎），下入缺盆（锁骨上窝），络肺，过横膈，属大肠。其支脉：从锁骨上窝上行颈旁，通过面颊，进入下齿龈，出来挟口旁（会地仓），交会人中部（会水沟）——左脉向右，右脉向左，分布在鼻孔两侧。

2. 常用经穴

商阳

〔定位〕在食指末节桡侧，距指甲角 0.1 寸（指寸）。

〔主治〕中风昏迷、发热、耳聋、齿痛、咽喉肿痛、颔肿、胸满、喘咳、手指麻木等。

〔操作〕直刺 0.1 寸，或点刺出血。

合谷

〔定位〕在手背，第一、二掌骨间，当第二掌骨桡侧的中点处。

〔主治〕发热、头痛、目赤肿痛、鼻衄、咽喉肿痛、齿痛、耳聋、面肿、口眼㖞斜、中风口噤、热病无汗、多汗、消渴、黄疸、痛经、闭经、滞产、腹痛、消化不良、痢疾、便秘、瘾疹、丹毒、疔疮、臂痛等。

〔操作〕直刺 0.5～0.8 寸。孕妇不宜针刺此穴。

曲池

〔定位〕在肘横纹外侧端，屈肘，当尺泽与肱骨外上髁连线中点。

〔主治〕热病、咽喉肿痛、齿痛、目赤肿痛、半身不遂、手臂肿痛、癫狂、头昏、瘰疬、瘾疹、腹痛吐泻、高血压。

〔操作〕直刺 1～1.5 寸。

肩髃

〔定位〕在肩部，三角肌上，臂外展，或向前平伸时，当肩峰前下方凹陷处。

〔主治〕肩臂疼痛、手臂挛急、风热瘾疹、瘰疬。

〔操作〕直刺或向下斜刺 0.8～1.5 寸。

手阳明大肠经的循行及穴位见图 7-2。

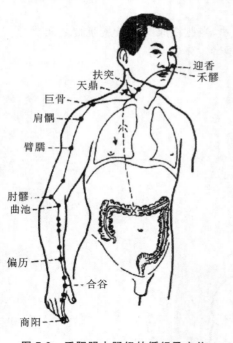

图 7-2 手阳明大肠经的循行及穴位

（三）足阳明胃经

1. 经脉循行 起于鼻翼两侧，上行鼻根部，旁会足太阳膀胱经（会睛明）；向下沿鼻外侧（承泣），进入上齿龈，回出环绕口唇，向下交会于颏唇沟（会承浆）；向后沿下颌出面动脉部（大迎），沿下颌角，上耳前，经颧弓上（会上关），沿发际，至前额（会神庭）。其支脉：从大迎前下走人迎，沿喉咙，进入缺盆，过膈肌，属胃，络脾。外行的主干：从缺盆向下，经乳中，向下挟脐两旁，进入气街（腹股沟动脉，气冲）。其支脉：从胃口向下，沿腹里，至气街与前支会合，再由此下行至髀关，直抵伏兔，下至膝髌中，沿胫骨外侧，下行足背，入中趾内侧，出次趾末端。另一脉：从膝下三寸处（足三里）分出，向下进入中趾外侧，出中趾末端。又一支脉：从足背部（冲阳）

分出,入大趾内侧,出大趾末端,接足太阴脾经。

2. 常用经穴

地仓

[定位]在面部,口角外侧,上直对瞳孔。

[主治]口喝、流涎、齿痛颊肿、眼睑瞤动。

[操作]直刺0.2寸,或向颊车方向平刺0.8～1寸。

下关

[定位]在面部耳前方,当颧弓与下颌切迹所形成的凹陷中。

[主治]胃痛、呕吐、纳呆、泄泻、便溏、耳鸣、聤耳、牙痛、口噤、口眼喝斜、牙关开合不利。

[操作]直刺0.5～1寸。

足三里

[定位]在小腿前外侧,当犊鼻下3寸,距胫骨前缘一横指(中指)。

[主治]胃痛、腹胀、呕吐、泄泻、消化不良、疳积、痢疾、便秘、肠痈、乳痈、水肿、虚劳、羸瘦、眩晕、咳喘痰多、心悸、癫狂、膝胫酸痛、下肢痿痹,并有强身防病作用。

[操作]直刺1～1.5寸。

足阳明胃经的循行及穴位见图7-3。

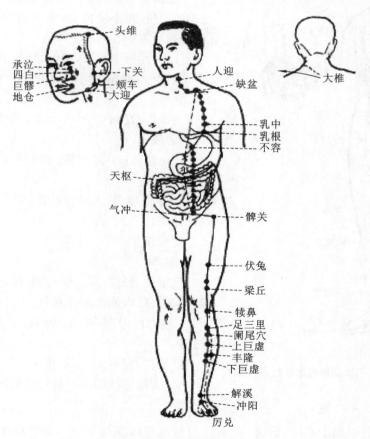

图 7-3 足阳明胃经的循行及穴位

（四）足太阴脾经

1. 经脉循行 起于大趾末端（隐白），沿大趾内侧赤白肉际，经核骨（第一跖趾关节）后，上至内踝前面，上小腿内侧，沿胫骨后，交出足厥阴肝经之前，经膝股部内侧前缘，进入腹部，属脾，络胃，过膈肌，夹食管旁，连舌根，散舌下。其支脉：从胃部分出，上过膈肌，流注心中，接手少阴心经。

2. 常用经穴

隐白

［定位］在大趾末节内侧，距趾甲角 0.1 寸（指寸）。

［主治］腹胀、泄泻、呕吐、月经过多、崩漏、便血、尿血、心烦、癫狂、多梦、惊风。

［操作］浅刺 0.1 寸，或点刺出血。

公孙

［定位］在足内侧缘，当第一跖骨基底部的前下方。

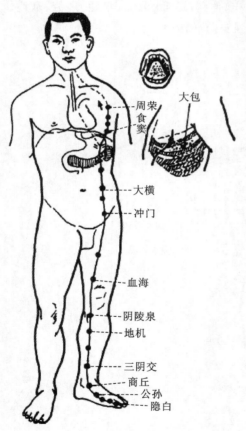

图 7-4 足太阴脾经的循行及穴位

［主治］胃痛、呕吐、腹痛、泄泻、痢疾、心烦、失眠。

［操作］直刺 0.5～1 寸。

三阴交

［定位］在小腿内侧，当足内踝尖上 3 寸，胫骨内侧缘后方。

［主治］肠鸣腹胀、泄泻、月经不调、带下、阴挺、不孕、滞产、遗精、阳痿、遗尿、疝气、失眠、下肢痿痹、脚气。

［操作］直刺 0.5～1.5 寸。孕妇禁针。

阴陵泉

［定位］在小腿内侧，当胫骨内侧髁后下方凹陷处。

［主治］腹胀、泄泻、水肿、黄疸、小便不利或失禁、膝痛。

［操作］直刺 1～1.5 寸。

血海

［定位］屈膝，在大腿内侧，髌底内侧端上 2 寸，当股四头肌内侧头的隆起处。

［主治］月经不调、崩漏、闭经、瘾疹、湿疹、丹毒。

［操作］直刺 1～1.5 寸。

足太阴脾经的循行及穴位见图 7-4。

（五）手少阴心经

1. 经脉循行 起于心中，出属"心系"（心与他脏相连的部位），下过膈肌，络小肠。其支脉：从"心系"，向上挟咽喉，连系于"目系"（眼球内连于脑的部位）。其直行脉从"心系"上行至肺，向下出于腋下（极泉），沿上臂内侧后缘，行于手太阴肺经、手厥阴心包经之后，下向肘内，沿前臂内侧后缘,到掌后豌豆骨部,进入掌内,沿小拇指桡侧出于末端,接手太阳小肠经。

2. 常用经穴

通里

[定位]在前臂掌侧,当尺侧腕屈肌腱的桡侧缘,腕横纹上1寸。

[主治]惊悸、怔忡、暴暗、舌强不语、腕臂痛。

[操作]直刺0.3～0.5寸。

神门

[定位]在腕部,腕掌侧横纹尺侧端,尺侧腕屈肌腱的桡侧凹陷处。

[主治]心病、心烦、惊悸、怔忡、健忘、失眠、癫狂痫、胸胁痛。

[操作]直刺0.3～0.5寸。

手心阴心经的循行及穴位见图7-5。

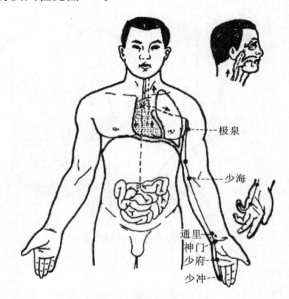

图7-5 手心阴心经的循行及穴位

（六）手太阳小肠经

1. 经脉循行 起于小拇指外侧末端(少泽),沿手掌尺侧至腕部,出尺骨茎突,直上沿尺骨后缘,出于肘内侧(当肱骨内上髁和尺骨鹰嘴之间),沿上臂外侧后缘,出肩部,绕肩胛,交会肩上(会大椎),进入缺盆,络心,沿食管,过膈肌,到胃部,属小肠。其支脉:从锁骨上行沿颈旁,上面颊,到外眼角(会瞳子髎),向后(会和髎),进入耳中(听宫)。其又一支脉:从面颊分出,上过颧骨至目眶下,到鼻旁,至内眼角(会睛明),接足太阳膀胱经。

2. 常用经穴

少泽

[定位]在小指末节尺侧,距指甲角0.1寸(指寸)。

[主治]头痛、目翳、咽喉肿痛、乳痈、乳汁少、昏迷、热病。

[操作]浅刺0.1寸或点刺出血。

后溪

[定位]在手掌尺侧,微握拳,当第5指掌关节后的远侧掌横纹头赤白肉际处。

［主治］头项强痛、目赤、耳聋、咽喉肿痛、腰背痛、癫狂痫、疟疾、手指及肘臂挛痛。

［操作］直刺 0.5～0.8 寸。

听宫

［定位］在面部，耳屏前，下颌骨髁状突的后方，张口时呈凹陷处。

［主治］耳鸣、耳聋、聤耳、齿痛、癫狂痫。

［操作］张口，直刺 0.5～1 寸。

手太阳小肠经的循行及穴位见图 7-6。

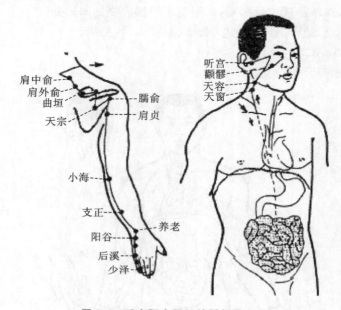

图 7-6　手太阳小肠经的循行及穴位

（七）足太阳膀胱经

1. 经脉循行　起于内眼角（睛明），上行额部，交会于头顶。其支脉：从头顶分出到耳上角。其直行主干：从头顶入内络于脑，复出项部（天柱）分开下行。一支沿肩胛内侧，夹脊旁，到达腰中，进入脊旁筋肉，络肾，属膀胱。另一支从腰中分出，夹脊旁，通过臀部，进入腘窝中。背部又一支脉：从肩胛内侧分别下行，通过肩胛，经过臀部（会环跳），沿大腿外侧后边下行，会合于腘窝中。再由此向下通过腓肠肌部，出外踝后方，沿第五跖骨粗隆，到小趾外侧，下接足少阴肾经。

2. 常用经穴

睛明

［定位］在面部，目内眦角稍上方凹陷处。

［主治］目赤肿痛、流泪、视物不明、目眩、近视、夜盲、色盲。

［操作］嘱患者闭目，医生左手轻推眼球向外侧固定，右手缓慢进针，紧靠眶缘直刺 0.5～1寸。不捻转，不提插（或只轻微地捻转和提插）。出针后按压针孔片刻，以防出血。禁灸。

攒竹

［定位］在面部，当眉头凹陷中，眶上切迹处。

［主治］头痛、口眼㖞斜、视物不明、流泪、目赤肿痛、眉棱骨痛、眼睑下垂。

［操作］平刺 0.5～0.8 寸。禁灸。

肺俞

[定位]在背部,当第 3 胸椎棘突下,旁开 1.5 寸。

[主治]咳嗽、气喘、吐血、骨蒸潮热、盗汗、鼻塞。

[操作]斜刺 0.5～0.8 寸。

心俞

[定位]在背部,当第 5 胸椎棘突下,旁开 1.5 寸。

[主治]心痛、惊悸、咳嗽、吐血、失眠、健忘、盗汗、梦遗、癫证。

[操作]斜刺 0.5～0.8 寸。

肝俞

[定位]在背部,当第 9 胸椎棘突下,旁开 1.5 寸。

[主治]黄疸、胁痛、吐血、目赤、目眩、雀目、癫狂痫、脊背痛。

[操作]斜刺 0.5～0.8 寸。

脾俞

[定位]在背部,当第 11 胸椎棘突下,旁开 1.5 寸。

[主治]腹胀、黄疸、呕吐、泄泻、痢疾、便血、水肿、背痛。

[操作]斜刺 0.5～0.8 寸。

肾俞

[定位]在腰部,当第 2 腰椎棘突下,旁开 1.5 寸。

[主治]腰痛、遗尿、遗精、阳痿、月经不调、带下、水肿、耳鸣、耳聋、喘咳少气。

[操作]直刺 0.8～1 寸。

委中

[定位]在腘横纹中点,当股二头肌腱与半腱肌腱的中间。

[主治]腰痛、下肢痿痹、腹痛、吐泻、小便不利、遗尿、丹毒。

[操作]直刺 1～1.5 寸,或点刺出血。

昆仑

[定位]在足部外踝后方,当外踝尖与跟腱之间的凹陷处。

[主治]头痛、项强、目眩、痫证、难产、腰骶疼痛、脚跟肿痛。

[操作]直刺 0.5～0.8 寸。孕妇慎针。

至阴

[定位]在小趾末节外侧,距趾甲角 0.1 寸(指寸)。

[主治]头痛、目痛、鼻塞、鼻衄、胎位不正、难产。

[操作]浅刺 0.1 寸。胎位不正用灸法。

足太阳膀胱经的循行及穴位见图 7-7。

（八）足少阴肾经

1. 经脉循行 起于小趾下,斜向足心(涌泉),出于舟骨粗隆下,沿内踝后,进入足跟中;上向小腿内,出腘窝内侧,上大腿内后侧,通过脊柱,属肾,络膀胱。其直行脉:从肾向上,通过肝、膈肌,进入肺中,沿着喉咙,挟舌根旁。其支脉:从肺出来,络心,流注胸中,接手厥阴心包经。

2. 常用经穴

涌泉

[定位]在足底部,卷足时足前部凹陷处,约当第二、三趾趾缝纹头端与足跟连线的前 1/3

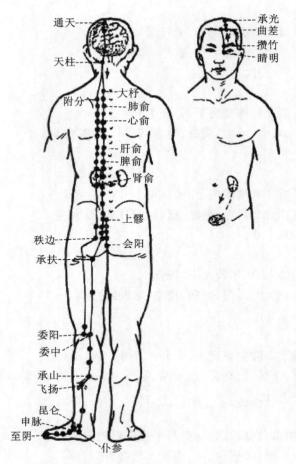

图 7-7　足太阳膀胱经的循行及穴位

与后 2/3 交点上。

[主治]头顶痛、头晕眼花、咽喉痛、舌干、暴喑、小便不利、大便难、小儿惊风、足心热、癫痫、霍乱转筋、昏厥。

[操作]直刺 0.5～0.8 寸。

照海

[定位]在足内侧,内踝尖下方凹陷处。

[主治]咽喉干燥、痫证、失眠、嗜睡、惊恐不宁、目赤肿痛、月经不调、痛经、赤白带下、阴挺、阴痒、疝气、小便频数、不寐、脚气。

[操作]直刺 0.5～0.8 寸。

足少阴肾经的循行及穴位见图 7-8。

（九）手厥阴心包经

1. 经脉循行　起于胸中,出属心包络,过膈肌,经胸部、上腹和下腹,络三焦。其支脉:沿胸内出胁部,当腋下三寸处(天池)向上到腋下,沿上臂内侧,行手太阴肺经、手少阴心经之间,进入肘中,下向前臂,走两筋(桡侧腕屈肌腱与掌长肌腱)之间,进入掌中,沿中指桡侧出于末端(中冲)。另一支脉:从掌中分出,沿环指出于末端,接手少阳三焦经。

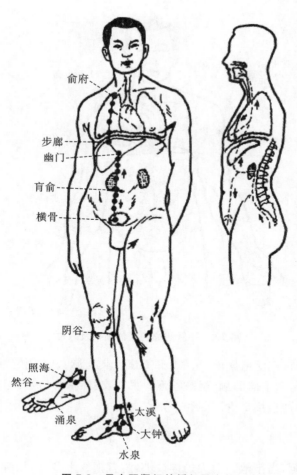

俞府

步廊
幽门

肓俞

横骨

阴谷

照海
然谷

涌泉

太溪
大钟
水泉

图 7-8 足少阴肾经的循行及穴位

2. 常用经穴

曲泽

[定位]在肘横纹中,当肱二头肌腱的尺侧缘。

[主治]心痛、心悸、胃痛、呕吐、转筋、热病、烦躁、肘臂痛、上肢颤动、咳嗽。

[操作]直刺 0.8～1 寸,或点刺出血。

内关

[定位]在前臂掌侧,当曲泽与大陵的连线上,腕横纹上 2 寸,掌长肌腱与桡侧腕屈肌腱之间。

[主治]心痛、心悸、胸痛、胃痛、呕吐、呃逆、失眠、癫狂痫、郁证、眩晕、中风、偏瘫、哮喘、偏头痛、热病、产后血晕、肘臂挛痛。

[操作]直刺 0.5～1 寸。

手厥阴心包经的循行及穴位见图 7-9。

（十）手少阳三焦经

1. 经脉循行 起于环指末端(关冲),上行于小指与环指之间,沿手背,出于前臂外侧桡骨和尺骨之间,向上通过肘尖,沿上臂外侧,上达肩部,交出足少阳胆经的后面,进入缺盆,分布于

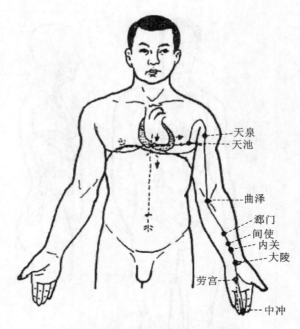

图 7-9 手厥阴心包经的循行及穴位

膻中,散络心包,过膈肌,广泛遍属于上、中、下三焦。其支脉:从膻中上行,出缺盆,上后项,连于耳,沿耳后出耳上方,弯下向面颊,至眼眶下。另一支脉:从耳后进入耳中,出走耳前,与前脉交面颊,到外眼角(丝竹空)接足少阳胆经。

2. 常用经穴

外关

[定位]在前臂背侧,当阳池与肘尖的连线上,腕背横纹上 2 寸,尺骨与桡骨之间。

[主治]热病、头痛、颊痛、耳聋、耳鸣、目赤肿痛、胁痛、肩背痛、肘臂屈伸不利、手指疼痛、手颤。

[操作]直刺 0.5～1 寸。

翳风

[定位]在耳垂后方,当乳突与下颌角之间的凹陷处。

[主治]耳鸣、耳聋、口眼㖞斜、牙关紧闭、颊肿、瘰疬。

[操作]直刺 0.8～1 寸。

手少阳三焦经的循行及穴位见图 7-10。

(十一)足少阳胆经

1. 经脉循行　起于外眼角,上行到额角,下耳后,沿颈旁,行手少阳三焦经前,至肩上,交出手少阳三焦经之后,入缺盆。其支脉:从耳后进入耳中,走耳前,至外眼角后。另一支脉:从外眼角分出,下向大迎,会合手少阳三焦经至眼眶下;下过颊车(下颌角),由颈部向下会合于缺盆,下胸中,过膈肌,络肝,属胆;沿胁里,出于气街,绕阴部毛际,横向进入髋关节部。其直行脉:从缺盆下向腋下,沿胸侧,过季胁,向下会合于髋关节部,由此向下,沿大腿外侧,出膝外侧,下向腓骨头前,直下到腓骨下段,下出外踝之前,沿足背进入第四趾外侧。其支脉:从足背分出,沿第一、二跖骨间,出大趾端,回转通过爪甲,出于趾背毫毛部,接足厥阴肝经。

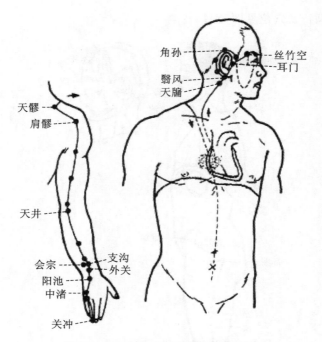

图 7-10　手少阳三焦经的循行及穴位

2. 常用经穴

瞳子髎

［定位］在面部，目外眦旁，当眶外侧缘处。

［主治］头痛、目赤、目痛、怕光羞明、迎风流泪、远视不明、内障、目翳。

［操作］向后平刺或斜刺 0.3～0.5 寸，或点刺出血。

阳白

［定位］在前额部，当瞳孔直上，眉上 1 寸。

［主治］前额痛、目眩、目痛、外眦疼痛、雀目、口眼㖞斜。

［操作］平刺 0.3～0.5 寸。

风池

［定位］在项部，当枕骨之下，与风府相平，胸锁乳突肌与斜方肌上端之间的凹陷处。

［主治］头痛、眩晕、颈项强痛、目赤肿痛、流泪、鼻渊、鼻衄、耳聋、气闭、中风、口眼㖞斜、疟疾、热病、感冒、瘿气。

［操作］针尖微向下，向鼻尖方向斜刺 0.5～0.8 寸，或平刺透风府。

肩井

［定位］在肩上，前直乳中，当大椎与肩峰端连线的中点上。

［主治］肩背痹痛、手臂不举、颈项强痛、乳痈、中风、瘰疬、难产、诸虚百损。

［操作］直刺 0.5～0.8 寸，深部正当肺尖，不可深刺。

足临泣

［定位］在足背外侧，当第四趾本节（第四趾关节）的后方，小趾伸肌腱的外侧凹陷处。

［主治］头痛、目外眦痛、目眩、乳痈、瘰疬、胁肋痛、疟疾、中风偏瘫、痹痛不仁、足跗肿痛。

［操作］直刺 0.3～0.5 寸。

足少阳胆经的循行及穴位见图 7-11。

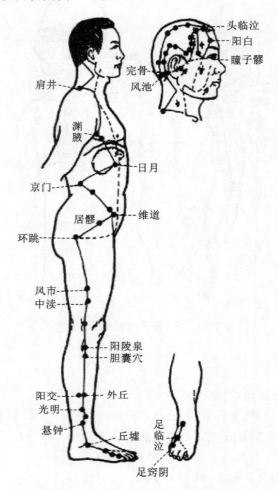

图 7-11 足少阳胆经的循行及穴位

（十二）足厥阴肝经

1. 经脉循行 起于大趾背毫毛部（大敦），向上沿着足背内侧，离内踝一寸，上行小腿内侧，离内踝八寸处交出足太阴脾经之后，上膝内侧，沿着大腿内侧，进入阴毛中，环绕阴部，至小腹，夹胃旁，属肝，络胆；向上通过膈肌，分布于胁肋部，沿气管之后，向上进入颃颡（喉头部），连接"目系"，上行出额部，与督脉交会于头顶。其支脉：从"目系"下向颊里，环绕唇内。另一支脉：从肝分出，过膈肌，向上流注于肺，接手太阴肺经。

2. 常用经穴

大敦

[定位]在大趾末节外侧，距趾甲角 0.1 寸（指寸）。

[主治]疝气、阴中痛、月经不调、崩漏、尿血、癃闭、遗尿、淋证、癫狂痫、少腹痛等。

[操作]斜刺 0.1～0.2 寸，或点刺出血。

太冲

[定位]在足背侧，当第一跖骨间隙的后方凹陷处。

[主治]头痛、眩晕、疝气、月经不调、癃闭、遗尿、小儿惊风、癫狂痫、胁痛、腹胀、黄疸、呃逆、

咽痛嗌干、目赤肿痛、膝股内侧痛、足跗肿、下肢痿痹。

[操作]直刺 0.5~0.8 寸。

足厥阴肝经的循行及穴位见图 7-12。

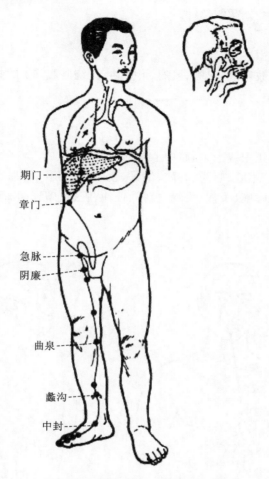

期门

章门

急脉

阴廉

曲泉

蠡沟

中封

图 7-12　足厥阴肝经的循行及穴位

（十三）任脉

1. 经脉循行　起始于中极下的会阴部,向上至阴毛处,沿腹里,上出关元,向上到咽喉部,再上行到下颌、口旁,沿面部进入目下。

2. 常用经穴

关元

[定位]在下腹部,前正中线上,当脐中下 3 寸。

[主治]中风脱证、虚劳冷惫、羸瘦无力、少腹疼痛、霍乱吐泻、痢疾、脱肛、疝气、便血、尿血、小便不利、尿频、尿闭、遗精、白浊、阳痿、早泄、月经不调、闭经、痛经、带下、阴挺、崩漏、阴门瘙痒、产后恶露不止、胞衣不下、消渴、眩晕。

[操作]直刺 0.5~1 寸。

气海

[定位]在下腹部,前正中线上,当脐中下 1.5 寸。

［主治］绕脐腹痛、水肿臌胀、脘腹胀满、完谷不化、大便不通、泻痢不禁、癃闭、淋证、遗尿、遗精、阳痿、疝气、月经不调、痛经、闭经、崩漏、带下、阴挺、产后恶露不止、胞衣不下、脏气虚惫、形体羸瘦、四肢乏力。

［操作］直刺 0.5～1 寸。孕妇慎针。

神阙

［定位］在腹中部,脐中央。

［主治］中风虚脱、四肢厥冷、尸厥、风痫、形惫体乏、绕脐腹痛、水肿臌胀、脱肛、泻痢、便秘、小便不禁、淋证、妇女不孕。

［操作］禁刺。可灸。

中脘

［定位］在上腹部,前正中线上,当脐中上 4 寸。

［主治］胃脘痛、腹胀、呕吐、呃逆、吞酸、纳呆、食不化、疳积、臌胀、黄疸、肠鸣、泻痢、便秘、便血、胁下痛、虚劳吐血、哮喘、头痛、失眠、惊悸、怔忡、脏躁、癫狂痫、尸厥、惊风、产后血晕。

［操作］直刺 0.5～1 寸。

任脉的循行及穴位见图 7-13。

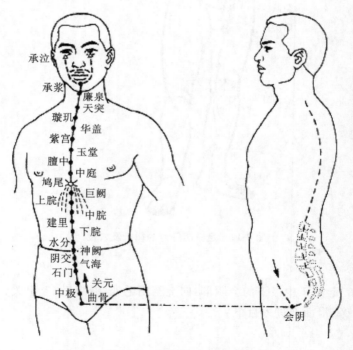

图 7-13　任脉的循行及穴位

（十四）督脉

1. 经脉循行　起始于躯干最下部的长强,沿着脊柱里面,上行到风府,进入脑部,上至巅顶,沿额下行到鼻柱。

2. 常用经穴

长强

［定位］在尾骨端下,当尾骨端与肛门连线的中点处。

　　[主治]泄泻、痢疾、便秘、便血、痔疮、癫狂、脊强反折、癃闭、淋证、阴部湿痒、腰脊及尾骶部疼痛。

　　[操作]斜刺,针尖向上与骶骨平行刺入0.5～1寸。不得刺穿直肠,以避免感染。

大椎

　　[定位]在后正中线上,第7颈椎棘突下凹陷中。

　　[主治]热病、疟疾、咳嗽、喘逆、骨蒸潮热、项强、肩背痛、腰脊强、角弓反张、小儿惊风、癫狂痫、五劳虚损、七伤乏力、中暑、霍乱、呕吐、黄疸、风疹。

　　[操作]斜刺0.5～1寸。

风府

　　[定位]在项部,当后发际正中直上1寸,枕外隆突直下,两侧斜方肌之间凹陷处。

　　[主治]癫狂痫、癔病、中风不语、悲恐惊悸、半身不遂、眩晕、颈项强痛、咽喉肿痛、目痛、鼻衄。

　　[操作]伏案正坐位,使头微前倾,项部肌肉放松,向下颌方向缓慢刺入0.5～1寸。针尖不可向上,以免刺入枕骨大孔,误伤延髓。

百会

　　[定位]在头部,当前发际正中直上5寸,或两耳尖连线中点处。

　　[主治]头痛、眩晕、惊悸、健忘、尸厥、中风不语、癫狂痫、癔病、耳鸣、鼻塞、脱肛、痔疮、阴挺、泄泻。

　　[操作]平刺0.5～0.8寸。

　　督脉的循行及穴位见图7-14。

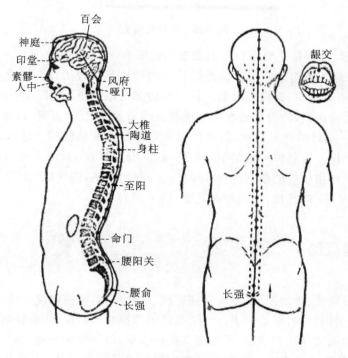

图7-14　督脉的循行及穴位

三、刺灸法

刺灸法主要阐述刺法、灸法的基本知识及其具体操作技术,其为临床上所必须掌握的技能。刺法亦称针法,是指采用不同针具,刺激人体的一定部位(腧穴),并运用各种手法,以调整阴阳、防治疾病的方法。灸法,是指应用高温(主要是艾绒或其他物质燃烧后产生的温热)或低温,或者以某些材料(对皮肤有刺激作用的药物或其他物质)直接接触皮肤表面后产生的刺激,作用于人体的腧穴或特定部位,从而达到预防或治疗疾病目的的一种疗法。两者都是通过腧穴,激发经络之气,调整脏腑机能,以调和阴阳、扶正祛邪、疏通经络、行气活血,从而达到防病、治病的目的。

<h2 style="text-align:center">刺　　法</h2>

(一)毫针刺法

毫针是临床应用最广泛的一种针具。大凡能刺灸的腧穴,均可使用毫针进行针刺治疗。

1. 毫针构造、规格、检查和保藏

(1)构造。毫针分为五个部分(图 7-15):手持处称为针柄;针柄的末端称为针尾;毫针的尖端部分称为针尖;针柄与针尖之间称为针身;针柄与针身的连接处称为针根。针根是进行针刺时的着力点,为防止在针根处折断,针刺时宜将部分针身露出皮外。

针尾　针柄　　针根　　针身　　　针尖

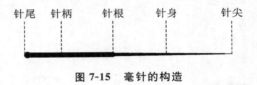

图 7-15　毫针的构造

(2)规格。毫针的规格主要以针身的长短和粗细来分。

(3)检查和保藏。使用毫针前后应做好针具的检查和修理工作。注意针尖是否带钩、变钝,针根和针身是否有弯曲、缺损或折痕。针身弯曲的可以修复,出现其他损害时一般不宜继续使用。毫针要妥善保藏,消毒后放在垫有棉花或纱布的针盒、针管里,以保护针尖不受碰撞。

2. 针刺练习　毫针的针身细软,如果没有一定的指力和熟练的手法,就很难随意进针和进行各种手法的操作。针刺练习是初学针刺的基础,是进针顺利、减少疼痛、提高疗效的基本保证。开始练针时可用松软的纸张折叠成厚 2～3 cm 的纸垫,用线如"井"字形扎紧,或用棉花团成一个直径 6～7 cm 的棉球,外用纱布扎紧(图 7-16)。

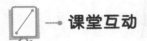 **课堂互动**

> 要求学生课前做出纸垫或棉花团。在课堂上指导学生在纸垫或棉花团上进行指力锻炼和基本手法的练习。

在纸垫上练习指法、增加指力,要求做到进针、出针顺利,提插幅度一致,捻转角度准确,频率快慢均匀,使之运用自如,得心应手。为了更好地掌握毫针刺法,体验针刺的各种感觉,还应进行自身试针或两人之间互相试针,不断提高操作水平,以便临床上运用时,能够心中有数。

3. 针刺前准备及选择体位　对初诊患者应做好宣传解释工作,消除其思想顾虑,取得患者的积极配合,以减少针刺异常情况的发生,并使治疗取得更好的效果。

应尽量采用患者舒适、耐久和便于医生操作的体位。如果体位选择不正确,不但可致患者

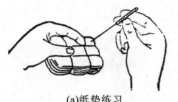
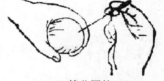

(a)纸垫练习　　　　　　　　　(b)棉花团练习

图 7-16　针刺练习

精神紧张,易于疲劳,影响治疗效果,还会出现滞针、弯针、晕针、刺伤组织器官等意外状况。临床上常用的针刺体位有以下几种(图 7-17)。

（1）仰卧位:适宜于取头面、胸腹部的腧穴及四肢部的部分腧穴。

（2）侧卧位:适宜于取身体侧面的腧穴和四肢部的部分腧穴。

（3）俯卧位:适宜于取头、项、背、腰、臀部及下肢后面的腧穴。

（4）仰靠坐位:适宜于取前头、颜面、颈前、胸部及上肢部分腧穴。

（5）俯伏坐位:适宜于取后头、项、肩和背部的腧穴。

（6）侧伏坐位:适宜于取头部一侧、面颊及耳前后部位的腧穴。

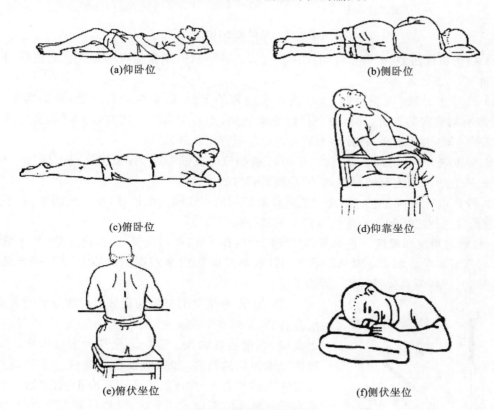

(a)仰卧位　　　　　　　　　(b)侧卧位

(c)俯卧位　　　　　　　　　(d)仰靠坐位

(e)俯伏坐位　　　　　　　　　(f)侧伏坐位

图 7-17　常用的针刺体位

（二）操作方法

1. 进针法　在进行针刺操作时,除单手进针法外,大都是双手协同操作,紧密配合。临床上一般用右手持针操作,主要是以拇、食、中三指夹持针柄,其状如持毛笔,故右手称为刺手。

左手指端切按所刺部位或辅助针身,故左手称为押手。常用的进针方法有以下几种(图7-18)。

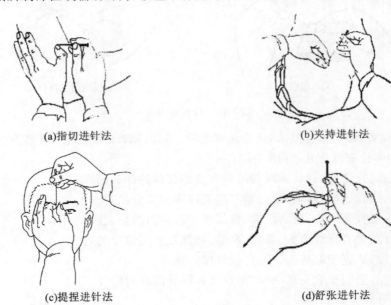

(a)指切进针法　　　　　　　　　　　　(b)夹持进针法

(c)提捏进针法　　　　　　　　　　　　(d)舒张进针法

图 7-18　常用的进针方法

(1)指切进针法:左手拇指端切按在腧穴旁,右手持针,紧靠指甲面刺入。此法适用于短针的进针。

(2)夹持进针法:以左手拇、食二指持捏消毒的干棉球,裹住针身下端,针尖露出 3~5 mm,对准所刺腧穴的皮肤表面,右手持针捻动针柄,当右手指力下压时,左手拇、食二指同时用力,双手协同,边捻边插,将针刺入腧穴。此法适宜于长针的进针。

(3)提捏进针法:用左手拇、食二指将针刺部位的皮肤捏起,右手持针,从捏起的上端刺入。此法适宜于皮肉浅薄的部位,特别是面部腧穴的进针。

(4)舒张进针法:用左手拇、食二指将针刺部位的皮肤向两侧撑开,使皮肤绷紧,右手持针从左手拇、食二指之间刺入。此法适宜于皮肤松弛的部位。

2. 针刺的角度和深度　正确掌握针刺的角度和深度,是增强针感、提高疗效、防止意外事故发生的重要环节。临床上对所取腧穴的针刺角度和深度,要根据施术部位,病情需要及患者的体质强弱、胖瘦等具体情况而灵活掌握。

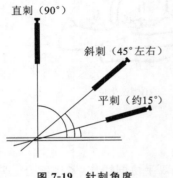

直刺（90°）

斜刺（45°左右）

平刺（约15°）

图 7-19　针刺角度

(1)角度,指进针时针身与皮肤表面所形成的夹角,一般分直刺、斜刺和平刺三种(图7-19)。①直刺:针身与皮肤表面成 90°角垂直刺入。适应于全身大多数腧穴,尤其是肌肉丰厚部位的腧穴,如四肢及腹部腧穴。②斜刺:针身与皮肤表面约成 45°角倾斜刺入。适应于肌肉较浅薄处或内有重要脏器的部位。③平刺:又称横刺。针身与皮肤表面约成 15°角沿皮刺入。适应于皮薄肉少部位的腧穴。

(2)深度,是指针身刺入人体内的深浅程度。一般以在不刺伤内脏和其他器官的前提下出现较好的针感为原则。临床操作时应根据具体情况灵活掌握,如:身体消瘦、年老体弱之人及小儿宜浅刺,身强体肥之人宜深刺;阳证、表证、新病宜浅刺,阴证、里证、久病宜深刺;头面、胸背及皮薄肉少处宜浅刺,四肢、臀、腹及肌肉丰满处宜深刺。

3. 行针与得气

(1) 行针,亦称运针,是指将针刺入腧穴后,为了使患者得气,调节针感以及进行补泻而施行的各种针刺手法。

常用的针刺手法有提插法和捻转法(图 7-20),辅助手法有刮法和弹法(图 7-21)。①提插法:毫针刺入腧穴后,用右手中指扶持针身,抵住腧穴,拇、食二指捏住针柄,将针反复上提下插。要求提插幅度相等、指力均匀,防止针身弯曲。本法痛感较小,但易刺伤血管,多适用于四肢部位。②捻转法:以右手拇、食、中三指捏持针柄,一前一后地来回捻动。本法不易刺伤血管,但做大幅度单向捻转时,可使肌纤维缠绕于针身,引起疼痛或滞针。在接近主要脏器的部位,宜使用本法以得气。③刮法:以拇指、食指指甲由上而下或由下而上反复地刮动针柄,以增强针感或用于得气。④弹法:将针刺入腧穴的一定深度后,用手指轻弹针柄,使针体微微震动,以增强针感。

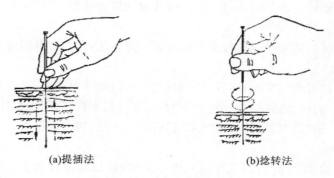

(a)提插法　　　　　　　　(b)捻转法

图 7-20　常用的针刺手法

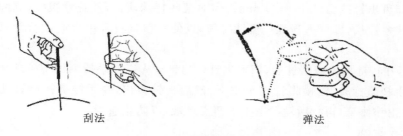

刮法　　　　　　　　弹法

图 7-21　常用的针刺辅助手法

(2) 得气,又称针感,是指将针刺入腧穴后产生的经气感应。当这种经气感应产生时,医生会感到针下有徐和沉紧的感觉,同时患者在针刺部位有酸、麻、胀、重等感觉,甚或沿着一定部位、向一定方向扩散传导的感觉。得气与否以及气至的迟速,直接关系着针刺治疗的效果。得气迅速,一般疗效较好;得气缓慢或不得气,疗效就较差,甚至无效。因此,在针刺过程中如遇到得气较慢或不得气,应及时检查针刺角度、深度和取穴是否准确,以及手法是否得当,必要时可留针候气或施以手法,使其得气,以增强疗效。

4. 针刺补泻　　通过针刺腧穴,激发经气以补益正气、疏泄病邪而调节人体脏腑、经络功能,促使阴阳平衡而实现。针刺补泻效果的产生取决于机体的功能状态、腧穴的特性以及补泻的手法。常用的补泻手法有捻转补泻和提插补泻,还有一些其他补泻手法(表 7-2)。

表 7-2　其他补泻手法

名　　称	补　　法	泻　　法
疾徐补泻	进针时徐徐刺入，少捻转，疾速出针	进针时疾速刺入，多捻转，徐徐出针
迎随补泻	针尖随着经脉循行去的方向刺入	针尖迎着经脉循行来的方向刺入
呼吸补泻	呼气时进针，吸气时出针	吸气时进针，呼气时出针
开阖补泻	出针后迅速按揉针孔	出针时摇大针孔，不加按揉
平补平泻	进针得气后，均匀地提插、捻转，即可出针	

（1）捻转补泻：得气后，捻转角度小，用力轻，频率慢，操作时间短者为补法；捻转角度大，用力重，频率快，操作时间长者为泻法。

（2）提插补泻：得气后，先浅后深，重插轻提，提插幅度小，频率慢，操作时间短者为补法；先深后浅，轻插重提，提插幅度大，频率快，操作时间长者为泻法。

（3）疾徐补泻：进针时徐徐刺入，少捻转，疾速出针者为补法；进针时疾速刺入，多捻转，徐徐出针者为泻法。

（4）迎随补泻：针尖随着经脉循行去的方向刺入为补法；针尖迎着经脉循行来的方向刺入为泻法。

（5）呼吸补泻：患者呼气时进针，吸气时出针为补法；吸气时进针，呼气时出针为泻法。

（6）开阖补泻：出针后迅速按揉针孔为补法；出针时摇大针孔，不加按揉为泻法。

（7）平补平泻：进针得气后，均匀地提插、捻转即可出针，为平补平泻。

5. 留针与出针

（1）留针：进针施术后，将针留置在腧穴内一定时间，以加强针刺的作用和便于继续行针施术。留针与否及留针时间的长短，主要依病情而定。一般病证，只要针下得气而施以适当的补泻手法后，即可出针或留针 10～20 min。但对某些特殊病证，如急性腹痛、顽固性疼痛或痉挛性病证、某些慢性病，即可适当延长留针时间，以便在留针过程中做间歇行针，以增强、巩固疗效。

（2）出针：在行针施术或留针后，即可出针。出针时先以左手持消毒干棉球按压住针孔周围的皮肤，右手轻微捻转，慢慢将针提至皮下，然后将针拔出，左手顺势按揉针孔，以防出血。出针后让患者稍作休息，再行活动。医生应清点针数，以防止遗漏。

（三）注意事项

（1）年老体弱、气血亏虚之人，针刺时应尽量选择卧位，手法不宜过强。

（2）怀孕三个月以内，不宜针刺下腹部腧穴。怀孕三个月以上，腹部、腰骶部腧穴也不宜针刺，禁刺三阴交、合谷、昆仑、至阴等可引起子宫收缩的腧穴。妇女月经期间时，除非为了调经，亦不应针刺。

（3）小儿囟门未合时，头顶部的腧穴也不宜针刺。面、颈、胸、背、胁、缺盆以及内有重要脏器的部位，不宜针刺过深及进行大幅度的提插捻转和长时间留针，以免伤及脏器。

（4）有自发性出血或损伤后出血不止的患者，不宜针刺。皮肤有感染、溃疡、瘢痕或肿瘤的部位，不宜针刺。患者过于饥饿、疲劳、精神紧张时不宜针刺。

（5）针刺过程中应密切观察患者的情况，如发生晕针等意外情况，应立即停止行针，并紧急处理。

（6）针刺小腹部腧穴时,应先排空膀胱。对尿潴留患者针刺小腹部腧穴时,应掌握适当的针刺方向、角度和深度,以免误伤膀胱等器官。

（四）针刺意外情况的处理及预防

1. 晕针

［原因］精神紧张,体质虚弱,疲劳,饥饿,大汗、大泻、大失血之后或体位不当,或手法过重等。

［表现］患者突然出现精神萎倦、头晕目眩、面色苍白、心慌气短、冷汗出、血压下降、脉象沉细,重者可出现神志昏迷、四肢厥冷、扑倒在地、唇甲青紫、二便失禁、脉微细欲绝。

［处理］立即停止针刺,将所刺之针全部迅速起出,将患者平卧,呈头低脚高体位,并松开衣带,注意保暖。轻者安静仰卧片刻,给予热糖水或温开水饮之,一般即可逐渐恢复。重者在上述处理的基础上,选刺水沟、素髎、内关、足三里等穴,亦可灸百会、气海、关元等穴,即可恢复。若仍不省人事、呼吸微弱、脉细弱,考虑配合其他治疗或采用急救措施。

［预防］做好预防,可避免晕针的发生。如:初次接受针灸治疗和精神紧张者,应先做好解释工作,以消除患者疑虑;对于体质较弱的患者,尽量采取卧位,并选择患者感觉舒适、自然且能持久的体位进行针刺,同时取穴不宜过多,手法不宜过重;对于饥饿、过度疲劳者,应待其进食、体力恢复后再行针刺。医生在治疗施术过程中,应全神贯注,集中思想,密切观察患者的神态变化,随时询问其感觉。一旦发现晕针,要立即处理。

2. 滞针

［原因］患者精神过于紧张,或当针刺入腧穴后,患者局部肌肉强烈收缩,或因病痛、患者改变体位,或医生行针手法不当,或单一方向捻针,以致肌纤维缠绕针身而形成滞针。若留针时间过长,有时也可出现滞针现象。

［表现］针在体内,捻转不动,提插、出针均感困难,若勉强捻转、提插时,则患者痛不可忍。

［处理］若因患者精神紧张,或肌肉痉挛而引起的滞针,可嘱其精神放松,不要紧张,同时医生用手指在滞针邻近部位做循按动作,或弹动针柄,或在附近再刺一针,以宣散气血,从而缓解肌肉痉挛。若因单向捻转而致者,向相反方向将针捻回即可。

［预防］对于初诊患者及精神紧张者,要做好解释工作,消除患者顾虑。行针时手法宜轻巧,捻转角度不宜过大,切不可单方向捻针,以免造成肌纤维缠绕针身而成滞针;若用搓法时,应注意与提插法的配合,则可避免肌纤维缠绕针身,从而防止滞针的发生。

3. 弯针

［原因］医生进针时的手法不熟练,用力过猛、过速;或因针柄受外力碰击;或因患者体位不适,在留针时不自主地改变了体位;或针下碰到较坚硬组织;或因滞针处理不当等而造成弯针。

［表现］针柄改变了进针或刺入留针时的方向和角度,并伴见提插、捻转和出针困难,而使患者感到疼痛。

［处理］一旦出现弯针后,便不得再行提插、捻转等针刺手法。如针身轻度弯曲,可按一般出针法,顺势将针慢慢地退出。若针身弯曲较大,应注意弯曲的方向,顺着弯曲方向徐徐将针退出。如弯曲不止一处,须视针柄扭转、倾斜的方向,逐渐分段、分次将针退出,切勿急拔猛抽,以防断针,造成伤害。如因患者改变了体位,则应嘱患者恢复原来体位,使局部肌肉放松,再行退针。

［预防］要求医生施术手法熟练,指力轻巧,进针时避免用力过猛、过速。患者的体位要舒适,留针期间嘱其不得随意变动体位。针刺部位和针柄不得受外物碰压。

4. 断针

[原因]因针具质量欠佳及针身或针根有剥蚀损伤；或术前失于检查修理；或针刺时将针身全部刺入，行针时又大力提插、捻转，以致肌肉强力收缩；或留针时患者随意变动体位；或遇弯针、滞针情况未及时、正确地处理，并强力抽拔；或外物碰压等，均可出现断针。

[表现]行针时或出针后发现针身折断，或部分针体浮露于皮肤之外，或全部没于皮肤之下。

[处理]保持原有体位，以防残端进一步向深层陷入。若折断处针体尚有部分露于皮肤之外，可用镊子等器械钳出。若折断针身的残端与皮肤相平或稍低，而尚可见到残端时，医生可用左手拇、食两指在针旁按压局部皮肤，使残端露出皮肤之外，随即用右手持镊子等器械将针拔出。若折断部分全部陷入皮下，则须在X线下定位，施行外科手术取出。

[预防]针刺前必须认真、仔细检查针具，对不符合要求的针具要剔除禁用；选针时长度必须比准备刺入的深度长一些，且针刺时切勿将针全部刺入，应留部分在体外，同时避免过强、过猛地行针。在进针、行针过程中，如发现弯针时，应立即出针，不可强行将针刺入。对滞针和弯针应及时处理，不可强行拔出，否则易造成断针。

灸　法

灸法是将艾绒制成的艾炷、艾卷或其他药物点燃后，在身体相应的腧穴上施行熏、熨、烧、灼，给人体以温热性刺激，通过经络腧穴的作用，以达到治病、防病目的的一种方法。

施灸的原料很多，但多以艾叶为主。艾叶气味芬芳、易燃，具有温通经络、行气活血、祛湿散寒、消肿散结、回阳救逆以及防病保健等作用。艾灸是用干燥的艾叶，碾碎成绒，除去杂质，储藏备用。艾叶以陈久者为佳。

（一）常用灸法

本节主要介绍艾炷灸。将适量的艾绒压实，做成上小下大的圆锥状即为艾炷。根据需要，艾炷可制成拇指大、蚕豆大、麦粒大三种，称为大、中、小艾炷。燃完一个艾炷称为一壮。艾炷灸（图7-22）可分为直接灸和间接灸两种。

（1）直接灸：将艾炷直接放置在腧穴上施灸的方法。若施灸时需将皮肤烧伤，产生无菌性化脓现象，愈后留有瘢痕，称瘢痕灸；不使皮肤烧伤化脓，不留瘢痕者，称无瘢痕灸。

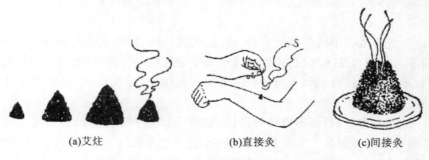

(a)艾炷　　　　　(b)直接灸　　　　　(c)间接灸

图 7-22　艾炷灸

（2）间接灸：又称隔物灸，是用药物等将艾炷与施灸部位的皮肤隔开进行施灸的方法。常用的间隔物有生姜、大蒜、食盐、附子等。

①隔姜灸：将鲜生姜切成直径2～3 cm、厚0.2～0.3 cm的薄片，中间用针刺数孔后置于

施灸部位,上面放艾炷点燃灸之。当患者感到灼痛时,换炷再灸,以皮肤红润为度。适用于虚寒腹泻、腹痛、呕吐及风寒痹痛等虚寒性疾病。

②隔蒜灸:将鲜大蒜切成约 0.3 cm 的薄片,或捣蒜如泥,作为间隔物,如上法施灸。多用于瘰疬、肺痨、痈疽疮毒未溃、腹中积块及毒虫咬伤等证。

③隔盐灸:取纯净的食盐填敷于肚脐,或于盐上再置一块薄姜片,然后置大艾炷施灸。此法有回阳救逆之功,可用于虚寒性腹痛、久泻、久痢、四肢厥冷、中风脱证、虚脱等证。

④隔附子灸:将附子研成细末,用酒调和做成直径约 3 cm、厚约 0.8 cm 的附子饼作为施灸的间隔物。此法多用于治疗命门火衰而致的阳痿、早泄或疮疡久溃不敛等证。

(二)适用范围与禁忌证

1. 适用范围 灸法具有温通经络、行气活血、祛湿逐寒、消肿散结、回阳救逆及防病保健的作用。灸法既适用于虚证、寒证,也可用于某些实证和热证,如中风脱证、风寒湿痹、呕吐、腹痛、泄泻、哮喘、腰痛、阳痿、早泄、瘰疬、肺痨、关节肿痛、疮疡初起或疮疡久溃不敛等。

2. 禁忌证 ①凡属实热证或阴虚发热、邪热内炽等证,如高热、高血压危象、肺痨晚期、大量咯血、呕吐、严重贫血、急性传染病、皮肤出现痈疽疔疖并有发热者,均不宜使用艾灸疗法。②器质性心脏病伴心功能不全,精神分裂症,孕妇的腹部、腰骶部,均不宜施灸。③颜面部、颈部及大血管走行的体表区域、黏膜附近,均不得施灸。

(三)注意事项

(1)施灸前要向患者讲解施灸的方法及疗程,尤其是瘢痕灸,一定要取得患者的同意与合作。瘢痕灸后,局部要保持清洁,必要时要贴敷料,每天换药 1 次,直至结痂为止。在施灸前,要将所选腧穴用温水或酒精棉球擦洗干净,灸后注意保持局部皮肤于适当温度,防止受凉而影响疗效。

(2)除瘢痕灸外,在施灸过程中,要注意防止艾火灼伤皮肤,尤其是幼儿。如有起水疱,可用酒精消毒后,用毫针将水疱挑破,再涂上甲紫即可。

(3)偶有灸后身体不适者,如身热、头晕、烦躁等,可令患者适当活动身体,饮少量温开水,或针刺合谷、后溪等穴,可使症状迅速缓解。

(4)施灸时注意安全使用火种,防止烧坏衣服、被褥等物品。

四、拔罐法

拔罐法是利用燃烧、抽吸、挤压等方法排除罐内空气,造成负压,使罐吸附于体表腧穴或患处并产生刺激,以防止疾病的方法。古称"角法""吸筒法""火罐气"。现在常用的罐具有竹罐、陶瓷罐、玻璃罐,及多种新型排气、抽气型罐具。

(一)拔罐的方法

1. 留罐法 留罐法又称坐罐法,即将罐吸附在体表后,使罐具吸拔留置于施术部位 10～15 min,然后将罐取下。此法是拔罐法中最常用的一种方法。可根据病变范围分别采用单罐或多罐。一般疾病均可应用本法。

2. 走罐法 拔罐时先在施术部位的皮肤或罐口上,涂一层凡士林等润滑剂,再将罐吸拔住。然后,医生用右手握住罐具,向上、下或左、右需要吸拔的部位,往返推移,至所拔部位的皮肤红润、充血,甚或瘀血时,将罐取下。本法适宜于面积较大、肌肉丰厚的部位,如脊背、腰臀、大腿等部位。

3. 闪罐法 将罐拔住后,立即起下,如此反复多次地拔住起下、起下拔住,直至皮肤潮红、充血,甚或瘀血。本法多用于局部皮肤麻木、疼痛或功能减退等,尤其适用于不宜留罐的患者,如小儿、年轻女性的面部以及腹部、四肢等部位。

(二)拔罐法的作用和适用范围

拔罐法具有通经活络、行气活血、消肿止痛、祛风散寒等作用。适用范围较广泛,一般多用于风寒湿痹,腰背、肩臂、腿痛,关节痛,软组织闪挫伤及伤风感冒,头痛,咳嗽,哮喘,胃脘痛,呕吐,腹痛,泄泻,痛经,中风偏枯等。

(三)注意事项

(1)拔罐时要选择适当的体位和肌肉丰满的部位。

(2)拔罐时要根据所拔部位的面积大小而选择大小适宜的罐具。操作时动作必须轻、快、稳、准。拔罐数量宜少,罐间距离应适中。

(3)用火罐时应注意避免灼伤或烫伤皮肤。若皮肤起水疱,小者不需处理,仅敷以消毒纱布,防止擦破即可;大者用消毒针将水放出,涂以消毒药水,外用消毒纱布包敷。

(4)皮肤有过敏、溃疡、水肿及大血管分布的部位,不易拔罐。高热抽搐者,以及孕妇的腹部、腰骶部,也不宜拔罐。

第二节 推拿与护理

推拿又称按摩,属中医外治法之一。推拿疗法可以追溯至远古时期。中医推拿疗法是在中医基础理论指导下,根据病情运用一定的手法,在人体体表特定部位或腧穴上进行操作,以调节机体生理、病理状态,从而达到防治疾病目的的一种治疗方法。推拿疗法可以疏通经络,滑利关节,舒筋整骨,活血化瘀,调整脏腑气血功能,增强人体抗病能力。

一、适用范围

推拿疗法适用范围相当广泛,可应用于骨伤科、外科、内科、妇科、儿科等的各种疾病,如骨伤科中的腰椎间盘突出症、颈椎病、软组织急性扭挫伤、慢性劳损、骨质增生、骨折及关节脱位的恢复期等,外科手术后的粘连,内科中的感冒、哮喘、胃痛、腹泻、便秘、失眠、瘫痪等,妇科中的痛经等,儿科中的消化不良、小儿麻痹后遗症、泄泻、遗尿等。

二、常用推拿手法

推拿手法是指运用手或肢体的其他部位,按其特定动作的技能和技巧,在人体体表特定部位或腧穴上进行的操作方法。推拿手法是推拿治病的手段,是一项专业化的操作技能和技巧。推拿手法的基本操作,应做到有力、柔和、均匀、持久,从而达到深透。"有力"是指手法必须具有一定的力量,这种力量依据治疗对象、病证虚实、操作部位和手法性质等多方面的情况而定。"柔和"是指手法动作的稳重和力量的缓和,用力不可生硬粗暴,手法的变换和衔接要自然而连贯。"均匀"是指手法动作的节奏性和用力的平稳性,频率不能时快时慢,压力不能时轻时重。"持久"是指手法操作应能持续运用一定的时间,保持频率和力量的连贯性,不能断断续续。以上四个方面密切相关,相辅相成。

▌**知识链接**▌

推拿手法补泻

推拿手法补泻是通过运用不同的手法,作用于经络腧穴或部位上,以激发和增强机体内部固有的抗病因素(正气),抑制或消除致病因素(邪气),使机体内部得到调节,起到扶正祛邪的功效。推拿手法补泻的基本操作方法简述如下。

1. 依经脉循行而操作　顺经脉循行方向操作,为泻法;逆经脉循行方向操作,为泻法。

2. 依手法旋转方向操作　手法沿顺时针方向旋转操作,为泻法;手法沿逆时针方向旋转操作,为补法。

3. 依手法的刺激量操作　一般说来,轻(弱)刺激能起兴奋作用,为补法;重(强)刺激能起抑制作用,为泻法。

4. 依手法的频率操作　一般说来,操作频率慢的手法,为补法;操作频率快的手法,为泻法。

5. 依手法向心性、离心性操作　一般说来,手法操作依向心性方向进行,称补法;手法操作依离心性方向进行,称泻法。

（一）摆动类手法

1. 一指禅推法　用拇指指端、罗纹面或偏峰着力于一定经络腧穴或部位上,沉肩,垂肘,悬腕,手掌放松,运用腕部的摆动带动拇指指间关节做屈伸活动,使产生的力持续不断地作用于经络腧穴或部位上的方法,称为一指禅推法(图 7-23)。

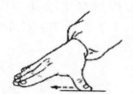

图 7-23　一指禅推法

动作要领:本法动作比较特殊,它的动作难度大,技巧性强,要运用手臂各部的协调动作,使力集中在拇指上。运用本手法时,肩部要自然放松,肩臂要下沉而不能抬起;肘部下垂,放松;腕关节自然悬屈;拇指罗纹面、指端着力,偏峰自然着力吸定于治疗部位上,不能离开或来回摩擦;拇指和其余四指及手掌都要放松,不能挺劲。移动时,应随着前臂的快速摆动,拇指指端着力点沿着经脉的循行分布或筋肉的结构形态做缓慢的移动,动作灵活自然。压力、摆动幅度和频率要均匀,摆动频率为每分钟 120～160 次。

临床应用:一指禅推法刺激量中等,接触面积小,压强大,具有深透性。适用于全身各部的腧穴及其压痛点,常用于头面、颈项、胸腹、胁肋、肩背及四肢等部位。本法有疏通经络,调和营卫,行气活血,健脾和胃,调节脏腑的作用。对于头痛、头晕、不寐、面瘫、胃痛、腹痛、脏腑功能失调及关节酸痛等,常用本法治疗。

指端推或罗纹面推,常用于胸腹部,具有宽中理气、健脾和胃的作用,主要治疗胃脘痛、消化不良、便秘、腹泻、痛经、闭经等。偏峰推用于头面部,操作时,其他四指需放开,在推颈部时,两手同时操作,称蝴蝶双飞势。主要治疗头痛、头晕、失眠、眼疾等。临床上还可以运用屈指推法,推时将拇指屈曲,以拇指指间关节着力,这种推法着力较稳,刚劲有力,常用于项部及骨缝小关节间,可治疗项强疼痛,掌指、足背部的酸麻等。

2. 㨰法　用手臂近小指侧部分或小指、无名指、中指的掌指关节突起部分附着于患者体表的一定部位上,通过腕关节屈伸外旋的连续往返摆动,使产生的压力持续不断地作用于治疗部位上,称为㨰法(图7-24)。

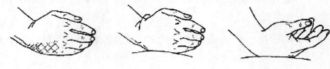

图 7-24　㨰法

动作要领:肩臂、手腕要自然放松,肘关节屈曲120°～140°。腕关节放松,滚动时掌背小指侧要紧贴体表,不可跳动或使手背来回拖动,摩擦压力要均匀,动作要协调而有节律,不可忽快忽慢或时轻时重,一般每分钟滚动120～160次。

临床应用:由于腕关节屈伸幅度较大,㨰法接触面较广,并且压力较大,故适用于颈项部、肩背部、腰臀部及四肢等肌肉较丰厚的部位。本法能舒筋活血,滑利关节,改善气血运行,化瘀止痛,缓解肌肉、韧带痉挛。

㨰法常用于治疗痹证、痿证、肌肤麻木不仁、肢体瘫痪、半身不遂、腰背骶部筋伤、四肢关节筋伤、颈椎病、落枕、肩周炎、腰椎间盘突出症、坐骨神经痛及肢体关节运动功能障碍、腰肌劳损、梨状肌综合征、强直性脊柱炎、类风湿性关节炎等。

3. 揉法　用拇指、食指、中指、环指指端,小鱼际部或掌根部紧附于腧穴上做缓和回转的安抚动作,分别称之为指揉法、鱼际揉法、掌揉法(图7-25)。施法时带动皮下组织,而不是在皮肤表面抚摩。揉法为小儿推拿常用的手法之一,有左揉止吐、右揉止泻之说。

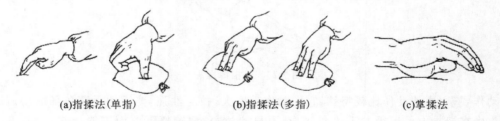

(a)指揉法(单指)　　　　(b)指揉法(多指)　　　　(c)掌揉法

图 7-25　揉法

动作要领:肘关节微曲,腕关节放松。以腕关节连同前臂做回旋转动来带动指、掌的着力部位在一定的腧穴或部位上揉动。腕关节的活动幅度可随病变部位的范围而逐步扩大。揉动的频率为每分钟120～160次。动作要协调而有节奏。

临床应用:指揉法适用于全身腧穴,常用于头面、颈项、胸腹部;掌揉法接触面积大,适用于腹部、腰背及四肢部。本法具有醒神明目,宽胸理气,健脾和胃,调节胃肠蠕动,调和气血,缓急止痛,荣养筋肉等作用。

揉法常用于治疗头痛、头晕、视物不明、口眼㖞斜、胸闷胁痛、脘腹胀痛、消化不良、腹泻、便秘、肠痉挛、肠麻痹、软组织损伤、筋肉痉挛、肌肉萎缩等。

（二）摩擦类手法

1. 摩法 用手掌面或手指指面贴附于治疗部位,并以腕关节连同前臂做轻缓而有节律的盘旋摩擦。用手掌进行者称掌摩法,用手指进行者称指摩法(图 7-26)。

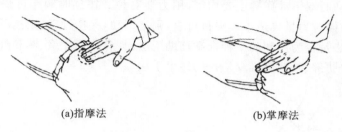

(a)指摩法   (b)掌摩法

图 7-26 摩法

动作要领:肩、肘、腕关节放松,肘关节微曲,指掌关节自然伸直,着力部位紧贴体表。前臂连同腕部做缓和协调的环旋抚摩活动,不带动皮下组织,主要利用摩擦发热发挥热效应作用。频率为每分钟 120 次左右。依顺时针或逆时针方向做均匀往返操作,临床上一般以顺时针摩、缓摩为补法,以逆时针摩、急摩为泻法。

临床应用:本法刺激量小、轻柔、舒缓,适合于全身各部,尤其是胸腹部、胸肋部、颜面部。具有益气和中、消积导滞、疏肝理气、调节肠胃、活血化瘀、消肿止痛等作用。

常用于消化系统疾病及软组织急性损伤者。临床上常配合揉法、推法、按法等以治疗胸脘胀满、脘腹疼痛、泄泻、便秘、消化不良、月经不调、痛经、失眠等。

2. 推法 用拇指、手掌、拳面以及肘尖紧贴治疗部位,运用适当的压力,进行单方向的直线移动的手法称为推法。用指称指推法,用掌称掌推法,用肘称肘推法(图 7-27)。

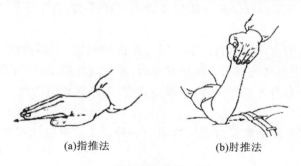

(a)指推法   (b)肘推法

图 7-27 推法

动作要领:肩及上肢放松,着力部位要紧贴体表的治疗部位。操作时向下的压力要适中、均匀。压力过重,易引起皮肤折叠而破损。用力应深沉平稳,呈直线移动,不可歪斜。推进的速度宜缓慢均匀,每分钟 50 次左右。临床应用时,常在施术部位涂抹少许介质,使皮肤有一定的润滑度,可利于手法操作,防止破损。

临床应用:推法具有行气止痛,温经活络,调和气血的功效。全身各部均适用。一般指推法适用于肩背部、胸腹部、腰臀部及四肢部。掌推法适用于面积较大的部位,如腰背部、胸腹部及大腿部等。拳推法刺激较强,适用于腰背部及四肢部的劳损、宿伤及风湿痹痛而感觉较为迟钝的患者。肘推法刺激最强,适用于腰背脊柱两侧华佗夹脊穴及双下肢大腿后侧,常用于体型壮实、肌肉丰厚,以及脊柱强直或感觉迟钝的患者。推法的操作方式与擦法有相似之处,二者都为直线运动,但推法是单方向移动,对体表压力较大,推进速度也缓慢,不要求局部发热,其意在于推动气血运行。

3. 搓法 医生用双手掌面着力,对称地夹住或托抱住患者肢体的一定部位,双手交替或同时相对用力做相反方向的来回快速搓揉,并同时做上下往返移动(图7-28)。

动作要领:搓动时双手动作幅度要均等,用力要对称。搓揉时频率可快,但在体表移动要缓慢。双手夹持肢体时力量要适中。夹持过重,则搓不动,夹持过轻,则搓不到。

临床应用:搓法是较为温和的一种推拿辅助手法,具有疏通经络、调和气血、放松肌肉等作用,常作为四肢、胁肋部、腰背部推拿治疗的结束手法。

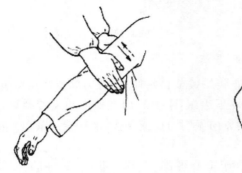

图 7-28 搓法

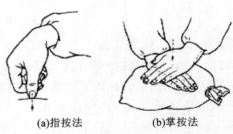

(a)指按法　　(b)掌按法

图 7-29 按法

(三) 挤压类手法

1. 按法 用手指或手掌面着力于体表某一部位或腧穴上,逐渐用力下压,称为按法。在临床上有指按法和掌按法之分(图7-29)。

(1)指按法:用拇指指面或以指端按压体表的一种手法,当单手指力不足时,可用另一手拇指重叠辅以按压。

动作要领:按压力的方向要垂直向下。用力要由轻到重,稳而持续,使刺激感觉充分达到机体深部组织。切忌用迅猛的暴力。按法结束时,不宜突然放松,应逐渐递减按压的力量。

临床应用:适用于全身各部经穴,具有解痉止痛、温经散寒的功效。常用于疼痛、癃闭等的治疗。

(2)掌按法:用掌根或全掌着力按压体表的一种方法。掌按法可单掌亦可双掌交叉重叠按压。

动作要领:按压后要稍作停留,再做第二次重复按压。为增加按压力量,在施术时可将双肘关节伸直,身体略前倾,借助部分体重向下按压。

临床应用:适用于腰背部、腹部等体表面积大而又较为平坦的部位。具有疏松经脉、温中散寒、活血化瘀等功效。常用于治疗腰背疼痛、脊柱侧突、脘腹疼痛等。

2. 拿法 用拇指和食、中指,或用拇指和其余四指的指腹,相对用力紧捏一定的部位,称为拿法。

动作要领:拿法操作时肩臂要放松,腕关节要灵活,以腕关节和掌指关节活动为主,以指峰和指面为着力点。操作动作要缓和,有连贯性,不能断断续续。拿取的部位要准,指端要相对用力提拿,带有揉捏动作,用力由轻到重,再由重到轻,不可突然用力。

临床应用:适用于颈项部、肩背部及四肢部。具有舒筋通络、解表发汗、镇静止痛、开窍提神等作用。常用于治疗头痛、项强、四肢关节肌肉酸痛等。临床应用时,拿后需配合揉摩,以缓解刺激引起的不适之感。注意拿捏时间不宜过长,次数不宜过多。

（四）振动类手法

1. 抖法 用单手或双手握住患肢远端做连续的、小幅度的、频率较高的上下抖动,称为抖法(图 7-30)。根据不同的患部及施抖力量的强弱分为抖臂、抖腿、抖腕等。

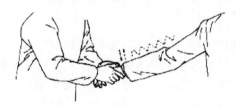

图 7-30 抖法

动作要领:被抖动的肢体自然伸直。抖动的幅度要小,频率要快,上肢抖动 250 次/分,下肢 100 次/分。腰部活动受限,疼痛较重,肌肉不能放松及肩、肘、腕关节有习惯性脱位者禁用。

临床应用:适用于四肢,以上肢为常用。具有疏松经脉、通利关节、松解粘连、消除疲劳的功效。上肢应用时常配合搓法,作为上肢或肩部治疗的结束手法,可治疗肩关节周围炎,肩部伤筋以及肩、肘关节酸痛及活动不利等。下肢应用时常配合搓法、叩法以及牵引法等,用于治疗腰部扭伤、腰椎间盘突出症和腰椎退行性病变。

2. 颤法 用指端或手掌按压在治疗部位上做连续不断的有节律的颤动,使治疗部位发生幅度很小而速度较快的振动,称为颤法。

动作要领:施术者腕部放松,手指或全掌紧贴皮肤,通过肌肉高频率、低幅度的颤动将力量传递给患者,动作要连贯。

临床应用:适用于胸腹部、头部。具有疏通经络、活血理气的功效。常用于治疗胸腹胀痛、消化不良、失眠等。

（五）叩击类手法

1. 拍法 用拇指指腹或手掌腹面着力,五指自然并拢,掌指关节微屈,使掌心空虚,然后以虚掌有节律地拍击治疗部位(图 7-31)。

动作要领:指实掌虚,利用气体的振荡,虚实结合,要做到拍击声清脆而不甚疼痛。拍法要以腕力为主,灵活自如。一般拍打 3～5 次即可,对肌肤感觉迟钝、麻木者,可拍打至表皮微红、充血为度。

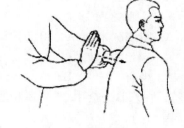

图 7-31 拍法

临床应用:适用于肩背部、腰骶部、股外侧、小腿外侧等部位。具有行气活血、舒筋通络的功效。常用于治疗风湿酸痛、重着麻木、肌肉痉挛等。

2. 弹法 用拇指或食指指腹相对,提捏肌肉或肌腱,再迅速放开,使其回缩,及以指端置于肌肉、肌腱等组织一侧,做与其走行方向垂直的拨动,称为弹法。

动作要领:拇指深按程度依病变组织而定,一般要深按至所需治疗的肌肉、肌腱或韧带组织,待出现有酸胀、疼痛的指感后,再做与上述组织成垂直方向的往返拨动。若单手拇指指力不足时,可以双手拇指重叠进行弹拨。本法因对深部组织刺激较强,所以在使用本法后局部应加以轻快的揉摩手法,以缓解疼痛反应。

临床应用：适用于四肢部、颈项部、腰背部等。具有舒筋活络、行气活血、解痉止痛、松解粘连的功效。常用于浅表部位的肌腱、肌肉的损伤、粘连和肥厚、增粗，慢性软组织损伤及痛证，关节屈伸不利等。

本章小结

针灸、推拿等临床上常用的中医传统疗法，应根据各自的特点，结合疾病临床表现进行选择。中医临床疗法选择的前提是经络腧穴学说。手、足三阴三阳经以及任、督二脉的循行路线，常用腧穴，主治病证是本章学习的基础。针刺法中毫针刺法适合于临床上各类急慢性病，如痛证、癫狂、脏腑功能失调等。临床实践中常见晕针、滞针、弯针、断针、出血和血肿、气胸等异常状况，需要给予相应的身心护理。灸法能够温通经络、行气活血、祛湿散寒、消肿散结、回阳救逆及防病保健等，主要适用于虚证、寒证。灸法以局部皮肤护理为主。拔罐法具有通经活络、行气活血、消肿止痛、祛风散寒等作用。适用于某些急慢性疼痛、脏腑功能失调的病证。三棱针刺法有通经活络、开窍泻热、调和气血、消肿止痛的功效。推拿疗法具有疏通经络、滑利关节、舒筋整骨、活血化瘀、调整脏腑气血、增强人体抗病能力的疗效。

课后练习题

一、选择题

【A1/A2 型题】

1. 十二经脉中，阴经与阴经的交接部位在（　　　）。

   A. 胸部　　　　B. 腹部　　　　C. 胸腹部　　　　D. 四肢内侧　　　　E. 指（趾）内侧端

2. 手太阳小肠经与足太阳膀胱经的交接部位是（　　　）。

   A. 目外眦　　　B. 目内眦　　　C. 目中　　　　D. 目内眦下　　　　E. 目外眦上

3. "阳脉之海"指的是（　　　）。

   A. 阳跷脉　　　B. 阳维脉　　　C. 带脉　　　　D. 督脉　　　　E. 冲脉

4. 心经的络穴是（　　　）。

   A. 少府　　　　B. 神门　　　　C. 阴郄　　　　D. 灵道　　　　E. 通里

5. 在八脉交会中，与后溪相通的奇经是（　　　）。

   A. 任脉　　　　B. 督脉　　　　C. 阳维脉　　　　D. 阳跷脉　　　　E. 冲脉

6. 骨度分寸定位法中规定，髀枢至膝中的距离是（　　　）。

   A. 13 寸　　　　B. 14 寸　　　　C. 16 寸　　　　D. 18 寸　　　　E. 19 寸

7. 腕横纹尺侧端，尺侧腕屈肌腱桡侧凹陷中的腧穴是（　　　）。

   A. 神门　　　　B. 大陵　　　　C. 列缺　　　　D. 太渊　　　　E. 内关

8. "联系舌根，分散于舌下"的经脉是（　　　）。

   A. 足厥阴肝经　　　　　　　B. 足少阴肾经　　　　　　　C. 足太阴脾经

   D. 足阳明胃经　　　　　　　E. 足少阳胆经

9. 四缝的位置在（　　　）。

   A. 手 1～5 指间，指蹼缘后方赤白肉际处

B. 手1～4指掌侧，指骨关节横纹中点处

C. 手2～5指掌侧，近端指骨关节横纹中点处

D. 手1～4指掌侧，近端指骨关节横纹中点处

E. 手2～5指掌侧，掌指关节横纹中点处

10. 治疗胎位不正最常用的腧穴是（　　）。

A. 合谷　　　　B. 至阴　　　　C. 三阴交　　　　D. 太冲　　　　E. 足三里

11. 治疗昏迷、痫证、高热、咽喉肿痛，应首选（　　）。

A. 四缝　　　　B. 十宣　　　　C. 八邪　　　　D. 合谷　　　　E. 曲池

12. "十二经之海"是指（　　）。

A. 督脉　　　　B. 任脉　　　　C. 冲脉　　　　D. 带脉　　　　E. 阴维脉

13. 针刺肌肉浅薄部位的腧穴，应用（　　）。

A. 指切进针法　　　　　　B. 夹持进针法　　　　　　C. 提捏进针法

D. 舒张进针法　　　　　　E. 套管进针法

14. 下列哪组属行针辅助手法？（　　）

A. 提插法，捻转法　　　　B. 提插法，弹针法　　　　C. 弹针法，刮柄法

D. 提插法，刮柄法　　　　E. 捻转法，刮柄法

15. 提插补泻中，补法的操作手法是（　　）。

A. 轻插重提，幅度小，频率快　　　　　　B. 轻插重提，幅度小，频率慢

C. 重插轻提，幅度大，频率快　　　　　　D. 重插轻提，幅度小，频率快

E. 重插轻提，幅度小，频率慢

16. 隔姜灸可用于治疗（　　）。

A. 寒性呕吐、腹痛　　　　B. 哮喘　　　　C. 瘰疬

D. 疮疡　　　　　　　　　E. 小儿脐风

17. 取头、面、胸、腹部腧穴，最适宜的体位是（　　）。

A. 仰卧位　　　B. 俯卧位　　　C. 侧卧位　　　D. 俯伏坐位　　　E. 侧伏坐位

18. 宜拔罐的部位（患者）是（　　）。

A. 高热抽搐者　　　　B. 孕妇的腰腹部　　　　C. 色泽正常的面部

D. 大血管分布处　　　E. 皮肤有过敏者

19. 推拿治疗呃逆，摩腹的重点在（　　）。

A. 气海　　　　B. 神阙　　　　C. 中脘　　　　D. 鸠尾　　　　E. 天枢

20. 抖法的操作要求是（　　）。

A. 颤动幅度要大，频率要快　　　　　　B. 颤动幅度要大，频率要慢

C. 颤动幅度要小，频率要慢　　　　　　D. 颤动幅度要小，频率要快

E. 颤动幅度大小交替，频率要慢

【A3型题】

（21～22题共用题干）

陈某，于午后在烈日下劳作，突然晕厥，故送入医院。医生诊断为中暑。

21. 根据上述病情，可选用的最佳腧穴组合是（　　）。

A. 关元、十宣　　　　B. 十宣、人中　　　　C. 人中、印堂

D. 印堂、关元　　　　E. 关元、涌泉

22. 常用于休克、虚脱、中暑、昏迷等急危重症的腧穴是（　　　）。

A. 关元　　　　　B. 十宣　　　　　C. 人中　　　　　D. 印堂　　　　　E. 涌泉

【B型题】

（23～25题共用备选答案）

A. 在下腹部，前正中线脐下3寸　　　　　　　　B. 在下腹部，前正中线脐下4寸

C. 在下腹部，前正中线脐上4寸　　　　　　　　D. 在下腹部，前正中线脐上2寸

E. 在下腹部，前正中线脐上3寸

23. 关元定位正确的是（　　　）。

24. 中极定位正确的是（　　　）。

25. 中脘定位正确的是（　　　）。

（26～27题共用备选答案）

A. 12寸　　　　　B. 9寸　　　　　C. 8寸　　　　　D. 5寸　　　　　E. 3寸

26. 根据骨度分寸定位法，两乳头之间为（　　　）。

27. 根据骨度分寸定位法，脐中至耻骨联合上缘为（　　　）。

二、简答题

1. 简述腧穴的分类及各类腧穴的特点。

2. 举例说明腧穴的治疗作用。

3. 毫针进针法有哪些？各自的适用范围是什么？

4. 毫针刺法的注意事项有哪些？

5. 常用的灸法有哪些？

6. 简述推拿手法的基本要求及治疗原则。

（杨永庆　汪　芹）

第八章 常见病证护理

掌握：各个病证的护理原则及护理要点、各个证型的辨证施护。
熟悉：各个病证的发病原因及病机特点。
了解：各个病证的概念及特征。

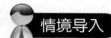

《温热论》记载：温邪上受，首先犯肺，逆传心包。肺主气属卫，心主血属营，辨营卫气血虽与伤寒同，若论治法则与伤寒大异也。

一、感冒

病案导入

王某，女，26岁。2008年3月16日就诊。自述昨天晚上淋雨后，出现发热、恶寒、汗出，今晨出现咳嗽、无痰、流黄涕、口渴、舌边尖红、苔薄黄、脉浮数。请问：王某患何病？如何治疗？

感冒主要是风邪侵犯人体而引起的常见外感疾病，以鼻塞、流涕、打喷嚏、恶寒、发热、头痛、脉浮为主要临床表现。一年四季均可发生，尤以冬春两季、气候突变之时多见。感冒又称伤风，症状较重者称为重伤风。如果病情较重，并引起广泛流行的，就称为时行感冒。

【病因病机】平素体质较弱，或由于起居不慎、寒暖失常、过度劳累等因素，致使人体卫气不固，腠理不密，风邪乘虚侵袭人体而发病。又因"风为百病之长"，常同时兼感寒、热、暑湿等外邪，其中以风寒、风热两者最为常见。

肺合皮毛，开窍于鼻，上系咽喉。外邪先从皮毛、口鼻侵入人体犯肺。肺气失宣而见鼻塞流涕、咽痒咳嗽，营卫不和则见恶寒、发热、头痛、汗出等症。

【辨证施护】感冒邪在肺卫，属于表证，以实证多见。治疗应采取解表祛邪的原则。临床上分风寒与风热两证，风寒证治以辛温解表，风热证治以辛凉解表。

1. 风寒证

【临床表现】恶寒重,发热轻,无汗,头痛,肢体酸痛,鼻塞声重,打喷嚏、流涕,喉痒咳嗽,痰多稀白,苔薄白而润,脉浮紧。

【护理原则】辛温解表,宣肺散寒。

【方药护理】轻证可用生姜葱白汤或葱豉汤;重证可用荆防败毒散加减,药如荆芥、防风、苏叶、白芷、淡豆豉、葱白、生姜等。应酌情加宣肺化痰药,如前胡、桔梗、杏仁、陈皮之类;若恶寒重、无汗者,加麻黄、桂枝以加强辛温散寒之力。

【饮食起居护理】多饮温开水或食用辛温发散食物,以利祛邪,如用生姜 10 g、葱白 3 根,加适量红糖煎汤热服,使微汗出。起居有节,防寒保暖。避免发汗太过,损伤正气。

2. 风热证

【临床表现】发热,微恶风寒,或有汗,头痛鼻塞,咽痛或红肿,咳嗽痰稠,舌苔薄黄,脉浮数。

【护理原则】辛凉解表,宣肺清热。

【方药护理】银翘散加减。药如金银花、连翘、桑叶、菊花、淡豆豉、栀子、薄荷等。可酌情配合清肺化痰药,如前胡、杏仁、桔梗、贝母之类。若时行感冒症状重者,可酌加大青叶、板蓝根等;热甚咳重痰黄稠者,可酌加黄芩、知母、瓜蒌皮以清解肺热;咽红肿痛者可酌加玄参、射干以清热解毒利咽。

【饮食起居护理】饮食宜选用凉润之品。轻者可选用芦根绿豆粥,用鲜芦根 30 g,入水煮沸约 5 min,加绿豆 20 g、粳米适量煮粥,熟前 2 min 加金银花 20 g、葱白 3 段,服用。注意保持室内空气流通,多饮水,保持心情乐观。

3. 暑湿证

【临床表现】发热心烦,有汗不解,头身困重,胸闷泛恶,小便黄赤,便溏,舌红苔腻,脉濡数。

【护理原则】清解暑热,芳香化湿。

【方药护理】新加香薷饮加减,药如香薷、豆卷、藿香、佩兰、扁豆花、青蒿、金银花、连翘、六一散等。如暑热偏重,加黄连或黄芩、栀子清解暑热;若湿邪偏重,酌加苍术、厚朴、半夏、陈皮健脾燥湿之类。成药可用藿香正气散(水)。

【饮食护理】轻者可选凉淡盐水、绿豆汤或西瓜汁饮用;或选用西瓜翠衣去绿皮,切成小块,拌白糖搅匀后,放入冰箱冷冻片刻,食用。

【预防】感冒是最常见的疾病之一,发病率很高。平时要加强体育锻炼,增强体质。气候变化时应注意及时增减衣被。如时行感冒患者,应及时隔离,早期治疗。流行期可用贯众 15 g、板蓝根 15 g、甘草 3 g,水煎服,一日一次,连服三日,有一定的预防作用。

二、咳嗽

病案导入

吴某,女,22 岁。2009 年 8 月 23 日就诊。自述一天前受凉后出现咳嗽、咳痰且痰色稀白,伴头痛、咽痒、恶寒、流清涕,舌边尖红、舌苔薄白、脉浮紧。请问吴某患何病?如何治疗?

咳嗽是外感或内伤等多种病因导致肺失宣降而肺气上逆,以咳嗽为主要临床表现的病证。

【病因病机】 咳嗽的原因,有外感和内伤两大类。外感咳嗽是六淫外邪袭肺所致,内伤咳嗽是由于脏腑功能失调所致。

(1)外感咳嗽,由六淫外邪,尤其是风、寒、燥、热之邪引起。在肺卫功能失调或减弱时,遇气候突变、冷热失常之时,从口鼻或皮毛入侵,导致肺气壅遏、宣肃失司而产生咳嗽。由于四时气候变化的不同及体质的差异,常见的有风寒、风热、风燥三种。

(2)内伤咳嗽,为脏腑功能失调所引起。肺脏虚损或其他脏腑有病影响于肺时,均可导致内伤咳嗽。常见的有肺阴虚、痰浊壅肺、肝火犯肺三种。

外感咳嗽如迁延失治,邪伤肺气,可逐渐转为内伤咳嗽;内伤咳嗽由于肺脏损伤,卫气不固,易感外邪,而使病程缠绵,咳嗽加重。

【辨证施护】 首先应区别是暴咳(外感咳嗽)或久咳(内伤咳嗽),治疗应分清邪正虚实。暴咳多为新病,常突然发病,可见到肺卫表证,多属邪实,治以宣肺散邪为主;久咳多为宿病,常反复发作,迁延不已,如见肺脏虚证,治当以补虚为主,如为痰浊壅肺、肝火犯肺者,多为邪实正虚,治当祛邪兼以扶正。

(一)暴咳(外感咳嗽)

1. 风寒咳嗽

【临床表现】咳嗽声重有力,咳痰稀白,常伴有鼻塞、打喷嚏、时流清涕、恶寒无汗、头痛体酸等表证,舌苔薄白,脉浮紧。

【护理原则】疏风散寒,宣肺化痰。

【方药护理】杏苏散加减。药如紫苏叶、杏仁、前胡、桔梗、陈皮、半夏、生姜。表寒重者可加麻黄,增加宣肺散寒之力。

【饮食起居护理】白萝卜 1 个切片,甜杏仁(去皮尖)10 g 捣碎,冰糖 30 g,共煮服,用七天。避风寒,节起居。

2. 风热咳嗽

【临床表现】咳嗽频剧,痰黄且稠,口渴咽痛,伴身热、头痛、恶风,苔薄黄,脉浮数。

【护理原则】疏风清热,宣肺止咳。

【方药护理】桑菊饮加减。药如桑叶、菊花、薄荷、连翘、前胡、杏仁、桔梗、牛蒡子。热盛可加黄芩、栀子清解里热,声哑咽痛加射干、马勃、山豆根解毒利咽。

【饮食护理】食枇杷叶粥或鲜芦根粥。将鲜枇杷叶 15 g 或鲜芦根 30 g,加水煮去渣后入粳米适量,煮粥服食。

3. 风燥犯肺

【临床表现】咳嗽痰少或干咳无痰,鼻燥咽干,或见恶风发热,舌边尖红、质干少津,脉浮数。

【护理原则】疏风清肺,润燥止咳。

【方药护理】桑杏汤加减。药如桑叶、杏仁、川贝母、桑白皮、沙参、麦冬、天花粉。恶风发热无汗可加荆芥、防风。津伤较重者,加石斛、玉竹养阴生津。痰中带血者可加鲜茅根、生地以凉血止血。

【饮食护理】多饮水,给予养阴生津的食物,如银耳、梨、百合等。

（二）久咳（内伤咳嗽）

1. 肺阴虚

【临床表现】起病缓慢，干咳少痰，或痰中带血，口干咽燥，午后颧红，五心烦热，失眠盗汗，消瘦神疲，舌质红，脉细数。

【护理原则】养阴清肺止咳。

【方药护理】沙参麦冬汤加减。药如沙参、麦冬、玉竹、天花粉、百合、川贝母、甜杏仁。午后潮热酌加银柴胡、地骨皮、胡黄连以滋阴清热。痰中带血可加丹皮、栀子、白茅根以凉血止血。

【饮食护理】沙参山药粥。沙参 30 g、山药 60 g，煎药取汁，入粳米适量，煮粥服食。

2. 痰浊壅肺

【临床表现】咳嗽重浊，痰多易咯，胸脘痞闷，纳呆神疲，舌苔白腻，脉濡滑。

【护理原则】燥湿健脾，化痰止咳。

【方药护理】二陈汤加减。药如陈皮、半夏、茯苓、甘草、苍术、厚朴、杏仁。痰多色白、胸闷气急者，加苏子、白芥子、莱菔子以降气平喘。痰黄稠者加黄芩、瓜蒌皮，或用清金化痰汤以清热化痰宣肺。

【饮食护理】白萝卜 1 个切片，甜杏仁（去皮尖）10 g 捣碎，加茯苓 12 g、冰糖 30 g，共蒸煮，热服。

3. 肝火犯肺

【临床表现】气逆咳嗽阵作，咳时面赤咽干，牵引胸胁疼痛，痰少质黏难咯，舌苔薄黄少津，脉弦数。

【护理原则】清肝泻肺，化痰止咳。

【方药护理】泻白散合黛蛤散加减。药如桑白皮、地骨皮、生甘草、黄芩、栀子、竹茹、陈皮等。胸闷气逆加枳壳、桔梗、郁金以理气解郁活络。心烦少寐、舌红口干，加黄连、竹叶以清心泻火。痰黄稠难咯加海浮石、贝母、冬瓜子以清热豁痰。火郁伤津加沙参、麦冬、天花粉清热生津。

【预防】咳嗽是肺脏疾病的常见症状，又是一个以症状命名的独立病证，有暴咳和久咳之分。预防的重点在于提高机体卫外功能，增强机体御寒抗病能力，进行适当的身体锻炼，注意防寒保暖。易出汗者，应及时更换干衣或用干毛巾擦干汗液，以免受凉感冒而加重咳嗽。久咳在缓解期间，应坚守治本原则，补虚固本，以图根治。

三、头痛

 病案导入

孙某，男，53 岁，左侧偏头痛 3 年，平日性情急躁。现诊见：头目胀痛，眩晕，头重脚轻，面赤口苦，烦躁易怒，舌质红，苔黄，脉弦有力。请问：孙某患何病？如何治疗？

头痛指由外感六淫、内伤杂病引起以自觉头部疼痛为临床特征的一种常见的病证。可发生于多种急慢性疾病过程中,有时亦是某些相关疾病加重或恶化的先兆。现代医学中的感染发热性疾病引起的头痛、高血压性头痛、偏头痛、血管性头痛、紧张性头痛等均可参考本节辨证施护。

【病因病机】感受外邪、情志失调、饮食不节、先天不足、劳欲伤肾、阴津耗损、外伤跌仆、年老或久病体衰及产后、失血之后等,但归纳起来不外乎外感与内伤两类。外感属实,以风邪为主,夹寒、夹热、夹湿;内伤则有虚有实,肾虚、气虚、血虚头痛属虚,肝阳、痰浊、瘀血头痛属实,或虚实兼夹。

病位虽在头,但与肝、脾、肾密切相关。风、寒、湿、热为致病之主要因素。基本病机为痹阻经络、壅遏经气;肾精不足,髓海空虚。一般而言,外感者治疗较易,预后良好;内伤者虚实夹杂,治疗相对较难。倘若肝阳头痛日久,可转归或并发为眩晕、目盲、中风等病,预后较差。

【辨证施护】头痛的辨证,首先分清外感与内伤。外感头痛起病急,治宜祛邪活络,视其邪气性质之不同,分别采用祛风、散寒、化湿、清热等法。内伤头痛多虚,治宜补虚,视其所虚,分别采用益气升清、滋阴养血、益肾填精之法;若因风阳上亢则治以息风潜阳,因痰瘀阻络又当化痰活血;虚实夹杂者,扶正祛邪并举。

(一) 外感头痛

1. 风寒

【临床表现】起病较急,头痛时作,连及项背,常有拘急紧缩感,恶风寒,遇风尤剧,鼻塞流清涕,口不渴,舌苔薄白,脉浮紧。

【护理原则】疏风散寒。

【方药护理】川芎茶调散加减。药如川芎、细辛、白芷、羌活、防风、薄荷、荆芥、甘草、香附等。

【饮食护理】①饮食宜清淡、易消化、富有营养,多食牛奶、鸡蛋、新鲜蔬菜等,佐以葱白、生姜、白胡椒等辛温发散之品,忌生冷瓜果、甘肥油腻、黏滑、烟酒及酸涩之品。②用麻黄 30 g、杏仁 15 g、豆腐 120 g,加水共煮 1 h,去渣,吃豆腐喝汤。

2. 风热

【临床表现】起病较急,头胀痛,甚则头痛欲裂,发热恶风,鼻塞流浊涕,面红目赤,口渴欲饮,咽喉肿痛,便秘溲黄,舌边尖红,苔薄白微黄,脉浮数。

【护理原则】疏风清热。

【方药护理】芎芷石膏汤加减。药如川芎、白芷、石膏、菊花、羌活等。便秘、口鼻生疮、腑气不通者可用黄连上清丸以泄热通腑。

【饮食护理】①饮食宜清淡、易消化,多食新鲜蔬菜和瓜果如西瓜、苦瓜、冬瓜、鲜藕等,多饮菊花水、薄荷水、鲜芦根水、绿豆汤、西瓜汁、藕粉等,忌辛辣、煎炸、油腻荤腥、烟酒之品。②用桑叶 20 g,鲜薄荷 20 g,苦丁茶 3 g,以沸水浸泡,加适量白糖代茶饮。

3. 风湿

【临床表现】起病较急,头痛如裹,肢体困重,胸闷脘痞,纳呆,泛恶欲吐,小便不利,或便溏,舌苔白腻,脉濡或滑。

【护理原则】祛风胜湿。

【方药护理】羌活胜湿汤加减。药如羌活、独活、藁本、防风、蔓荆子、川芎等。

【饮食护理】①饮食宜清淡、易消化,忌生冷、肥甘油腻之品。②藿香、佩兰各 9 g,紫苏叶 6

g,沸水冲泡代茶饮。

（二）内伤头痛

1. 肝阳上亢

【临床表现】头胀痛或抽掣而痛,以两侧为主,痛时常有烘热,或目眩、耳鸣,心烦易怒,夜眠不宁,面红目赤,口苦,胁痛,舌质红,苔薄黄,脉弦有力。

【护理原则】平肝潜阳。

【方药护理】天麻钩藤饮加减。药如天麻、钩藤、石决明、山栀、黄芩、川牛膝、杜仲、益母草、桑寄生、夜交藤、朱茯神等。

【饮食护理】①饮食宜清淡、凉润,易消化,多食芹菜、菠菜、苦瓜、白萝卜、冬瓜、丝瓜等,忌咖啡、辛辣烟酒、肥甘厚腻之品。②菊花、桑叶各 15 g,水煎取汁,入适量粳米煮粥食。

2. 肾阴虚

【临床表现】头痛而空,时轻时重,每兼眩晕,耳鸣,视物模糊,五心烦热,口干,腰膝酸软,遗精,带下,少寐,健忘,遇劳则甚,舌质红,少苔,脉沉细无力。

【护理原则】滋阴补肾。

【方药护理】大补元煎加减。药如人参、炒山药、熟地、杜仲、当归、山茱萸、枸杞子、炙甘草等。

【饮食护理】①饮食宜清淡、凉润、易消化、富有营养,常食核桃、黑芝麻、黑豆、山药、紫河车、甲鱼等补肾填精之品,少食咸食,忌辛辣之品。②黑芝麻 30 g,粳米 100 g,煮粥,加冰糖少许调味食用。

3. 气血亏虚

【临床表现】头痛隐隐,时作时止,遇劳则甚,兼眩晕,心悸,健忘,失眠多梦,自汗,神疲乏力,面白无华,舌质淡,苔薄白,脉细弱。

【护理原则】滋阴养血。

【方药护理】加味四物汤加减。药如生地、当归、白芍、首乌、蔓荆子、川芎、菊花、五味子、远志、酸枣仁等。

【饮食护理】①多食甲鱼、牛肉、猪肾、猪肝、母鸡、瘦肉、蛋类、紫河车等,以及大枣、山药、枸杞子、桂圆、茯苓、莲子、蜂蜜等以补养气血,忌辛辣、生冷之品。②红枣 15 g,饴糖 18 g,水煎代茶饮。

4. 痰浊上扰

【临床表现】头痛时作,昏蒙沉重,时有目眩,胸脘满闷,肢重体倦,纳差,泛恶欲呕,甚则呕吐痰涎,痰多黏白,舌体胖大,有齿痕,苔白腻,脉弦或滑。

【护理原则】健脾燥湿,化痰降逆。

【方药护理】半夏白术天麻汤加减。药如半夏、天麻、茯苓、陈皮、白术、甘草、生姜等。

【饮食护理】①饮食有节,宜清淡、易消化,常食山药、木耳、大枣、桂圆、荔枝、乳类、瘦肉、柑橘、竹笋等,或选用薏苡仁、茯苓、白术、白扁豆、莱菔子、荷叶等补脾益胃祛湿之品煮粥进食,或在饮料中加车前草汁、白萝卜汁等,忌烟酒、肥甘油腻、生冷、辛辣之品。②玉壶面:制南星、法半夏各 10 g,天麻 15 g,水煎取汁,拌和面粉 1000 g,揉成面团,擀成薄面片切条,分次煮面条,加入猪油、葱、姜汁、食盐即可。

5. 瘀阻脑络

【临床表现】头痛反复,经久不愈,痛势较剧,痛处固定,痛如锥刺,入夜尤甚,或有头部外伤史,舌质紫暗,或有瘀斑、瘀点,苔薄白,脉细弦或细涩。

【护理原则】活血化瘀,通窍止痛。

【方药护理】通窍活血汤加减。药如赤芍、川芎、桃仁、大枣、红花、老葱、鲜姜、麝香、黄酒等。

【饮食护理】①饮食宜清淡,常饮月季花汁、玫瑰花汁等。②当归30 g,白酒500 g,加水1000 mL,煎煮600 mL,每日适量饮用。

四、喘证

病案导入

王某,男,55岁,现自诉十余天来畏寒恶风,自汗盗汗,身着厚衣,气喘咳嗽,痰多黄稠,张口抬肩,不能平卧,神疲形瘦,纳呆便溏,小便短少,舌质晦滞,苔黄滑腻,脉虚浮而数。请问王某患何病?如何治疗?

喘证是以呼吸急促,甚则张口抬肩、鼻翼煽动、难以平卧为特征的一种病证,是许多急、慢性疾病过程中常见的一个症状。当喘成为这些疾病某一阶段的主要临床表现时,即称喘证。

【病因病机】气喘的病因有外感和内伤两个方面。外感为外邪乘袭,内伤可由七情、饮食、劳欲及久病体虚所致。

(1)外邪侵袭,以风寒和风热最为常见。风寒袭肺,腠理郁闭,肺气壅塞,宣降失常,上逆为喘。风热犯肺,或寒郁化热,热不得泄,肺气胀满,清肃失司,气逆为喘。

(2)饮食失节,饮食生冷、肥甘厚味,脾失健运,积湿生痰,或素体痰湿偏盛,上干于肺,肺气为之壅塞,升降不利而气喘。

(3)七情所伤,多因忧思气结,肺气不得宣发,或郁怒伤肝,肝气上逆,肺气不降,或肺气郁滞,水液凝聚为痰,痰气上逆,发生喘证。

(4)劳欲久病,久咳伤肺,或病久肺虚,清肃失司而气短喘促;病久肾亏,劳欲伤肾;或年老体衰,真元不足,肾不纳气,则喘促气短,动辄尤剧。

以上诸因总不外乎邪实和正虚两个方面。正如张景岳所说:实喘者有邪,邪气实也;虚喘者无邪,元气虚也。

【辨证施护】气喘的辨证,首当分清虚实。实喘者起病较急,病程较短,声高气粗,胸部胀满,以呼出为快;虚喘者起病较缓,病程较长,声低气怯,呼吸短促难续,以深吸为快。实喘的治疗重在祛邪,而虚喘的治疗重在培补。

(一)实喘

1. 风寒束肺

【临床表现】喘促气急,胸闷气塞,咳嗽痰多,咯痰色白、稀薄多沫,伴有恶寒发热、头痛无汗等表证,苔薄白,脉浮紧。

【护理原则】宣肺、散寒、定喘。

【方药护理】三拗汤加减。药如麻黄、杏仁、甘草、前胡、陈皮、半夏等。寒邪偏重者加桂枝、细辛、干姜温肺化痰,喉中痰鸣加苏子、紫苑、白前等以化痰降气。

【饮食护理】用麻黄 30 g、杏仁 15 g、豆腐 120 g,加水共煮 1 h,去渣,吃豆腐喝汤。

2. 热邪壅肺

【临床表现】咳喘气粗,甚至鼻翼煽动,痰黄稠,难于咯出,胸闷疼痛,身热面红,烦躁多汗,舌红,苔黄,脉数。

【护理原则】疏风清热,宣肺平喘。

【方药护理】麻杏石甘汤加减。药如麻黄、杏仁、石膏、甘草、桑白皮、黄芩、海蛤粉。喉中痰鸣、不得平卧、舌苔腻、脉滑者,酌加葶苈子、射干、竹沥、半夏、地龙等泻肺化痰平喘。痰黄稠厚如脓者,加鱼腥草、金荞麦。高热烦渴者加知母以清热养阴。

【饮食护理】食秋梨、白藕汁、萝卜汁、枇杷等。

3. 痰浊阻肺

【临床表现】喘咳气促,胸中满闷,痰多黏腻,咯之不爽,纳呆呕恶,苔白厚腻,脉滑。

【护理原则】祛痰、降气、平喘。

【方药护理】二陈汤合三子养亲汤加减。药如陈皮、半夏、茯苓、杏仁、厚朴、苏子、莱菔子、白芥子等。咳痰黄稠,喘急面红,烦热口干,苔黄腻,脉滑数,此属痰热壅肺,治宜清热涤痰,可在上方中去厚朴、白芥子,加桑白皮、知母、瓜蒌皮、海蛤粉。如痰涌量多、不得平卧、大便秘结者,可再加葶苈子、桑白皮以泻肺涤痰平喘。

【饮食护理】葶苈子山药粥:葶苈子 50 g、山药 50 g、粳米适量,煮粥服食。

（二）虚喘

1. 肺虚

【临床表现】呼吸气促,咳声低微,语言无力,自汗畏风,或咽干口燥、午后低热面赤,舌质偏红,脉软弱或细数。

【护理原则】补肺益气养阴。

【方药护理】生脉散加减。药如沙参、麦冬、五味子、白术、茯苓、甘草、川贝母、玉竹。时觉形寒、咯痰稀薄、肺虚有寒者,加黄芪、干姜以温肺益气。

【饮食护理】山药茯苓粥:山药 6 g、茯苓 15 g,水煎取汁,加粳米适量,煮粥服食。

2. 肾虚

【临床表现】喘促日久,呼多吸少,动辄喘甚,甚至张口抬肩,不能平卧,形瘦神疲,汗出肢冷,甚则小便不利,肢体水肿,舌质淡,脉沉细。

【护理原则】补肾纳气。

【方药护理】金匮肾气丸合参蛤散加减。药如附子、肉桂、熟地、山茱萸、山药、五味子、补骨脂、人参、蛤蚧等。前方温补肾阳,后方纳气补肾。肾阴虚者,用七味都气丸合生脉散,以滋阴纳气。本证到危重阶段可出现喘逆不已、烦躁不安、肢冷汗出、脉浮大无根等阳气欲脱之象,此为喘脱,宜服用大剂参附汤回阳救脱。

【饮食护理】补肾粥:核桃仁 3 个、黑芝麻 30 g、粳米适量煮粥。加蜂蜜或食盐服用。

【预防】本病的预防:未病要避风寒,适寒温,节饮食,薄滋味,少食肥甘厚味及辛辣刺激之品,以免助湿生痰;已病应注意早期治疗,尤需防寒保暖,防止受邪而诱发。

五、心悸

病案导入

常某,男,40岁。2007年8月就诊。阵发性心悸三年,加重半年。近半年来,心悸发作频繁,常突发突止,持续时间不一。今晨又发作,自感心悸不宁,头晕目眩,心烦少寐,手足心热,耳鸣,舌红少苔,脉细数。请问:患者为何病?如何治疗?

心悸又称心悸动,是指患者自觉心中悸动、惊惕不安,甚至不能自主的一种病证。亦有称为惊悸或怔忡的,两者都以心中悸动不安为主。由惊恐诱发,心悸时作时止者称为惊悸,病情较轻;不因惊恐而发,心中动摇不宁无休止者,谓之怔忡,病情较重。

【病因病机】心悸的发生与体质虚弱、情志因素以及外邪入侵或药物中毒等因素有关。

(1)体质虚弱,可由先天禀赋不足、久病体虚或各种失血、劳欲过度等造成气血阴阳的虚弱,以致心失所养而发为心悸。

(2)情志因素,如忧思惊恐、精神过度紧张致心神不宁而引起心悸;或情志不畅,肝气郁结,气郁化火,灼津为痰,痰火上扰心神而为心悸。

(3)外邪入侵,特别是风寒湿邪侵袭肌腠、关节,痹阻经脉,内犯于心,导致心脉痹阻,血运不畅发为心悸。

(4)药物中毒,某些药物过量或毒性较剧损及于心,引起心悸,如中药附子、乌头,或西药锑剂、洋地黄、奎尼丁、阿托品等。

【辨证施护】心悸辨证当分清虚实,气血阴阳亏虚、心神失养者,多为虚证,治疗当分别选用补气、养血、滋阴、温阳等法。因痰热扰动心神及瘀血阻滞心脉者多见实证,可分别予以清热化痰、活血化瘀等法。虚实夹杂者又需辨别主次缓急,相应兼顾。同时还当根据心神不宁的特点,酌情加入镇心安神的药物,如酸枣仁、柏子仁、茯神、磁石、龙骨、牡蛎等。

1. 心虚胆怯

【临床表现】心悸不宁,善惊易恐,坐卧不安,头晕目眩,少寐多梦且易惊醒,恶闻声响,舌苔薄白,脉弦细。

【护理原则】镇惊定志,养心安神。

【方药护理】安神定志丸加减。药如茯苓、远志、人参、石菖蒲、龙齿、茯神、朱砂。兼心阴不足、心烦口干者,加麦冬、玉竹。若善惊易恐者,重用酸枣仁,并加龙齿以镇心安神。

【饮食护理】选用蠲怯汤:合欢皮20 g(包)、粳米适量,加水煮粥,加酸枣仁6 g同食。

2. 气血不足

【临床表现】心悸不安,头晕目眩,气短自汗,神疲乏力,纳呆食少,少寐多梦,健忘,面色不华,舌淡,脉细弱。

【护理原则】补血养心,益气安神。

【方药护理】归脾汤加减。药如黄芪、党参、白术、炙甘草、熟地、当归、酸枣仁、远志、茯神、五味子、龙眼肉。兼心阴不足、心烦口干者,加麦冬、玉竹。气阴两虚见脉结代者,重用炙甘草,再加桂枝或用炙甘草汤加减。若心气虚怯,出现善惊易恐者,重用酸枣仁,并加龙齿以镇心安神。

【饮食护理】选用党参琥珀炖猪心：党参 5 g、琥珀粉 5 g、猪心 1 个，加水炖熟食用，隔日一次。

3. 阴虚火旺

【临床表现】心悸不宁，心中烦热，少寐多梦，耳鸣腰酸，头晕目眩，舌红少津，少苔或无苔，脉细数。

【护理原则】滋阴降火，镇心安神。

【方药护理】黄连阿胶汤加减。药如黄连、阿胶、白芍、鸡子黄、生地、麦冬、酸枣仁、柏子仁、朱茯神、灵磁石等。肾阴亏虚而相火妄动见遗精者，加熟地、龟板、黄柏、知母滋阴降火。

【饮食护理】选用百合冰糖水：取百合 15 g，水煎，加冰糖适量服用。

4. 心脉瘀阻

【临床表现】心悸，胸闷不舒，甚则心前区有阵发性刺痛，面唇紫暗，舌紫暗或有瘀斑，脉细涩或结代。

【护理原则】活血化瘀，理气止痛。

【方药护理】血府逐瘀汤加减。药如当归、赤芍、川芎、丹参、桃仁、红花、枳壳、郁金、延胡索、三七。夹有痰浊、胸满闷痛、舌苔浊腻者，加瓜蒌、薤白豁痰通络。如兼有气血阴阳亏虚者，分别酌加相应的补益药物。

5. 心阳不振

【临床表现】心悸不宁，胸闷气短，动则尤甚，面色苍白，形寒肢冷，舌淡苔白，脉沉细或结代。

【护理原则】温补心阳，安神定志。

【方药护理】桂枝甘草龙骨牡蛎汤加味。药如桂枝、炙甘草、白术、五味子、生龙骨、煅牡蛎、人参、附子等。阳虚寒饮上逆、头目眩晕、恶心呕吐者，去五味子加陈皮、半夏、茯苓健脾燥湿化痰。阳虚水泛、面浮肢肿者，去五味子、龙骨、牡蛎，加猪苓、茯苓、泽泻、车前子利水消肿。

【预防】注意精神调摄，避免喜怒或思虑过度等精神刺激。本病的诱发或发生与气候异常有关，特别是阴雨、寒凉等因素常诱发或导致本病，故应注意生活起居，寒温应适宜。饮食宜注意避免膏粱厚味，忌烟酒，宜清淡、低盐、勿过饱，多食新鲜蔬菜、水果，保持大便通畅。

六、眩晕

 病案导入

文某，男，52 岁。2009 年 8 月 23 日就诊。长期烦劳，饮食不规律，近半年来时感头晕目眩，神疲乏力，动辄心悸，夜寐不安，食少腹胀，面色苍白，毛发不荣，舌淡苔白，脉细弱。请问：文某患何病？平时应注意什么？

眩晕是指以头晕目眩为主要临床表现的一类病证。眩即眼花，指眼前视物昏花或模糊；晕即头晕，指自觉周围物体旋转，站立不稳，两者常同时并见，故称眩晕。眩晕的发作，症状轻重不一，轻者自觉头晕眼花，闭目即止；重者如坐舟车，自觉周围物体旋转不已，以致不能站立而突然晕倒,并可伴有恶心、呕吐、心悸、耳鸣等症状。

【病因病机】眩晕的发生与肝、脾、肾三脏阴阳偏盛偏衰有密切关系,可大致归纳为以下几个方面。

(1)肝阳上亢,素体阳盛,阴亏于下,阳亢于上,或因长期忧郁恼怒,气郁化火,使肝阴暗耗,肝阳偏亢,阳升风动,上扰清窍,或肾阴素亏,水不涵木,阴虚阳亢,发为眩晕。

(2)气血不足,久病不愈,耗伤气血,或失血之后,虚而不复,或思虑过度,暗耗阴血,以致气血不足,不能上荣,发为眩晕。

(3)肾精亏虚,先天不足,肾阴不充;或年老肾亏,或房劳过度,肾精不足,不能上充于脑,髓海空虚,而发为眩晕。

(4)痰浊中阻,恣食肥甘,脾胃受伤,健运失调,水湿内停;或脾虚湿盛之人,均可聚湿生痰,以致痰浊中阻,清阳不升,浊阴不降,发为眩晕。

【辨证施护】眩晕辨证首当分清虚实。实证以肝阳、痰浊较为多见,治当分别以平肝或化痰为法;虚证以气血亏虚、肾精亏虚为常见,治疗当分别以益气补血或补肾为法。

1. 肝阳上亢

【临床表现】头晕目眩,头痛且胀,每因烦劳恼怒而诱发或加重,性情急躁易怒,面红目赤,少寐多梦,口苦,舌质偏红,苔黄,脉弦数。

【护理原则】平肝潜阳。

【方药护理】天麻钩藤饮加减。药如天麻、钩藤、石决明、白蒺藜、决明子、桑叶、菊花、桑寄生、怀牛膝、黄芩等。肝火偏旺、面红目赤、烦热口苦、脉弦数者,加龙胆草、夏枯草、丹皮等清泻肝胆。肝肾阴虚、眩晕时发、神疲脉细者,加制首乌、生地、白芍、枸杞子等滋养肝肾。肝阳化风、肢麻手抖者,加龙骨、牡蛎、地龙息风潜阳。

【饮食护理】选用芹菜菊花粥:芹菜 50 g、菊花 20 g、粳米适量,煮粥食用。

2. 痰浊中阻

【临床表现】眩晕而见头重如蒙,或眩晕急剧,自身或景物旋转,胸闷纳呆,恶心呕吐,食少多寐,舌苔白腻,脉濡滑或弦滑。

【护理原则】燥湿化痰,和胃止呕。

【方药护理】半夏白术天麻汤加减。药如制半夏、天麻、苍术、白术、陈皮、茯苓、泽泻。呕吐甚者加旋覆花、代赭石降逆止呕;痰郁化热、烦热口苦、舌苔黄腻、脉滑数者,去苍术、白术,加黄芩、胆南星、竹茹清热化痰;心烦不寐者加黄连以清心除烦。

【饮食护理】选用陈皮茶:陈皮 10 g,煎汁代茶饮。

3. 气血亏虚

【临床表现】眩晕动则加剧,劳累即发,心悸气短,神倦乏力,饮食减少,面色不华,舌质淡,脉细弱。

【护理原则】益气补血,健运脾胃。

【方药护理】归脾汤加减。药如党参、黄芪、白术、当归、白芍、炙甘草、酸枣仁、茯神、远志、陈皮。若血虚甚者用当归补血汤加熟地、枸杞子、山药、阿胶等;若中气不足、时时眩晕、便溏、脉软无力者,宜用补中益气汤治疗。

【饮食护理】选用莲子红枣粥:莲子 50 g、红枣 20 枚,加入糯米适量煮粥,冰糖调味食用。

4. 肾精亏虚

【临床表现】眩晕日久,头脑空痛,耳鸣如蝉,入夜为甚,精神萎靡,腰膝酸软,怔忡健忘。

偏肾阴虚者伴有五心烦热,舌红,脉细数;偏肾阳虚者伴见畏寒肢冷,舌淡,脉沉细。

【护理原则】补肾益精,充养脑髓。

【方药护理】偏肾阴虚者宜滋补肾阴,用左归丸加减,药如生地、熟地、山茱萸、山药、枸杞子、白菊花、制首乌、桑葚、怀牛膝、龟板等。

偏肾阳虚者宜温补肾阳,用右归丸加减,药如熟地、山茱萸、山药、枸杞子、菟丝子、仙灵脾、附子、肉桂等。若虚阳亢盛、眩晕严重者,上方均宜加龙骨、牡蛎以镇摄浮阳。

【饮食护理】选用海参冰糖羹:海参 30 g,水煮熟后,加冰糖适量,日服一次。

【预防】注意劳逸结合,节制房事,保持心情舒畅;对中年以上时发眩晕者,需防中风之可能。宜戒烦恼,忌躁怒,起居要有节,饮食宜清淡,少食肥甘厚味、辛辣刺激食物,并应戒酒,宜适当增加体力活动等。

七、胃痛

 病案导入

赵某,女,33 岁。2009 年 6 月 13 日就诊。一年多常感胃脘部胀满不适,时觉隐痛,情志不舒加重,昨日与家人发生争吵后胃脘胀痛加重,嗳气频繁,食欲减退,吞酸嘈杂,伴两胁胀满不舒,舌淡苔薄白,脉弦。请问:赵某为何患病? 如何治疗? 应该注意什么?

胃痛,又称胃脘痛,是指以上腹部(剑突下至脐上部位)发生疼痛为主要临床表现的病证,常兼有泛恶、胀闷、嗳气、灼热、大便不调等症。该病在脾胃病变中最为常见,人群中发病率为5%～10%。

【病因病机】

(1)饮食不节,每因过食生冷,寒积于胃,或偏嗜辛辣,热郁于中,或饥饱过度,脾胃气滞,或外感寒邪,内犯于胃,致使气机凝滞,胃气不和,收引作痛。

(2)情志失调,忧思恼怒,情志不遂,肝失疏泄,气机郁滞,横逆犯胃,胃失和降,发为胃痛,或肝郁日久,化火生热,逆反胃腑,肝胃郁热,热灼而痛,或肝气郁结,气滞血瘀,而致胃痛。

(3)脾胃虚弱,素体虚弱,或劳倦过度,或饮食所伤,或过服寒凉药物,均可引起脾胃虚弱,中焦虚寒,致使胃失温养,寒自内生,寒凝气滞,造成胃痛。

【辨证施护】胃痛的辨证主要是区别寒热虚实。一般来说:暴痛的多实证,久痛的多虚证;喜温恶凉的多寒证,灼痛喜凉的多热证;疼痛攻窜无定的多气滞;刺痛而固定不移的多血瘀。

1. 寒邪犯胃

【临床表现】胃痛暴作,多有饮冷或受凉病史,口泛清水,畏寒喜暖,受冷痛剧,得热则减,苔白滑,脉弦紧。

【护理原则】温中散寒,理气止痛。

【方药护理】良附丸加味。药如高良姜、制香附、苏梗、厚朴、半夏、茯苓、生姜。寒重痛甚者可加肉桂、吴茱萸;气滞甚者可加木香、陈皮理气行滞。

【饮食护理】热服生姜红糖汤:生姜 250 g,绞汁,加红糖 150 g,少量温热频服。

2. 肝气犯胃

【临床表现】胃脘胀痛,攻撑连胁,胸闷嗳气,喜长叹息,每逢情志不畅而诱发或加重,苔薄白,脉弦。

【护理原则】疏肝和胃,理气止痛。

【方药护理】柴胡疏肝散加减。药如柴胡、白芍、枳壳、香附、川楝子、延胡索、陈皮、甘草。气郁化火、痛势急迫、吐酸嘈杂、口苦苔黄者,加姜川连、乌贼骨、煅瓦楞子平肝和胃制酸;食滞者,加神曲、山楂、麦芽消积导滞;痛甚者,重用白芍,并可加用川楝子、延胡索理气止痛。

【饮食护理】选用陈皮竹茹饮:陈皮、竹茹各 15 g,煎药取汁,红糖调味代茶饮。

3. 脾胃虚寒

【临床表现】胃痛隐隐,绵绵不休,喜温喜按,得食痛减,泛吐清水,神疲纳呆,手足欠温,便溏,舌淡苔白,脉细弱或沉迟。

【护理原则】温中健脾,和胃止痛。

【方药护理】黄芪建中汤加减,常合良附丸以增其功。药如黄芪、党参、白术、桂枝、白芍、炙甘草、饴糖。中虚气滞见食少腹胀者,加木香、砂仁、陈皮行气消滞;中虚气陷、脘腹胀满、食后尤甚、卧则减轻者,加升麻、柴胡、枳壳升阳举陷;痰饮内停、呕吐清水、肠鸣辘辘者,去黄芪、党参、大枣,加茯苓、吴茱萸、川椒、半夏健脾化痰;中焦虚寒甚者加附子,生姜改为干姜以温中健脾。

【饮食护理】选用吴茱萸粥:吴茱萸 3 g 研末,先用粳米 100 g 煮粥,等粥熟后下吴茱萸末,加生姜、葱白少许服食。

4. 胃阴不足

【临床表现】胃脘隐隐作痛,嘈杂似饥,但饥而不欲食,口干少津,大便干结,舌红无苔,脉细数或弦细无力。

【护理原则】养阴益胃,和胃止痛。

【方药护理】一贯煎合芍药甘草汤加减。药如北沙参、麦冬、当归、生地、白芍、枸杞子、甘草。嘈杂不欲食、口干舌燥甚者,加乌梅、五味子酸甘化阴;胃脘胀痛甚者,可酌加厚朴花、佛手花、玫瑰花等理气止痛;大便干燥难解者,可加火麻仁、瓜蒌仁润肠通便。

【饮食护理】选用麦冬百合粥:麦冬 15 g,百合 50 g,入粳米适量煮粥,红糖调味食用。

5. 气滞血瘀

【临床表现】胃脘疼痛拒按,痛处固定不移,犹如针刺刀割,食后加剧,入夜转重,或见吐血紫黑,便血如墨,舌紫暗,脉细涩。

【护理原则】活血化瘀,理气止痛。

【方药护理】膈下逐瘀汤加减。药如当归、川芎、赤芍、丹参、蒲黄、五灵脂、乳香、没药、香附、延胡索等。如反复呕血、便血,加参三七、白及收敛止血。出血后气虚血少、神疲、舌白、脉细弱者,可加党参、黄芪、白术健脾益气。如有虚热、舌质红、脉细数者,加生地、玄参、丹皮养阴清热。

【饮食护理】选用当归青皮饮:当归 12 g,青皮 12 g,水煎代茶饮。

【预防】胃痛除药物治疗外,对于饮食的调摄非常重要,应努力做到少食多餐,细嚼慢咽,饮食要易于消化,切忌生冷。同时要经常保持情绪的乐观、精神的舒畅。

知识链接

《素问·阴阳应象大论》说：邪风之至，疾如风雨，故善治者治皮毛，其次治肌肤，其次治筋脉，其次治六腑，其次治五脏。治五脏者，半死半生也。故天之邪气，感则害人五脏；水谷之寒热，感则害于六腑；地之湿气，感则害皮肉筋脉。故善用针者，从阴引阳，从阳引阴，以右治左，以左治右，以我知彼，以表知里，以观过与不及之理，见微得过，用之不殆。

因此，当外邪侵袭人体的时候，速度快得就像是急风暴雨一样。所以，医术很高明的医生，能在病邪刚抵达皮毛的时候，就及时治疗；医术一般的医生，在病邪侵入肌肤的时候，抓紧时间治疗；医术平庸的医生，在病邪侵入筋脉的时候，才开始治疗；医术较差的医生，在病邪侵入六腑的时候，才进行治疗；医术最差的医生，在病邪已经深入五脏了，才进行治疗。一般来说，当病邪深入五脏的时候，病情已经是相当严重了，治好的机会只有一半左右。当人们已经感觉受到风、寒、暑、湿、燥、热等外邪侵袭的时候，说明五脏已经受到伤害了；被食物的寒热邪气侵袭，就会造成六腑的损伤；被地的湿气侵袭，就会损伤皮肉筋脉。因此，凡是那些善于运用针刺来治病的医生，往往能做到从阴的方面解决阳性的病证，或者是从阳的方面解决阴性的病证，针刺躯体右边来治疗左边的病证，针刺躯体左边来治疗右边的病证，用自己的正常状态来了解病人的不正常状态，根据病人的外部表征来推断内部的病变，通过对病证的前因和进一步病变的分析，就可以由表面的特征找到病因所在，这样一来就自然不会致使病情发展到危险的地步。

本章小结

本章重点介绍了中医各科常见病证的病因病机、临床表现特点及辨证施护原则。对于中医临床常见病证的治疗和护理，从护理原则、方药护理、饮食护理及预防等几个方面进行了论述。书中所选病证皆临床各科最常见病证，有助于护理、助产等专业学生理解和应用。

课后练习题

一、选择题

1. 临床上治疗暑湿感冒较常用的方剂是（　　）。
   A. 银翘散　　　　　　　　B. 藿香正气散　　　　　　C. 新加香薷饮
   D. 荆防败毒散　　　　　　E. 参苏饮

2. 喘证的病变部位在（　　）。
   A. 心、肺　　　B. 肺、肾　　　C. 心、肾　　　D. 脾、肾　　　E. 肺、脾

3. 胃痛的治疗原则主要是（　　）。
   A. 调肝理气止痛　　　　　　B. 调肝和胃止痛　　　　　　C. 理气和胃止痛
   D. 调理脾胃止痛　　　　　　E. 调肝理脾止痛

4. 患者，男，35岁，心悸不宁，头晕目眩，手足心热，耳鸣腰痛，舌红少苔，脉细数。其证候是（　　）。

A. 心血不足　　　　　　　　B. 心虚胆怯　　　　　　　　C. 心血瘀阻

D. 阴虚火旺　　　　　　　　E. 心阳不振

5. 患者胃痛暴作,恶寒喜暖,脘腹得温则痛减,口淡不渴,喜热饮,舌苔薄白,脉弦紧。治疗应首选(　　)。

A. 藿朴夏苓汤　　　　　　　B. 理中汤　　　　　　　　　C. 小建中汤

D. 黄芪建中汤　　　　　　　E. 良附丸

6. 患者眩晕,动则加剧,劳则即发,面色㿠皓,唇甲不华,心悸少寐,神疲懒言,饮食减少,舌质淡,脉细弱。其治法是(　　)。

A. 健脾益气,益肾温中　　　　　　　　B. 温补脾肾,通络宁心

C. 健脾益肾,活血化瘀　　　　　　　　D. 补益肝肾,化瘀通络

E. 补养气血,健运脾胃

7. 患者眩晕,精神萎靡,健忘多梦,腰膝酸软,四肢不温,形寒怯冷,舌质淡,脉沉细无力。治疗应首选(　　)。

A. 左归丸　　　　　　　　　B. 右归丸　　　　　　　　　C. 大定风珠

D. 大补元煎　　　　　　　　E. 附子理中丸

（邓　岩　连轩琪）

第九章 实训指导

实训项目 1 中医诊断程序

【实训目的】

1. 会通过望诊了解患者的神、色状态。
2. 能通过问诊了解患者的现在症状。
3. 会进行简单的脉象诊查。

【实训学时】

2学时。

【实训准备】

1. 物品:桌子,椅子。
2. 设备:脉象模型。
3. 环境:中医实验室,应保持充足的自然光或日光灯光,房间内空气通畅,温度适中。

【实训方法】

1. 学生分组模拟临床中医诊断,一组模拟患者角色,一组模拟护士角色。
2. 嘱"患者"充分休息后,由"护士"对"患者"的神、色进行分析评估。
3. "护士"通过"十问",采集"患者"的现在症状。
4. 学生轮流在脉象模型器上感受不同脉象,并与身边同学的脉象进行对比。

【实训结果】

1. 本次实训要求同学们掌握中医诊断的一般方法。
2. 要求同学们分组实践并探讨实践中的体会。

【实训评价】

1. 操作方法正确熟练。
2. 被操作者无不适感。
3. 操作者能注意环境对诊断结果的影响。

实训项目 2 中药汤剂煎煮法

【实训目的】

1. 能在中药基本理论指导下,对药物性质、功能进行中医辨证,从而确定正确的煎煮方法。

2. 根据不同的药物,判断煎药时的加入水量、火候及时间。

【实训学时】

2学时。

【实训准备】

1. 物品:中药、灶具、砂锅或陶瓷类器皿,搅拌棒、药杯,自来水或泉水等。

2. 环境:要求环境通风、安全。

【实训方法】

1. 核对医嘱。

2. 将药物清洗后,浸泡药物30 min。

3. 按照药物的性能、功效选择煎药时间和火候,并确定是否应用特殊煎煮法。

4. 煎煮药物2次,取汁500 mL,装瓶或装袋后,标注患者的床号、姓名、性别、年龄、用法后备用。

5. 成人每次服用150～200 mL,每日3次;小儿减半,注意药液保温。

【注意事项】

1. 清洗药物时粉末药物应除外。

2. 需要使用特殊煎煮法的药物可按特殊煎煮法煎煮。

3. 煎药时,容器宜加盖,并有专人看守,防止药液溢出。

4. 倒掉药渣,清洗用物,放归原处。

【实训结果】

1. 本次实训要求同学们掌握中药汤剂煎煮法的一般操作方法。

2. 要求同学们分组实践并探讨实践中的体会。

【实训评价】

1. 操作方法正确熟练。

2. 能掌握使用注意事项。

3. "三查七对"应用准确。

实训项目3 艾 灸 技 术

【实训目的】

1. 能熟练掌握艾炷灸、艾条灸的操作方法。

2. 了解艾灸的种类。

【实训学时】

2学时。

【实训准备】

1. 物品:灸法用品,如艾绒、艾条、打火机、纸条;姜片、蒜片、食盐。

2. 设备:熏灸盒、温灸棒。

3. 环境:要求环境通风,舒适、保暖。

【实训方法】

1. 用艾绒制作艾炷。

2. 在腧穴上练习直接灸及间接灸。

3. 用艾条练习温和灸及雀啄灸、回旋灸。

【注意事项】

1. 艾灸时要考虑同学的耐受力,避免烫伤。

2. 选择适宜的艾炷,操作要准确。

3. 需要注意艾灸的禁忌证。

【实训结果】

1. 本次实训要求同学们掌握灸法的一般操作方法。

2. 要求同学们分组实践并探讨实践中的体会。

【实训评价】

1. 操作方法正确熟练。

2. 被操作者无烧伤,感觉舒适。

3. 注意与被操作者的沟通。

实训项目 4 拔火罐技术

【实训目的】

1. 能熟练掌握拔火罐的操作技术。

2. 了解罐的种类。

【实训学时】

2 学时。

【实训准备】

1. 物品:拔罐用品有玻璃罐、95％酒精、干棉球、铁丝。

2. 环境:要求环境通风、舒适、保暖。

【实训方法】

1. 在腧穴上练习持罐术。

2. 用铁丝及干棉球、95％酒精制作探子。

3. 一手持罐,另一手将点着火的探子探入玻璃罐中 2/3 深,取出后迅速将玻璃罐按压于腧穴之上,要求操作迅速。

4. 火罐拔上之后稍用力拉拽,不易脱落者说明拔罐成功。

5. 起罐时一手将罐向一面倾斜,另一手按压皮肤,使空气经缝隙进入罐内,罐自然与皮肤脱开。

【注意事项】

1. 拔罐时要考虑同学的耐受力,避免烫伤。

2. 拔罐要选择肌肉丰厚的部位,避开关节处及毛发过多的地方。

3. 选择大小适宜的火罐,操作要迅速。

4. 需要注意拔罐的禁忌证。

【实训结果】

1. 本次实训要求同学们掌握拔火罐的一般操作方法。

2. 要求同学们分组实践并探讨实践中的体会。

【实训评价】

1. 操作方法正确熟练。

2. 被操作者无烧伤,感觉舒适。

3. 注意与被操作者的沟通。

实训项目5　穴位推拿技术

【实训目的】

1. 能正确掌握各种手法的操作步骤。

2. 能通过穴位或部位的按摩,达到保健强身的目的。

【实训学时】

2 学时。

【实训准备】

1. 物品:治疗盘、治疗巾、润肤介质,酌情备用糖水及外用药等。

2. 设备:按摩床、牵引床。

3. 环境:要求环境舒适,保暖。

【实训方法】

1. 按要求着装,洗手。

2. 安排合适体位,必要时协助受术者松开衣着,注意保暖。

3. 取穴,根据受术者的具体情况选用适宜的手法和刺激强度,进行按摩。

4. 操作过程中,观察受术者对手法的反应,如果有不适应要及时调整,防止意外发生。

5. 操作完成后,协助受术者着衣,安排舒适卧位,清理用物等。

【实训结果】

1. 本次实训主要要求同学们掌握各种手法的具体操作方法。

2. 要求同学们分组练习,并讨论学习实践中的感受与体会。

【实训评价】

1. 操作方法正确熟练。

2. 受术者对按摩的满意度。

3. 注意与受术者的沟通。

实训项目6　常见病证评估

【实训目的】

1. 安排学生临床见习,通过护患沟通,确定护理方法和护理要点。

2. 分组讨论病案,运用中医四诊、辨证方法分析病情,确定证型。

3. 在对常见病证评估过程中制订健康指导方案。

【实训学时】

2学时。

【实训准备】

1. 学生准备:学习了中医护理基础理论及中医护理技能知识的学生。

2. 拟定实训计划、联系学生见习。

3. 环境:要求病室宽敞、明亮、舒适。

【实训方法】

1. 教师带领学生到医院病区,由护士长介绍病区情况。

2. 学生四人一组,选择一位患者进行医患沟通,安排一名学生做记录。

3. 根据中医护理诊断程序收集相关病情资料,按照中医辨证方法分析病情,确定证型。

4. 根据诊断结果确定护理原则和护理方法。

5. 为病人制订健康指导方案。

【注意事项】

1. 注意医患沟通的方法,树立"以人为本"价值观。

2. 病室内不宜大声喧哗,仪器设备轻拿轻放。

3. 检查完患者后应为其盖好被子,礼貌退出。

【实训结果】

1. 掌握医患沟通的方法和病案分析方法。

2. 根据患者的病证特点确定护理要点和护理方法。

【实训评价】

1. 操作方法正确熟练。

2. 能熟练运用医患沟通的方法。

3. 病案分析正确,护理要点和护理方法正确。

（杨永庆　刘向京）

附 录

一、中医住院护理病历模式

××中医院入院护理病历

入院评估表

科别___内二___ 床号___06___ 住院号___49557___ 入院日期___2011.11.18___
记录时间___2011.11.18___

姓名___张刚___ 性别___男___ 年龄__45__ 民族___汉___ 职业___干部___ 婚姻状况___已婚___ 文化程度___本科___ 籍贯___甘肃___ 宗教信仰___无___ 入院方式___自动___ 发病节气___小雪___

入院诊断:中医___胃痛(脾胃虚寒型)___ 西医___十二指肠球部溃疡,消化道出血___

主诉:胃脘部疼痛、呕吐七天,便血一天。

主要病情:(病因、主要临床表现及简要病史)患者有胃脘痛病史六年。平素常感胃脘部隐隐作痛,时有泛酸、嗳气,每遇寒冷或饮食不当、劳累太过而诱发或加重,经服药和休息后可缓解。曾经胃镜检查确诊为"十二指肠球部溃疡"。一周前因劳累而发作,感胃脘部隐痛不适,喜按,喜暖,得食痛减,泛吐清水,腹胀,嗳气,食欲不振,大便溏薄。一天前疼痛加重,呕吐少量紫黑色血块,大便呈"柏油"样,大便潜血试验阳性而入院。

既往史:(略)。

过敏史:无√　　有　　过敏原_____

(一)护理检查

体温___36.3 ℃___ 脉搏___78 次/分___ 呼吸___18 次/分___ 血压__100/80 mmHg__
体重__54 kg__

1. 望诊

望神:有神　萎靡　倦怠√　烦躁　嗜睡　昏迷　恍惚　谵妄　其他_____

面色:如常　红润　两颧潮红　㿠白　苍白√　萎黄　晦暗　青紫　无光泽　其他_____

形态:正常　步履艰辛　步履蹒跚　半身不遂　倦卧√　不得平卧　其他_____

形体:正常　肥胖　消瘦√　其他_____

情志:开朗　忧虑√　易怒　恐惧　悲观　思虑　其他_____

皮肤:正常√　黄染　红斑　发绀　潮红　干燥　甲错　丘疹　出血点　破溃　痈疔　水肿　其他_____

呼吸:均匀√　喘息　气短　气息衰微　气粗声重　喉间痰鸣　其他_____

咳嗽:无√　有　咳嗽痰多　咳嗽痰少　干咳无痰　阵咳　咳甚则喘　其他_____

咳痰:无痰　痰多　痰少　痰黄　痰白　黏稠　稀薄　不爽　其他_____

舌苔:薄白 薄黄 白苔√ 黄苔 白腻 黄腻 黑苔 花剥 少苔 其他_____

舌质:淡红 淡白√ 红绛 青紫 舌边尖红 齿痕 裂纹 胖大 瘦小 其他_____

2. 闻诊

声音:正常 音哑 失音 谵语 呃逆 呻吟 低微√ 喘促气粗 咳声无力 咳声重浊 其他_____

气味:无 有 臭 腥臭 其他_____

3. 问诊

寒热:正常 恶寒 畏寒√ 发热 烦热 潮热 壮热 低热

汗:正常 无汗√ 有汗 自汗 盗汗 大汗 头汗 手足汗 半身汗

感知:疼痛√ 瘙痒 麻木 部位__胃脘部__性质__隐痛__发作时间_____

口渴:不渴√ 口渴 烦渴 渴喜冷饮 渴喜热饮 渴不欲饮 其他_____

听力:正常√ 下降 耳聋(左 右)

视力:正常√ 下降 失明(左 右)

睡眠:正常 失眠 多梦√ 易醒 嗜睡 其他_____辅助用药_____

饮食:正常 纳呆√ 饥不欲食 食后作胀 多食善饥 厌油腻 其他_____

大便:正常 溏薄 泄泻 秘结 完谷不化 柏油便√ 失禁 其他_____

小便:正常 清长√ 短赤 混浊 血尿 淋漓不尽 失禁 遗尿 其他_____

月经:正常 先期 后期 愆期 量多 量少 痛经 色浅 色深 色紫黑、有血块

白带:正常 量多 色白 色黄 清稀 黏稠 味腥 味臭

4. 切诊

脉诊:正常 浮 沉√ 迟 数 弦 滑 涩 洪 细√ 无力√ 结代 其他_____

按诊:部位__胃脘部__正常 胀满 疼痛喜按√ 疼痛拒按 其他_____

自理能力:可自理 需协助√ 不能自理

（二）辨证

1. 病因

外感六淫:风 寒 暑 湿 燥 火

内伤七情:喜 怒 忧 思 悲 恐 惊

其他因素:饮食不节√ 饮食不洁 偏食 体劳√ 心劳 房劳 痰饮 瘀血 其他_____

2. 病位 脏腑__脾胃__ 皮肤 肌腠 经络 筋骨 卫气营血_____三焦__中焦__其他_____

3. 病性 寒证√ 热证 虚证√ 实证 气滞 血虚 阴虚 气虚 阳虚 其他_____

辨证分析:患者因工作繁忙,休息和饮食不规律,且有烟酒嗜好,日久伤及脾胃,致使脾胃阳气虚弱,运化失司。胃络失于温养,故隐隐作痛,虚则喜按,寒则喜暖。胃络借饮食之暖以温通血脉,故得食痛减。脾阳不能达于四肢,故四肢欠温。脾运迟缓,水饮内停,胃虚和降无权,故时呕清水。纳少乏力神疲,大便溏薄。脾虚摄血无力,故呕血、便血。

护理诊断:(1)疼痛:胃脘痛 与脾胃虚寒有关。

(2)舒适的改变:恶心呕吐 与胃气上逆,脾失健运有关。

（3）呕血、便血　与脾胃虚弱,气不摄血有关。

（4）焦虑　与对疾病缺乏认识有关。

二、中医护理计划样式

		胃脘痛护理计划
护 理 问 题	预 期 目 标	护 理 措 施
（一）胃脘疼痛与脾胃虚寒有关	1. 病人能说出疼痛的程度及原因,得到正确的辨证护理 2. 疼痛缓解或消失	1. 注意休息,保持病房环境整洁安静,避免病人因心烦而加重疼痛。 2. 观察胃痛部位、性质、时间规律、大便颜色等变化,未明原因前勿随便使用止痛剂;局部可热敷或艾灸中脘、内关、足三里穴,10～15分钟/次,每日1～2次;空腹疼痛者可在饭前稍进点心、饼干等;做好情志护理,使患者情绪稳定,配合治疗
（二）恶心、呕吐与胃气上逆、和降失常有关	病人能了解止呕的方法并配合治疗,症状得到缓解	1. 呕吐时取半卧位,指掐内关、足三里;轻拍背部或自上而下按摩胃脘部。 2. 温开水漱口,污染衣单及时更换;呕吐物及时处理,以免秽浊之气引起不良刺激。 3. 呕恶剧烈时禁食,缓解后给予流质或半流质饮食。 4. 中药汤剂少量多次服用,服药前口含姜片或山楂片以缓解呕吐。 5. 针或灸上脘、中脘、胃俞、脾俞、足三里,用补法。 6. 检查呕吐物的色、质、量、气味
（三）焦虑与病久求愈心切,对疾病缺乏认识有关	1. 病人能说出焦虑的原因,正确认识疾病,配合治疗 2. 病人焦虑减轻,情绪稳定	1. 了解病人心理状态,让病人说出产生焦虑的原因并进行心理疏导。积极关心病人,做好病人的思想工作。 2. 做好病人生活护理,送饭、水至床边,使病人有亲切感,减轻焦虑。 3. 向病人宣教胃脘痛有关知识及发病规律,使病人与家属了解饮食、情绪、劳累与本病的关系,取得病人的配合
（四）呕血、便血与脾气虚弱,气不摄血有关	病人得到有效的监护,得到及时治疗	1. 让病人和家属了解呕血和便血的危险性,密切观察病情,避免再次出血或大出血。 2. 观察呕吐物和排泄物的色、质、量,以便及时发现异常。 3. 胃痛剧烈并出现腹肌紧张,有压痛、反跳痛时,警惕发生胃、十二指肠穿孔。 4. 使病人避免急躁、郁怒、恐惧等不良情绪,以免引起新的出血。 5. 呕血、便血量多者参照血证处理
（五）体弱乏力,食欲不振与脾胃运化失司,气血亏虚有关	1. 病人及家属能了解饮食调护方法 2. 病人得到充足的营养	1. 宜食用清淡而富有营养的流质和半流质食物,如牛奶、鸡汤、米汤、菜汤、软面条、稀饭、蒸鸡蛋、肉末、菜泥等。恢复期逐渐改为软饭或面食。 2. 少量多餐,忌食刺激性和不易消化饮食

参考文献

CANKAOWENXIAN

[1]　印会河. 中医基础理论[M]. 上海:上海科学技术出版社,1983.

[2]　汤泰元. 中医精髓图解[M]. 北京:科学出版社,1997.

[3]　何晓晖. 中医基础学[M]. 北京:学苑出版社,2002.

[4]　曹洪欣. 中医基础理论[M]. 北京:中国中医药出版社,2004.

[5]　郭靠山. 中医学基础[M]. 北京:科学出版社,2005.

[6]　李莉. 中医药学概论[M]. 北京:人民卫生出版社,2007.

[7]　伍利民,巨守仁,蒋琪. 中医学基础[M]. 北京:科学出版社,2008.

[8]　申惠鹏. 中医护理[M]. 北京:人民卫生出版社,2008.

[9]　王德燕. 中医药学概论[M]. 北京:科学出版社,2010.

[10]　李德新,刘燕池. 中医基础理论[M]. 北京:人民卫生出版社,2011.

[11]　贾春华. 中医护理学[M]. 北京:人民卫生出版社,2011.

[12]　姚军汉. 中医护理基础[M]. 北京:人民卫生出版社,2003.

[13]　单兆伟. 中医内科临床思路与方法[M]. 北京:人民卫生出版社,2006.